김뽀마미

학마의
전　　신
운　　동

김뽀마미

NO 식단 / 요요 / 스트레스

[김뽀마미] 학전운 의신동

마

김뽀마미 김이경 지음

김태욱 감수

더난출판

어릴 적 할머니 손에 자란 저는 무거운 체중으로 인해 당뇨와 무릎 발목 통증으로 평생을 고생하신 할머니의 고통을 바로 옆에서 지켜볼 수밖에 없었습니다. 그때는 운동이란 것게 전혀 관심이 없었기에 할머니께 운동을 하자고 말씀도 못 드렸는데, 이 책이 완성될 무렵 돌아가셔서 끝까지 그 말을 전하지 못 했네요. 당뇨 합병증으로 맛있는 것도 평생 못 드시고 고생만 하시다 돌아가신 할머니께 이 책을 제일 먼저 드리고 싶었는데 말이죠.

그동안 SNS나 언론 인터뷰를 통해 여러 번 말씀드렸지만, 제가 홈트를 시작한 건 출산 후 20킬로그램 이상 찐 살을 빼기 위해서였습니다. 갑자기 늘어난 몸무게 때문에 허리 디스크가 생기면서 통증을 견디기가 힘들었고, 자신감도 너무 떨어져 하루하루가 우울하기만 했거든요.

더 이상 이렇게 마냥 있어서는 안 되겠다 싶어 운동을 결심했지만, 처음에는 어디부터 해야 할지 막막하기만 했습니다. 남의 도움을 받고 싶어도 한 달에 백만 원 가까이 하는 피티 비용은 엄두도 내기 힘들었고, 집 앞 슈퍼조차 편하게 못 나갈 만큼 딱 붙어있으려는 껌딱지 아기 때문에 혼자서 나간다는 건 상상도 할 수 없었죠.

그래서 집에서 육아를 하며 할 수 있는 운동을 연구하기 시작했습니다. 아무리 까다로운 다기도 낮잠은 자잖아요. 보통 그 시간이 엄마들의 휴식 시간이자 집안일을 몰아서 하는 시간일 텐데, 저는 그런 틈새 시간에 운동을 하면 좋겠다고 생각했어요. 그 결과 아이가 게일 손이 많이 가는 시기에 틈새 운동만으로 20킬로그램을 감량하게 됐고, 이런 저의 노하우를 공유하고자 유튜브에 영상을 올리기 시작했습니다.

다만, 운동에 익숙지 않아 여러 동작을 따라 하기가 어려운 분들이나 운동할 시간적 여유가 없는 분들이 모두 함께할 수 있도록 고민하다 보니, 새로운 동작을 매번 익히기보다는 몇 가지 동작을 조금씩 변형시켜 효과를 극대화시키는 식으로 시퀀스를 만드는 게 좋겠다는 생각이 들더군요. 그렇게 김뽀마미 하면 생각나는 '악마의 전신 운동'이 탄생했답니다.

이제는 많은 분들이 SNS를 통해 '악마의 전신 운동'이나 '20분 유산소 운동' 같은 저의 대표 시퀀스를 따라 하고 계시죠. 운동 경험담도 공유하고 체중 감량에 성공한 후기들도 보내주셔서 감사할 따름입니다. 하지만 아직도 하루에 수백 개 이상의 문의를 받곤 해요. 그중 제일 많이 받는 문의를 꼽자면, '유튜브에 영상이 많은데 어떤 것부터 해야 할지 모르겠다'와 '어디가 아픈데 운동을 계속 해도 되는 건지 모르겠다'가 아닐까 합니다.

저의 홈트 시퀀스를 따라 한 분들의 드라마틱한 변화를 보고 도전하고는 싶지만, 워낙 다양한 영상이 있다 보니 어떤 시퀀스로 시작해야 하고 어떤 점에 주의를 기울여야 하는 지 어렵다는 것이죠. 그래서 저는 부상당하지 않고 건강하게 예쁜 몸을 만드는 홈트 가이 드를 만들고 싶었고, 그런 마음을 담아 이 책을 쓰게 됐어요.

사실 저도 홈트를 처음 할 때는 여러 시행착오가 있었거든요. 출산 후 관절이 약해진 상태에서 무리하게 운동을 하다가 다친 적도 있었고, 그냥 근육통이겠거니 하며 참기만 하다가 악화된 적도 있었어요. 그래서 이 책엔 정형외과 원장의 감수를 통해 홈트의 단점 인 부상의 요소를 정리했고, 참고할 만한 부위별 통증이나 병명에 대해 같이 풀어내고자 했습니다. 본인의 아픔에는 관대한 게 주부들의 공통점이죠. 하지만 저는 아프면 절대 참 지 말라고 얘기 드리고 싶어요.

또 하나, 다이어트를 위해 홈트를 계획하는 분들이 많을 텐데요, 다이어트는 유산소 운동과 근력 운동, 그리고 식단 이렇게 세 가지가 잘 맞으면 성공할 수 있습니다. 저는 먹 고 운동하자는 주의라 식단은 최소한만 신경 쓰고 있는데, 그러다 보니 유산소 운동이 매 우 중요하죠. 유산소 운동은 기구에 의존하거나 없으면 안 하게 되기 때문에 이 책에는 유산소성 근력 운동 시퀀스를 최대한 담았어요.

고도비만이라 체중 감량이 시급한 분들, 어느 정도 살을 빼서 부위별로 다듬는 분들, 요요가 오지 않게 계 속해서 관리하는 분들, 육아나 직장생활로 체력이 떨 어져 기초 체력을 키우고 싶은 분들 모두가 활용할 수 있답니다.

이제는 더 많은 분들이 아프지 않고 먹고 싶은 건 다 먹 으면서 즐겁게 운동했으면 좋겠어요. 건강하게 다이어트하고 달 라진 모습에 자신감을 찾아 더욱더 행복해지셨으면 좋겠고, 그 과정 에서 이 책이 조금이나마 도움이 되기를 바랍니다.

저자 김이경

PART 3 4주 완성 비키니 프로젝트

건강하고 아름다운 라이프 스타일을
찾아내고 지켜오기까지

초보 홈트족의 위기극복기

모바일 기획팀 과장부터 직접 디자인한 가방을 매고 모델 역할까지 소화하며 큰 매출을 올리는 온라인 쇼핑몰 사장까지, 저는 매우 활발히 사회생활을 했었어요. 그러다 임신과 출산이라는 일련의 일들로 모든 활동을 접고 집에서만 생활하는 시간이 늘게 됐죠. 특히 출산 후 모유 수유를 하면서 외출이 힘들어지고 옴짝달싹 못하는 나날이 계속되면서 산후 우울증과 폭식으로 체중이 20킬로그램 이상 늘었답니다. 보기 싫게 축 처진 뱃살과 뒤틀어진 골반…. 거기에 대인 기피증까지 생겨 어느 순간 남편과 아이에게까지 짜증을 내는 제 모습을 보며 정신을 차려야겠다 싶었어요.

그러면서 제일 먼저 든 생각이 '일단 운동부터 하자!'였어요. 살을 빼서 예전의 몸매로 돌아가는 동시에 활발하고 명랑했던 성격까지 되찾아보자는 스스로의 다짐이었죠. 하지만 아시다시피 운동이란 게 여간한 의지로는 턱도 없잖아요. 엄마를 수시로 찾는 아기를 집에 두고 밖에 나가기도 힘들었고, 무엇보다 비용이 너무 많이 들어서 부담스럽더라고요. 다수의 운동 동영상을 꼼꼼히 살피던 저는 비용을 들이지 않고 집에서 할 수 있는 '홈 트레이닝'을 시작하게 되었어요. 당시에는 우울했던 저의 상황이 결과적으로 '김뽀 홈트'를 탄생시키게 되었으니 전화위복이라 할까요.

홈트를 시작하기는 했으나 중간중간 수많은 고비를 겪었답니다. 일단은 육아와 집안일로 눈코 뜰 새 없이 바쁘다 보니 안 그래도 힘든데 운동까지 해야 하나 싶은 마음을 누르는 게 힘들었어요. 수시로 '오늘은 운동 거를래?' 하는 제 마음속 유혹의 목소리와 끊임없이 싸워야 했죠. 누군가 말했던가요. 운동은 자신과의 싸움이라고요. 딱 맞는 말이에요. 홈트는 트레이너의 도움 없이 전적으로 자신의 의지에 의해 움직이는 체제라 더 강력한 마음가짐이 필요했어요. 아마 홈트하는 분들이라면 대부분 비슷한 경험을 했을 거예요.

저는 일단 일정한 시간에 구애 받지 않고 틈날 때마다 몸을 움직이는 틈새 운동으로 홈트를 시작했어요. 그리고 '빨리 살을 빼야 하는데, 언제까지 몇 킬로그램을 달성해야 하는데…' 등의 조바심을 갖지 않기로 마음먹었어요. 우선 마음부터 편안하게 가지고 하루, 3일, 일주일, 한 달, 하는 식으로 조금씩 운동 시간을 늘려나갔어요.

물론 아무리 차근차근 마음 편하게 홈트를 하려고 해도, 느닷없이 위기의 순간이 찾아오고 운동이 너무 하기 싫은 기간이 있어요. 말초 신경을 자극하는 짜릿한 일도 싫증이 나는데 하물며 원하는 결과가 쉽게 얻어지지 않는 이 길고 지루한 전쟁 같은 홈트는 어떻겠어요? 저 또한 그만두고 싶은 위기의 순간을 여러 번 겪다가 제가 자주 하는 SNS에서 다이어트 동지를 만들어보면 어떨까 하는 생각을 하게 되었어요. 다이어터의 마음은 다이어터가 이해할 수 있잖아요. 다이어트의 희로애락을 함께 나누면 좋을 것 같았죠.

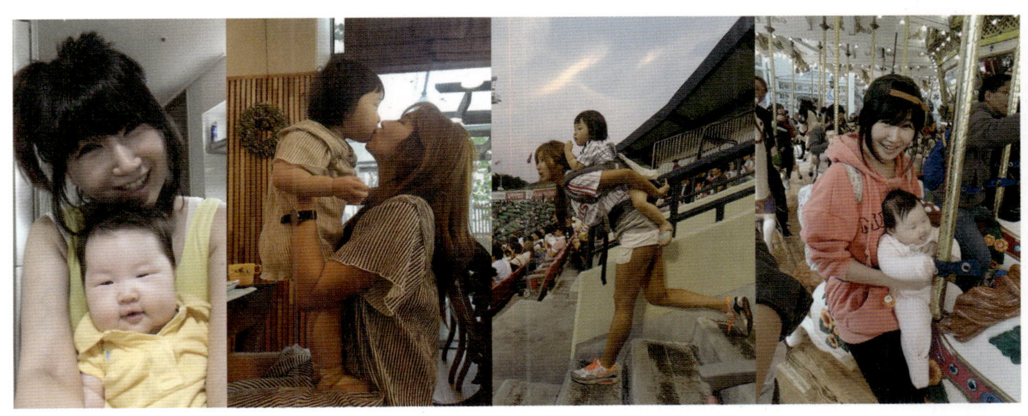

요즘 세상이 참 좋아서 유튜브에 동영상 올려서 나눔 하는 것도 쉽고, 라이브로 같은 시간, 다른 공간에서 함께 운동하는 게 가능하죠. 제가 고안해낸 홈트 방법을 따라 하면서 큰 효과를 보았다는 후기가 올라오고 입소문을 타면서 유튜브, 인스타그램, 포털 카페까지 활동 범위를 넓히게 되었어요. 뿐만 아니라 제 이름을 건 책까지 출간하게 되었고요. 이 모든 일들이 너무나 기쁘고 감사할 따름입니다.

제가 홈트를 시작하면서 빠뜨리지 않고 하는 게 하나 더 있어요. 그건 바로 매일 '눈바디'를 찍는 거예요. 내 몸의 변화를 눈으로 확인하는 것만큼 보람차고 확실한 동기 부여는 없어요. 조금씩 다듬어지는 몸매를 매일같이 체크하니 운동에 재미를 붙일 수 있게 되더라고요.

악마의 전신 운동을 만들다

다들 아시겠지만 김뽀마미 하면 악마의 전신 운동이죠? 저의 시그니처라 할 수 있는 '악마의 전신 운동'은 30년지기 친구 덕분에 탄생했어요. 그 친구는 어릴 때부터 비만이었고 커가면서 놀림을 많이 받아서 너무 힘들어했는데 그 동안은 이 모든 과정을 옆에서 지켜보고 위로밖에 할 수 없었어요. 그러다 제가 출산 후 급격히 살이 찌면서 친구의 마음을 더 많이 이해하게 되었어요. 외부의 따가운 시선뿐만 아니라 스스로 자신감이 없어지고 위축되니까 스트레스를 받아 폭식을 하게 되는 악순환이 반복되더라고요.

홈트를 시작한 초기에는 심리적, 육체적으로 운동이 너무 힘들었어요. 동작 따라 하는 게 힘들고 생각보다 땀도 많이 안 나고 재미는 더더욱 없고요. 홈트 초보 딱지를 떼고 체계적으로 홈트를 연구하고 운동 방법을 고안하면서 저 같은 과체중, 몸집이 큰 사람들을 위한 전용 운동을 만들 수 있지 않을까 하는 생각이 들더라고요. 비만인 사람들은 보통 체격이나 마른 사람들처럼 몸매를 다듬는 수준이 아니고 커다란 덩치 자체를 줄여야 해요. 때문에 유산소 운동과 근력 운동이 필요한데 집에 운동 기구를 구비하지 않는 한 유산소 운동을 하기가 힘들었죠. 그래서 저는 속도를 내 점진적으로 심박수를 증가시키는 유산소성 근력 운동을 만들었어요. 저도 열심히 하고, 운동을 하기 싫어하는 그 친구에게도 전파시켰죠. 제가 만든 유

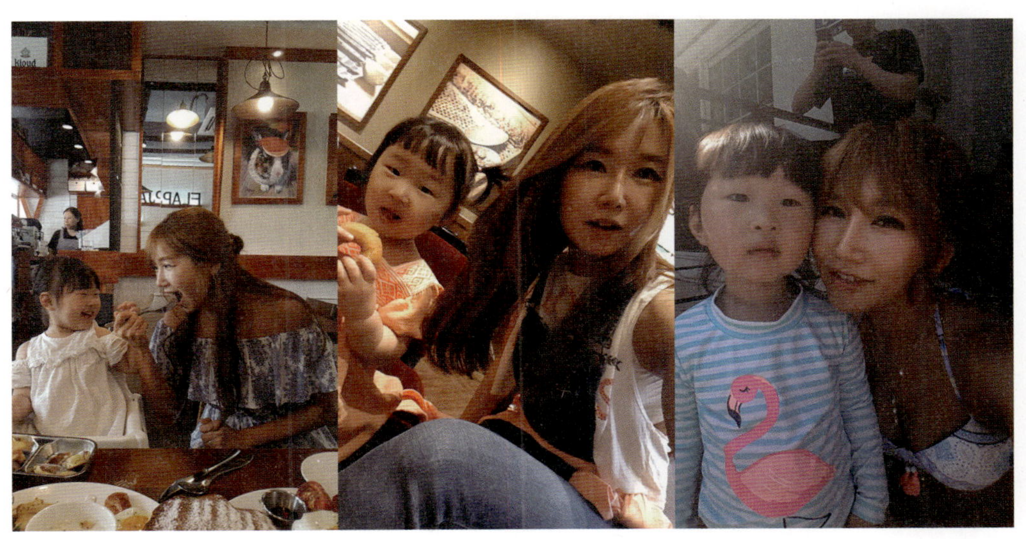

산소성 근력 운동은 제 몸을 180도 변신시켰고 그 친구도 성공한 다이어터로 만들어주었어요. 그 친구가 이 운동을 하면서 마치 악마처럼 사악하다고 말해 '악마의 전신 운동'이란 별명이 붙게 되었답니다.

　악마의 전신 운동이 입소문을 타면서 온라인상에서 따라 하는 사람들이 많았어요. 그런데 운동이 그렇듯 개인의 상황에 따라 맞지 않을 수도 있잖아요. 코어 힘이 없으신 분들이 악마의 전신 운동을 하다가 손목이나 어깨가 아파서 힘들다는 리뷰를 남겨주었어요. 여기에 자극 받은 저는 악마의 전신 운동을 수정해서 무리가 덜 가고 동시에 코어 힘을 길러주는 '천사의 전신 운동'을 만들었어요. 악마보다는 수월하니 천사처럼 착한 운동이 아닌가 해서(저만의 생각이었나요^^) 천사의 전신 운동이라는 별명을 붙였는데, 악마보다 천사가 더 힘들다는 분들도 있더라고요. 역시 운동은 개인차가 큰가 봐요.

　지금까지 평생을 운동하며 산 건 아니지만 그래도 꽤 오랫동안 꾸준히 운동을 해왔다 자부하는데요. 이런 저조차 아직까지 운동을 100퍼센트 좋아서 하는 건 아니에요. 하루에도 수십 번, 어떤 날은 수백 번까지 운동하지 말까 오늘만 건너뛸까 하는 마음이 들어요. 몇 번은 유혹에 넘어가 쉬기도 했지만 운동을 쉰 다음 날에는 운동이 더욱 하기 싫더라고요. 몸은 무섭도록 정직해요. 잠깐이라도 운동을 쉬면 용수철처럼 예전의 모습으로 돌아가요. 그러니 운동을 생활의 일부분으로 받아들이고 익숙해지는 게 제일 좋은 거죠. 이렇게 생각하는 건 어떨까요?

"나는 운동과 연애 중이다!"

흔혀들 사랑에 빠지면 그 사람이 너무 보고 싶고 못 만나면 자꾸 생각나고 하잖아요. 운동과 사랑에 빠져서 하루라도 운동을 빼먹으면 몸이 허전함을 느끼도록 만드는 거예요. 저는 이런 마인드 컨트롤을 통해 마치 습관인 것처럼, 연애하는 것처럼 운동했고, 다이어트에 성공해서 그 기쁨을 여러분과 나눌 수 있었어요.

그래도 정 하기 싫다, 나는 도저히 운동을 습관화하거나 연애 감정 느끼듯이 대할 수 없다 하시는 분들은 충격 요법을 추천해요. 제일 살이 쪘을 때의 사진을 찾아보는 건데요, 나의 흑역사 사진만큼 보기 싫은 것도 없죠. 살 빼기 전의 모습을 보면서 다시는 그때로 돌아가지 않겠다고 굳게 마음먹도록 해요.

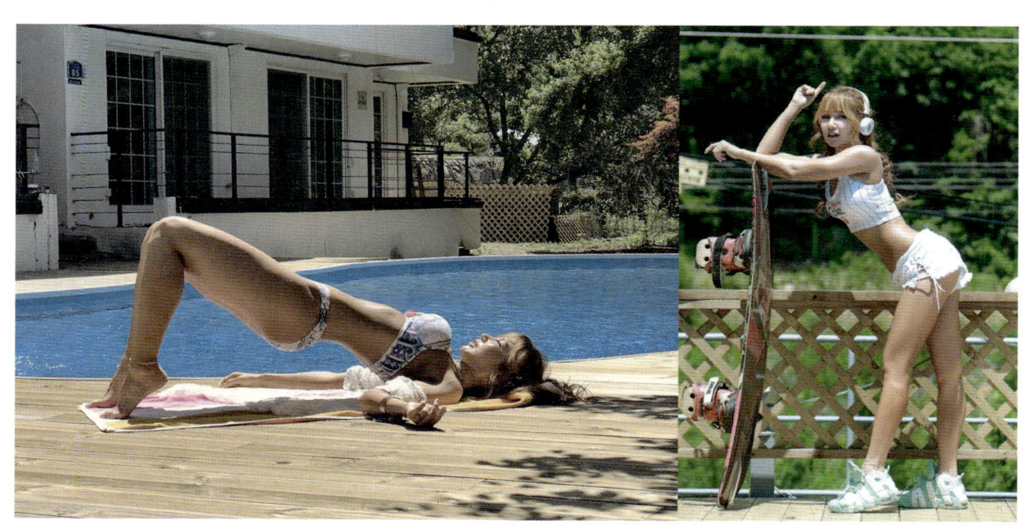

운동을 습관화하는 세 가지 방법

제가 오프라인 강연을 할 때 가장 먼저 하는 질문이 있어요. '운동' 하면 어떤 생각이 드는지 물어보는 건데요, 대부분의 여성분들이 운동은 하기 싫은 것, 힘든 것이라는 이미지를 가지고 있었어요. 앞서 제가 운동을 생활의 일부분으로 받아들이고 운동에 익숙해져야 한다고 말씀드렸잖아요. 우리가 가지고 있는 운동에 대한 고정관념을 깨고 운동을 꾸준히 하려면 습관화하는 길밖에는 없어요. 크게 세 가지 면에서 습관을 들이는데, 바로 생활, 운동, 음식이에요.

저는 홈트를 시작하면서 제 몸무게를 머릿속에서 아예 지워버렸어요. 안 하던 운동을 하면 근육이 생기면서 체중이 올라가거든요. 1그램, 1킬로그램에 연연하지 않고 대신 매일 아침 눈바디 촬영만 확실하게 해두었어요. 다이어트 정체기가 왔을 때 눈바디 사진을 비교하면 '아~ 내가 이렇게 달라졌구나. 역시 운동이 답이다.' 하며 힘이 솟더라고요.

또 하나 제가 지운 것은 엘리베이터와 에스컬레이터의 존재예요. 생활 속에서 최대한 움직이자는 주의로 엘리베이터나 에스컬레이터를 버리고 계단을 이용했어요. 시간적 여유가 있으면 두세 정거장 정도 미리 내려 걷기도 하고요. 판을 깔고 운동을 해야겠다 생각하면 자꾸 미루게 되니까요.

다음으로 제가 운동을 할 때 염두에 두었던 점을 알려드릴게요. 제가 한창 운동에 빠져 여러 정보를 수집하면서 알게 된 사실인데요, 우리 몸은 '탄수화물 → 지방 → 단백질' 순으로 에너지를 사용한다고 해요. 그래서 아침 공복에 유산소 운동을 하면 수면 중에 사용한 탄수화물 대신 지방이 소모된답니다. 이 말인즉슨 아침 공복 유산소 운동이 체중 감량 및 체지방 연소에 아주 좋다는 거죠. 제가 아침 공복 유산소 운동을 강조하는 데에는 이유가 있어요! 운동 후 탄수화물이 먼저 저장되고 그 다음 지방이 저장되니 식사는 최대한 바로 먹고, 여의치 않으면 운동하고 1~2시간 후에 식사하는 게 좋아요.

운동하다가 어느 정도 시간이 지나면 희열이 느껴지는 시점이 와요. 그리고 운동을 마친 뒤 땀으로 뒤범벅된 제 모습을 보면 스트레스가 확 풀리고 자신과의 싸움에서 이겨낸 스스로가 너무 대견하고 그래요. 눈물 날 만큼 행복하고요. 저도 사람인지라 당연히 운동이 하기 싫을 때가 있죠. 아니 많아요. 그럼에도 운동하고 나서의 기쁨과 성취감을 알기에 저를 다독이고 함께 운동하는 여러분들 다독이면서 원하는 목표로 나아가는 거예요.

마지막으로 식습관에 대해 이야기해볼게요. 우선 저는 무슨 일이 있어도 술을 마시지 않아요. 술을 좋아하지 않을뿐더러 술을 먹고 난 후에 벌어질 무시무시한 일을 아니까요. 평소에는 좋아하는 떡, 빵도 먹고 맛있는 건 다 먹어요. 식욕을 억지로 참으면 어느 순간 폭식으로 다가오기에 절대 참지 않아요. 단, 7시 이후에는 무조건 금식이에요. 간혹 '7시 이후 금식 룰'을 깼을 시에는 절대 바로 앉거나 눕지 않고 조금이라도 운동해요(이런 게 습관 들이는 거죠!). 그리고 하나를 먹으면 하나는 포기해요. 예를 들어, 빵, 떡을 먹을 때는 탄산음료나 믹스 커피를 같이 마시지 않는 거예요.

세상 모든 다이어터들을 위하여

저는 한 남자의 아내이자 예쁜 딸의 엄마예요. 아내의 역할, 엄마의 역할을 하면서 운동을 병행하는 건 결코 쉬운 일이 아니에요. 제가 운동을 시작하려고 이것저것 알아보다 육아맘으로서 여러 한계에 부딪히며 다짐한 게 있어요. 육아맘들의 고충을 십분 이해하고 있으니 더 많이 연구해서 아기 엄마들이 건강하게 다이어트 하는 데 큰 힘이 되겠다는 거예요. 지금은 육아맘들뿐만 아니라 워킹맘 그리고 예뻐지고 싶은 모든 여성분들에게 조금이라도 보탬이 되고 싶은 바람이에요. 이 마음으로 운동 동영상을 올리고 라이브 운동을 계속하고 있고요.

물론 SNS 특성상 저를 응원하고 따라주는 분들만 있는 게 아니라 여과 없이 거친 글을 올리는 분들도 있어요. 최대한 시간 쪼개고 잠까지 줄여가면서 SNS를 하고 있고, 그렇게 좋아하는 드라마를 끊은 지 2년째예요. 그래도 제가 열심히 할수록 더 많은 사람들이 힘을 낼 수 있다는 마음으로 최선을 다했어요. 이렇게 제가 맛본 다이어트 성공 경험을 되도록 많은 분들에게 나누고 싶다는 순수한 마음으로 시작했음에도 악플이나 좋지 못한 말을 들으니 마음

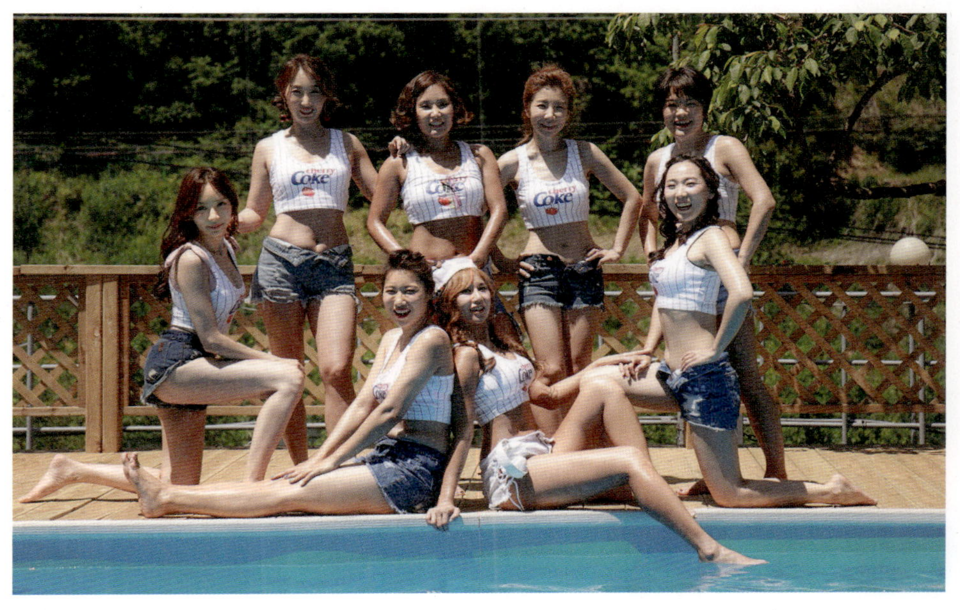

이 너무 힘들고 수치스럽기까지 했어요. 많은 분들이 한마음으로 공감해주시고 응원해주시지만 모두에게서 긍정적인 피드백을 받을 수는 없기에 상처받지 말자 다짐하는데도 뜻대로 잘 안 되더라고요. 그럴 때마다 예쁜 딸과 든든한 남편을 보면서 이겨내려 노력하고 있어요. 무엇보다 저와 함께 김뽀 홈트를 하고 있는 우리 '언니들, 엄마들'의 따스한 응원글과 감사 인사에 버티고 있답니다.

앞으로도 세상의 수많은 다이어터들에게 옆집 언니가 되어 끌어주고 또 밀어주고 싶어요. 항상 저를 믿고 사랑해주셔서 너무나 감사해요. 다이어트라는 외롭고 힘든 싸움을 하고 계신 분들에게 밝은 에너지와 환한 웃음으로, 때로는 단호하게 한 배를 탄 동지로서 도움이 되기를 바라는 마음이에요. 그 과정에서 저만의 노하우, 꿀팁을 아낌없이 담은 제 책이 부디 힘이 되었으면 해요.

자, 다들 마음의 준비를 하시고 건강한 라이프 스타일을 찾을 준비되셨죠? 😈

하나. 홈트 전 스트레칭은 선택이 아닌 필수! 부상을 방지하고 건강한 몸을 만들기 위해 어떤 운동 프로그램을 선택하든 무조건 〈홈트 전 필수 스트레칭〉으로 몸을 풀어주세요.

둘. 초급자는 〈생활 홈트〉 추천! 생활 홈트는 아침에 일어나서부터 저녁에 잠들기까지, 우리의 생활 패턴에 맞춰 구성한 프로그램이에요. 스트레칭과 집중 운동을 섞어서 근력이 부족하거나 운동에 서툰 분들이 손쉽게 따라 할 수 있도록 했답니다. 틈새 시간에 쪼개서 해도, 집에서 피트니스센터를 다니는 것처럼 1시간 코스를 완성할 수 있어요.

셋. 중·상급자는 〈시간 홈트〉 추천! 시간 홈트는 다양한 시간별·목적별 운동 프로그램을 소개하고 있어요. 부위별 집중 관리를 위한 4분 운동, 근력 운동을 할 때 꼭 같이 해줘야 하는 20분 유산소 운동, 그리고 저의 트레이드 마크인 '악마의 전신 운동'까지 모았어요. 자신의 목적과 상황에 따라 원하는 프로그램을 골라서 실천해보세요.

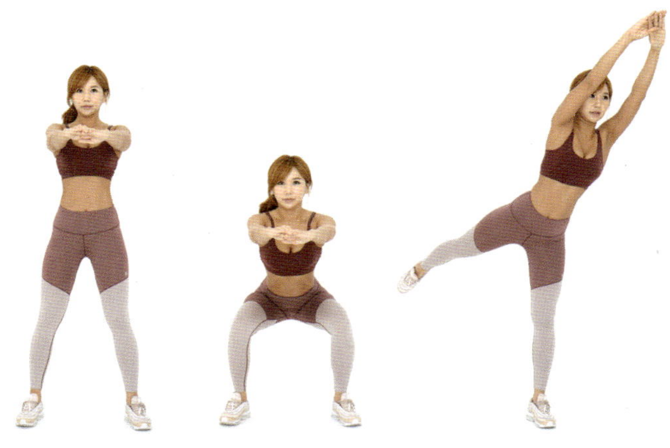

넷. 퀵 다이어트가 필요할 땐 〈4주 완성 비키니 프로젝트〉!
평소에 생활 홈트나 시간 홈트로 관리를 해왔어도, 정말 단기
간에 확실히 몸을 만들어야 하는 상황이 있을 수 있죠. 결혼을
앞둔 예비 신부나 여름을 앞두고 몸을 만들고 싶을 때를 위한
난이도 업 운동 프로그램이랍니다.

다섯. 출산 후에 홈트를 하고 싶을 때는 〈육아맘
홈트〉로 시작하세요. 사람에 따라 다르지만 산후
100일부터 가능한 다이어트 프로그램이에요.
무리하지 않으면서 효과는 큰 운동만 모았답니다.

여섯. 컨디션이 좋지 않아서 운동까지는 힘들지만
그렇다고 그냥 넘어가기 찜찜하다면 〈예민한 그날의
홈트〉로 가볍게 몸을 풀어주세요. 스트레칭만으로도
근육이 길고 가늘어져 몸의 라인이 확실하게
변한답니다.

어떤 운동을 하더라도 운동 전 스트레칭은 해주셔야 해요. 홈트를 할 때 가장 우려되는 게 잘못된 자세로 무리하게 힘을 줘서 부상을 당하는 경우인데요, 이런 단점을 보완하고 건강하게 예쁜 몸을 만들기 위해서는 꼭 몸을 풀고 시작하세요.

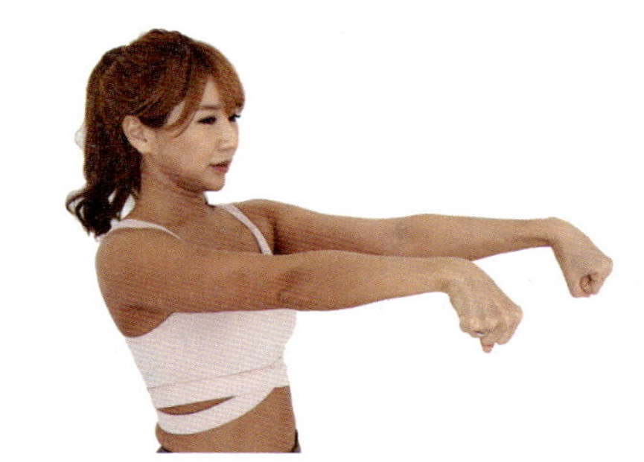

●●● 손목 스트레칭 하나

앞으로 나란히 한 다음 양손은 주먹을 쥔다. 손목을 바깥쪽으로 10번, 안쪽으로 10번 돌린다.

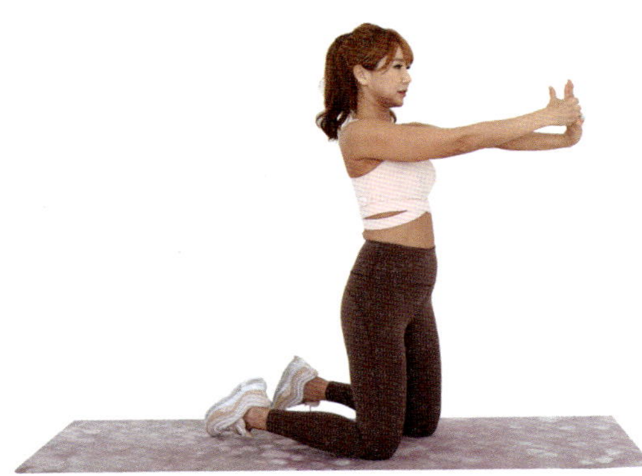

●●● 손목 스트레칭 둘

오른손을 앞으로 쭉 뻗는다. 왼손으로 오른쪽 손바닥을 잡고 손등이 가슴을 향하게 해서 당긴다. 손가락을 잡으면 무리가 갈 수 있으므로 주의할 것! 반대쪽도 같은 방법으로 스트레칭한다.

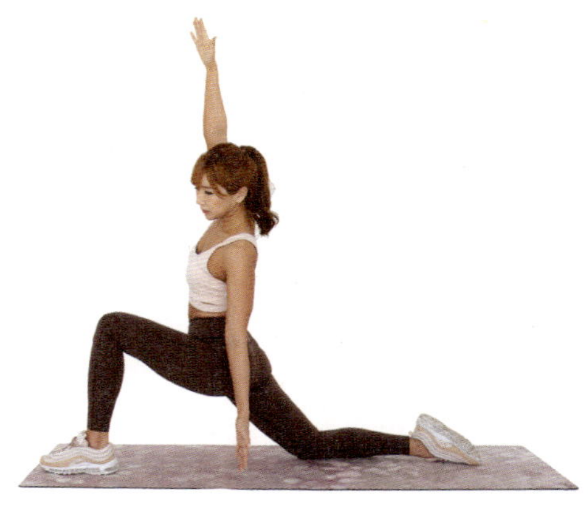

장요근 고관절 스트레칭

다리를 어깨너비로 벌리고 선 다음, 왼쪽 다리를 어깨
너비 세 배 정도 뒤로 가져가 뒤꿈치를 세워 바닥에 둔
다. 오른쪽 다리를 90도로 접는 동시에 왼쪽 다리도 접
어 바닥에 내리면서 양팔을 옆으로 펼친다. 왼팔은 바
닥에 닿게끔 내리고 오른팔은 하늘 위로 올리면서, 골
반을 바닥 쪽으로 지그시 누른다. 반대쪽도 같은 방법
으로 스트레칭한다.

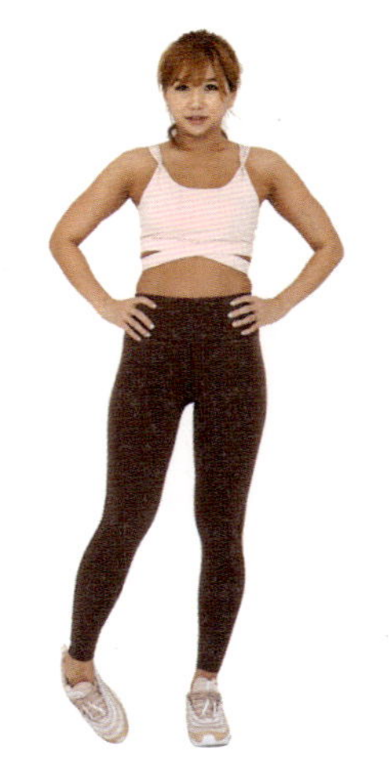

발목 스트레칭

다리를 어깨너비로 벌려 바르게 선 다음 양손은 골반
을 잡는다. 오른쪽 발목을 오른쪽으로 3회 돌린 후, 왼
쪽 발목을 왼쪽으로 10회 돌린다.

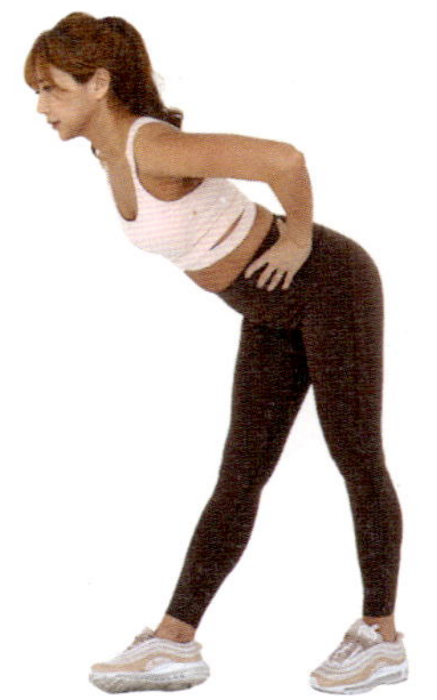

종아리 스트레칭

다리를 어깨너비로 벌려 바르게 선 다음 양손은 골반
을 잡는다. 오른쪽 다리를 앞으로 내밀면서 발날(새끼
발가락 옆 라인)로 서고, 상체를 앞으로 숙여 오른쪽
다리를 최대한 늘인다. 반대쪽도 같은 방법으로 스트
레칭한다.

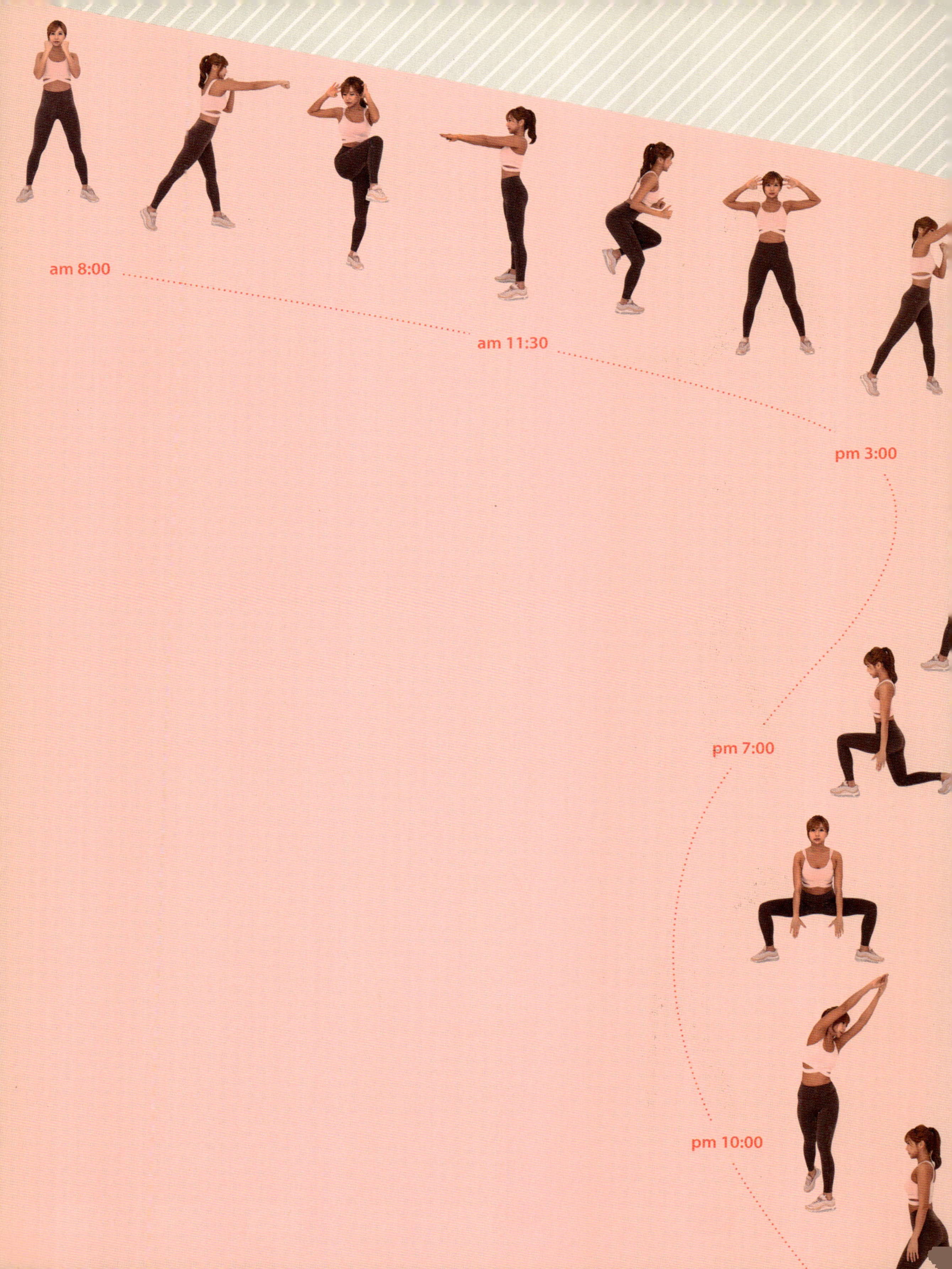

am 8:00
am 11:30
pm 3:00
pm 7:00
pm 10:00

PART 1
생활 홈트

제가 본격적으로 운동을 시작한 건 임신과 출산 이후였답니다.
출산 후 불어난 몸이 아무리 음식을 조절해도 빠지지 않으니
그 실망과 충격은 이루 말할 수가 없었어요. 당연히 자존감이 낮아졌고
정서적 우울감도 극도로 심해졌어요. 나중에는 사람들을 만나는 것도
싫을 지경이었죠. 게다가 처음 해보는 육아에 체력은 이미 바닥이 났고
저와 똑같이 초보 아빠였던 신랑은 당시의 제 마음을 헤아려주기엔 역부족이었어요.
그런 막막한 상태에서 저는 결심했습니다. '더 이상 푹 퍼진 아줌마로
살진 않겠어!'라고요. 하지만 육아를 하면서 운동할 짬을 내기가 힘들었기에,
또 체력이 너무 떨어진 상태에서 운동을 한다는 것 자체가 쉽지 않았기에,
처음에는 생활 속에서 틈틈이 할 수 있는 운동부터 시작하게 됐어요.
아직 운동에 서툰 분들, 기초 체력이 부족한 분들, 규칙적으로 시간을 내서
운동하기가 어려운 분들이라면, 저와 함께 용기를 내어 생활 속 운동에 도전해 봐요.
일상에서 자연스럽게 꾸준히 실천하다 보면,
어느새 건강한 아름다움을 마음껏 뿜어내는 자신을 발견하게 될 거예요.

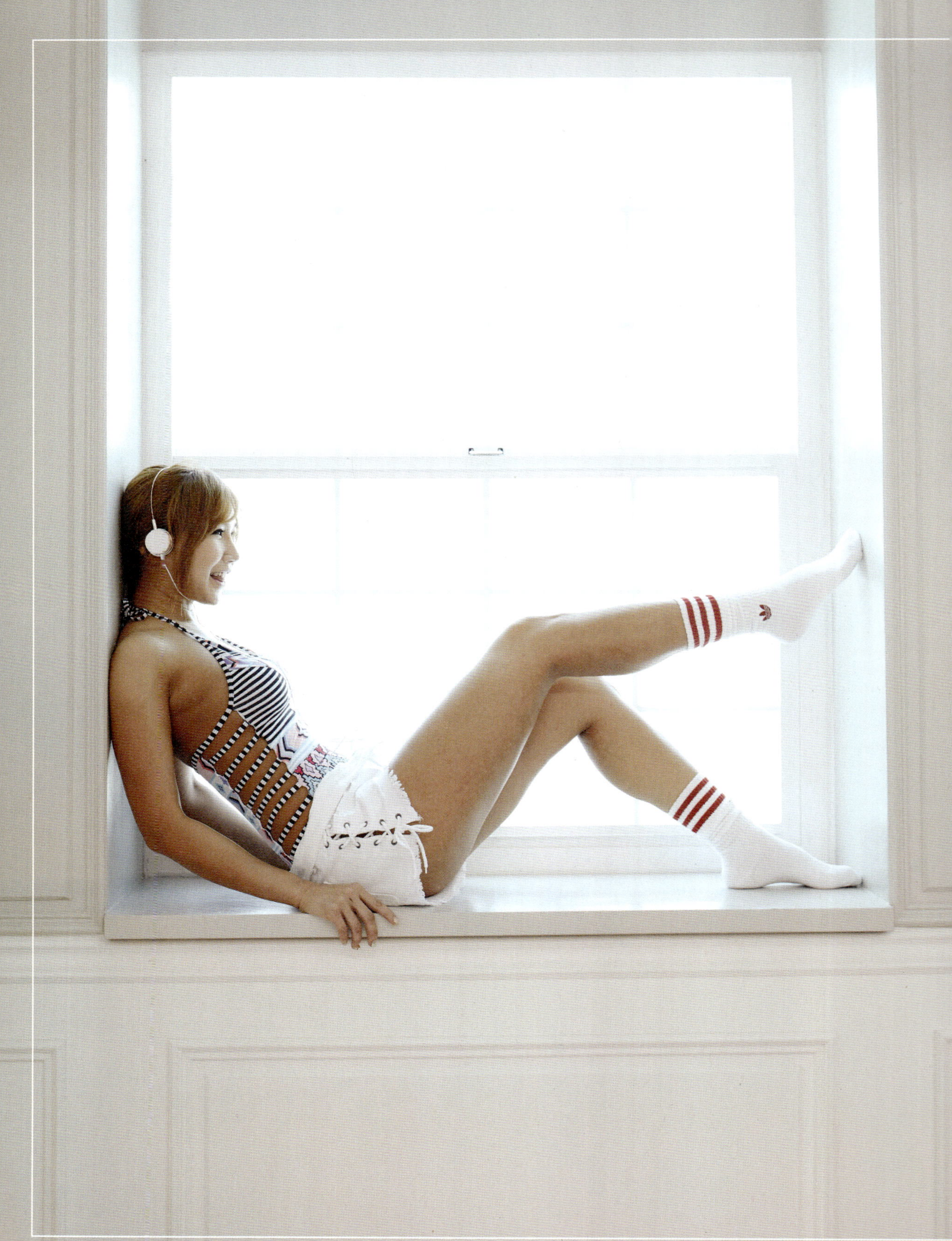

눈 뜨자마자 가볍게 몸 풀기

모닝 베드 홈트

우리가 잠을 자는 동안은 많은 움직임이 없기 때문에 아침에 일어나면 몸 근육과 인대가 경직되기 쉬워요. 그러니 일어나자마자 곧바로 몸을 움직이거나 과격한 운동을 하는 것은 금물이에요. 눈을 떴을 때 1분 정도만이라도 살살 스트레칭을 해서 자는 동안 움츠러들었던 몸에게 오늘의 활동을 시작하겠다는 신호를 보내주세요. 하루를 시작하기 전 침대 스트레칭을 하는 습관만 들여도 훨씬 더 활력 넘치는 아침을 맞이할 수 있답니다.

기지개 켜기

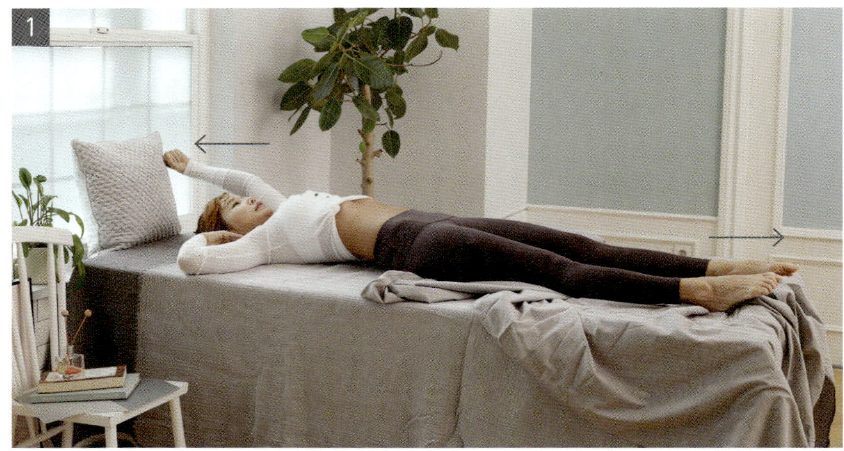

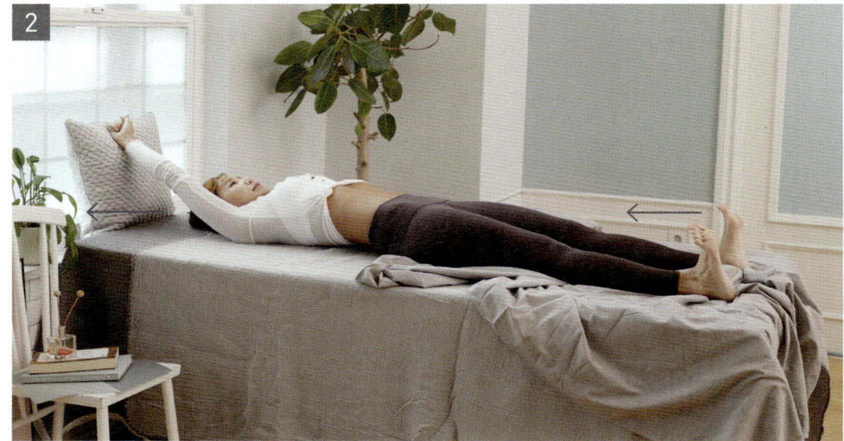

1 침대에 바르게 누운 다음 오른손을 어깨에 두고 왼손을 위로 뻗는다. 발끝을 몸 반대쪽으로 뻗으며
다리를 늘였다가 제자리로 돌아온다.

2 왼손을 어깨에 두고 오른손을 위로 뻗은 다음, 발끝을 몸 쪽으로 당기며 다리를 늘였다가 제자리로 돌아온다.

tip

· 전치 과정을 3회 반복한다.
· 어깨와 다리 근육은 물론 온몸을 이완시켜주므로, 수시로 해주면 좋다.

몸통 비틀기

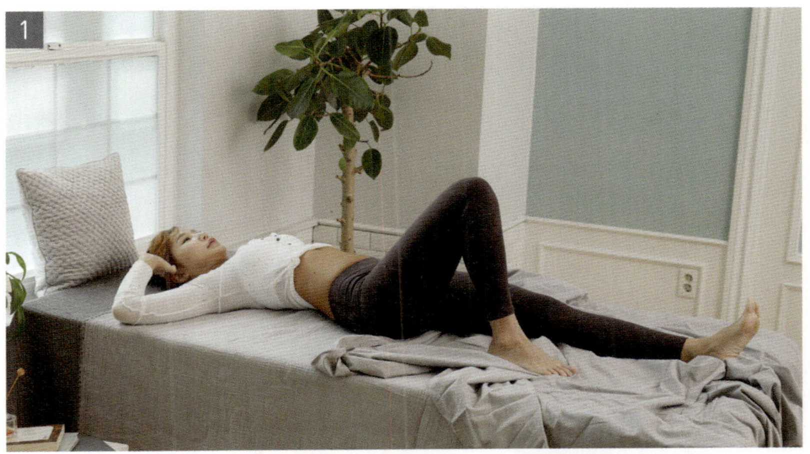

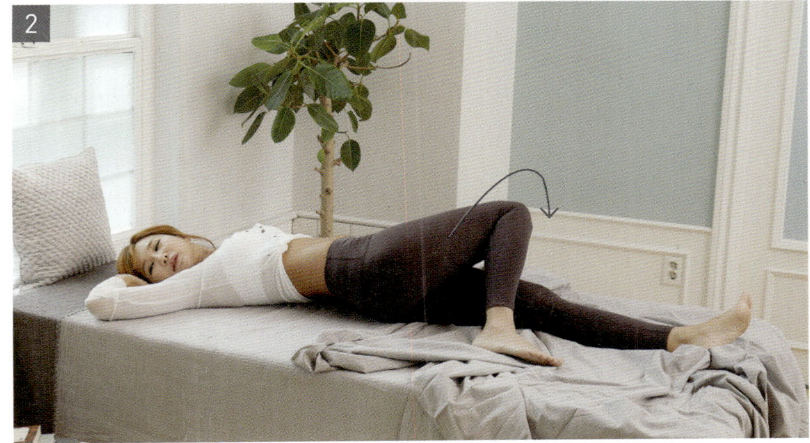

1 침대에 바르게 누운 다음, 오른손을 귀 옆에 대고 오른쪽 다리를 접어 세운다.

2 얼굴은 오른쪽으로 돌려주고, 오른쪽 다리는 몸통을 비틀어 최대한 왼쪽으로 보낸다.

tip

- 3회 반복 후 반대쪽도 같은 방법으로 3회 스트레칭한다.
- 쭉 뻗은 다리가 들리지 않도록 한다.

누워서 한 다리 당기기

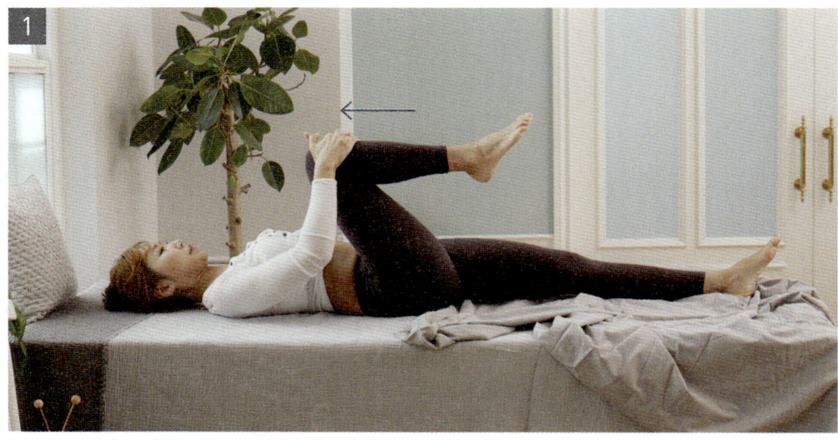

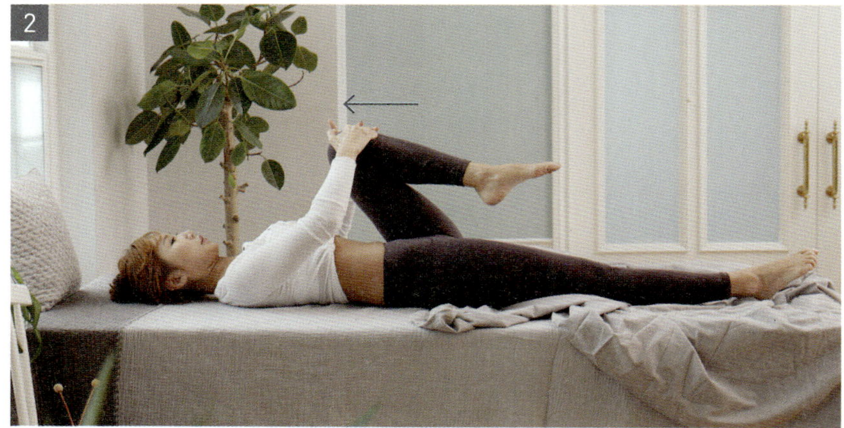

1 침대에 바르게 누운 다음, 오른쪽 다리를 90도로 들어 올린다. 양손으로 오른쪽 다리를 잡고 몸 쪽으로 최대한 끌어당긴다.

2 들숨, 날숨으로 5회 호흡하고 반대쪽도 같은 방법으로 스트레칭한다.

- 등, 허리, 엉덩이, 허벅지 앞쪽이 스트레칭된다.
- 다리를 들어 올릴 때 엉덩이가 뜨지 않게 바닥에 꾹 누른 상태를 유지한다.

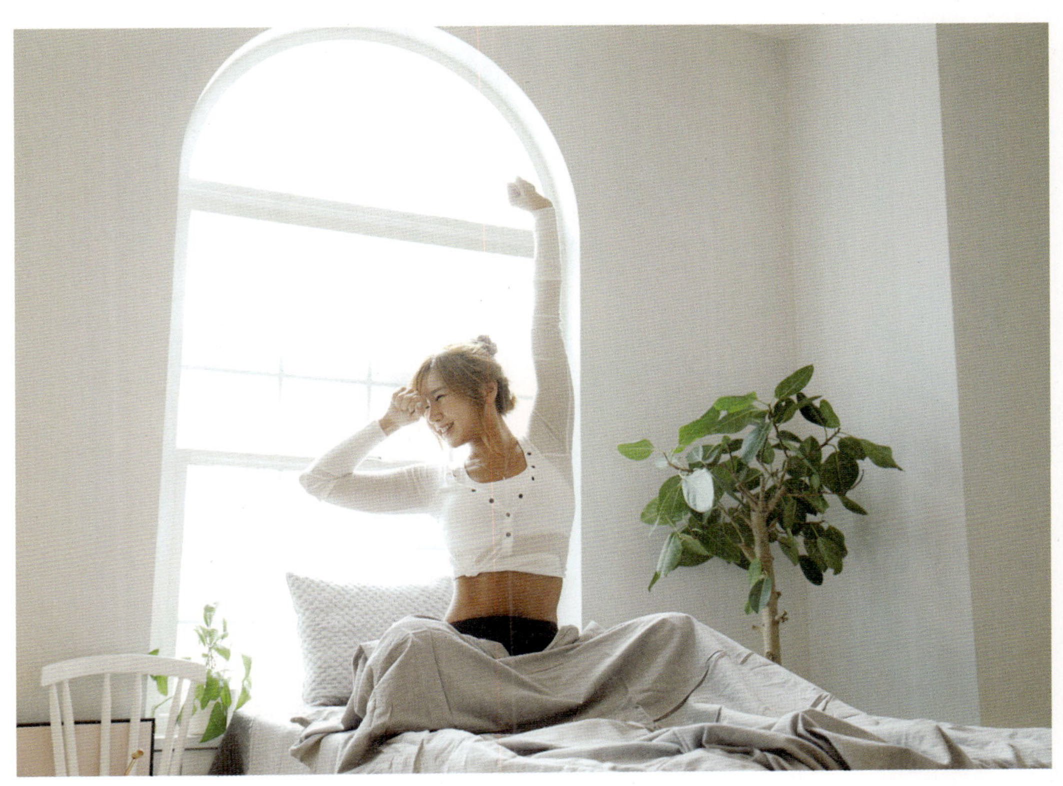

Dr. Taeven's Tip   침대 스트레칭 시 유의점

잠에서 깨자마자 바로 일어나 생활하기보다는 체중이 반영되지 않게 누운 상태에서 허리, 무릎, 고관절을 움직이는 습관을 들인다. 그러면 밤 사이 긴장됐던 근육, 힘줄, 인대가 함께 이완되어 급성 통증을 막는 데 도움이 된다. 특히 허리 질환이 있는 사람들은 등을 대고 누운 자세에서 허리에 힘을 줘 몸을 일으키지 말고, 이완 운동 후 옆으로 돌면서 일어나거나 엎드리는 자세를 취하며 일어나면 허리 디스크 및 관절에 무리가 덜 간다.

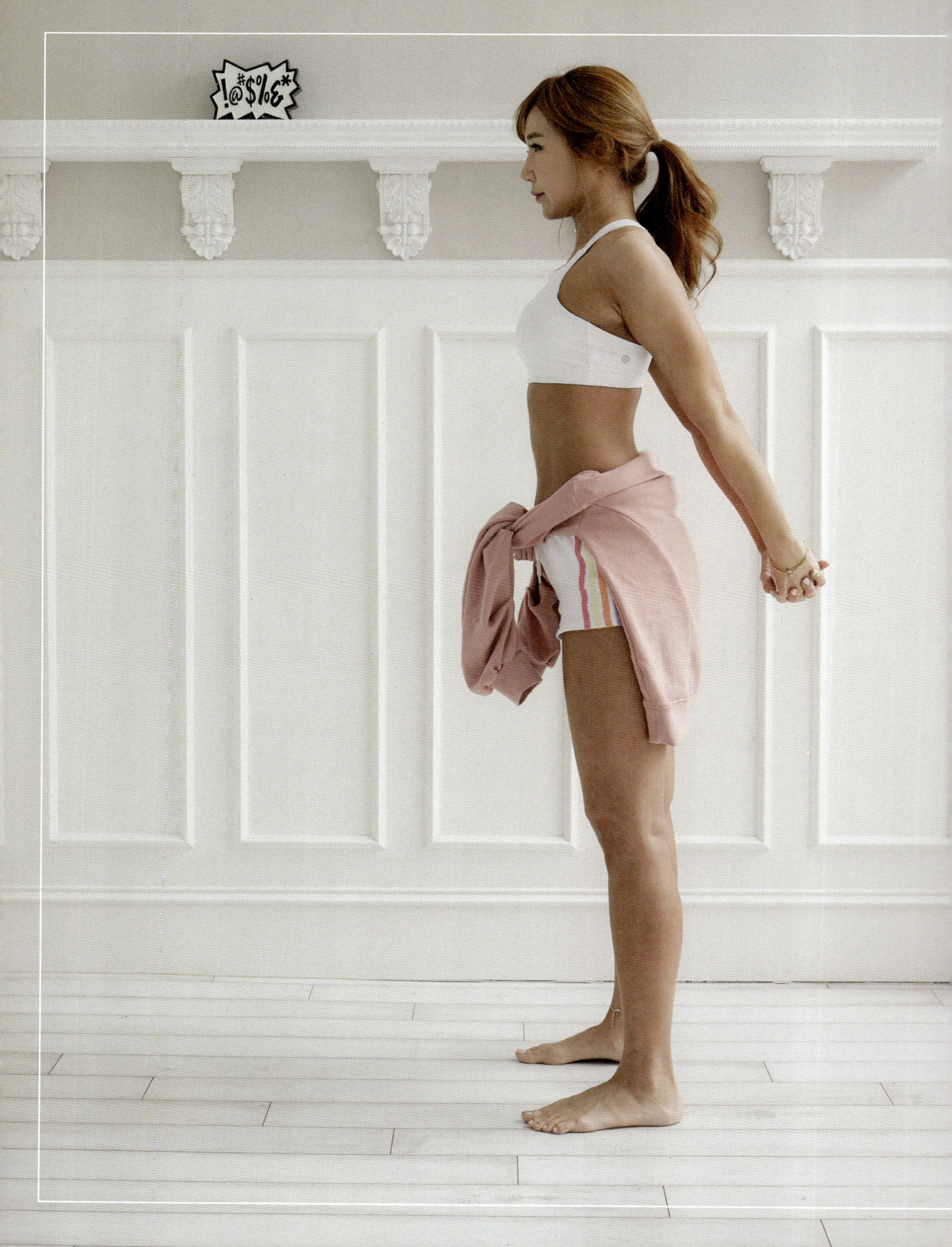

욕실 홈트

잠을 잘못 잔 것도 아닌데 아침에 일어날 때 몸이 천근만근인 분들이 많으실 거예요. 저 역시도 집안일, 육아, 운동, 강연 등 여러 스케줄을 병행하다 보니, 기상 시간마다 조금만 더 누워 있으려는 마음과 얼른 정신 차리고 일어나야지 하는 마음이 갈등을 일으키곤 해요. 그래서 저는 그런 유혹을 떨치기 위해 침대에서 가볍게 스트레칭을 한 후 욕실로 직행한답니다.

무리한 운동을 하지 않고 부상을 당하지 않으려면 운동을 시작하기 전에 워밍업 및 준비 운동을 꼼꼼히 해야 해요. 이와 마찬가지로 건강하고 에너지 넘치는 하루를 보내려면 아침 시간의 가벼운 스트레칭과 운동이 필수예요.

○ 양변기 스트레칭

변기에 앉으면 자는 동안 굳었던 목과 어깨를 스트레칭하며 몸을 서서히 부팅시켜주세요. 목이나 어깨 통증은 잘못된 자세로 인해 발생해요. 스마트폰이나 컴퓨터를 오래 들여다보거나 끝없는 집안일과 육아를 하다 보면 목, 어깨 주변 근육이 쉽게 경직되고 거북목 증세가 나타나기도 하죠. 거북목이 되면 어깨가 솟거나 앞으로 말려 건강상 좋지 않을뿐더러 목에서부터 어깨로 내려오는 라인이 예뻐 보이지 않아요. 심하면 만성 두통으로 이어지기도 하고요.

목 주변 근육을 '스트레스 근육'이라 부르는데요, 이는 목 근육이 뇌신경 중 하나인 부신경의 지배를 받기 때문이랍니다. 스트레스를 받거나 긴장하면 목, 어깨 통증이 느껴지는 게 다 이유가 있었던 거예요. 스스로 스트레스를 많이 받는다고 생각하는 분들은 수시로 목과 어깨를 스트레칭해주세요.

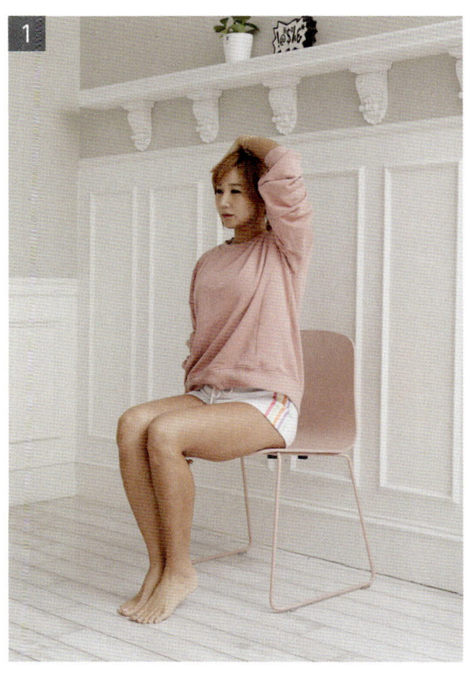 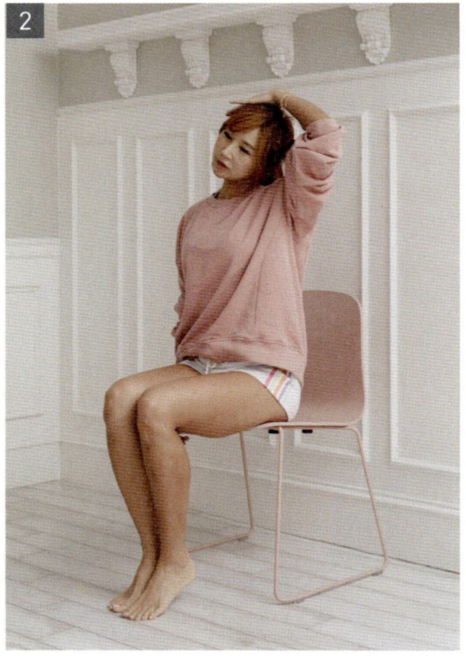

1 왼손을 들어 오른쪽 귀 옆에 대고 오른손은 아래로 내린다.

2 왼쪽 어깨 쪽으로 머리를 지그시 눌러 오른쪽 승모근과 목을 늘인다.

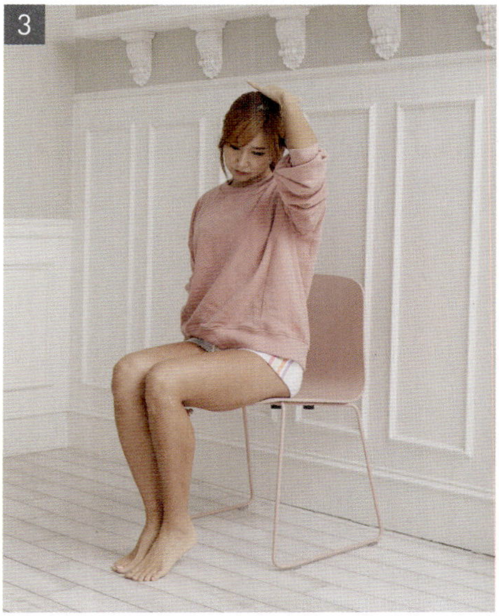

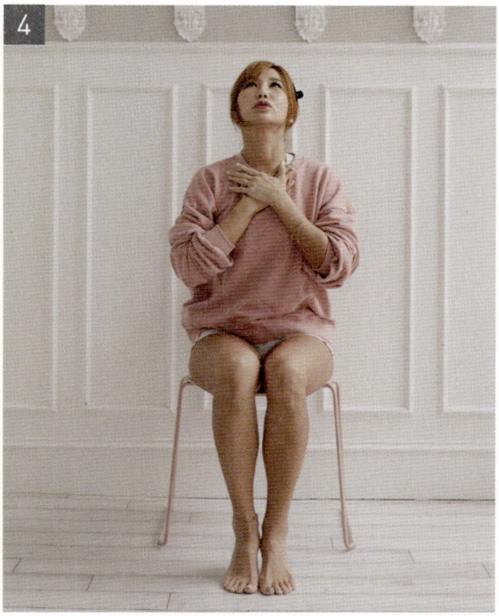

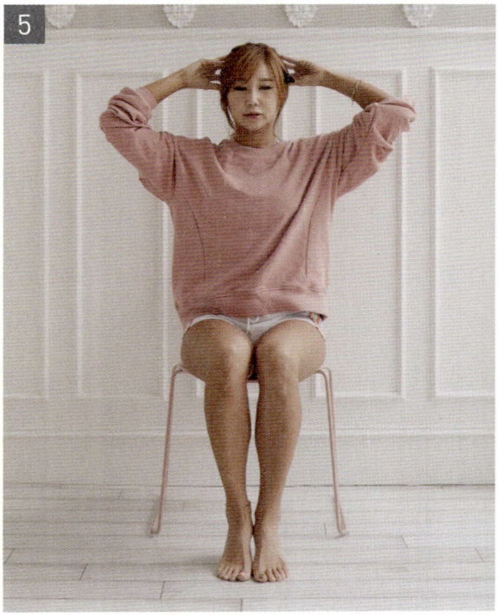

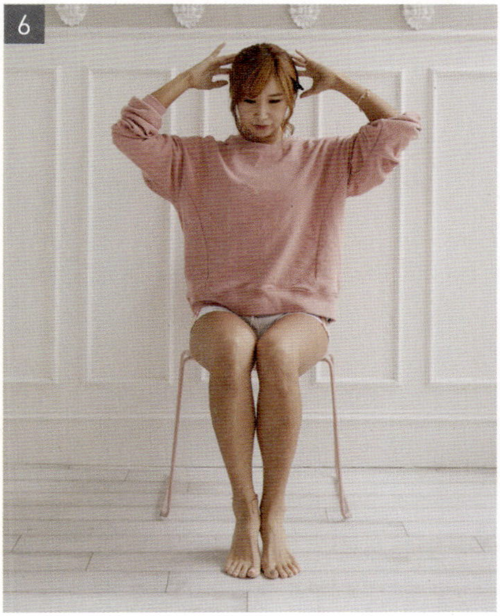

3   정면으로 돌아와 왼손을 뒤통수에 댄다. 고개를 왼쪽 45도 아래로 숙이고 왼손으로 지그시 누른다.

4   정면으로 돌아온 다음 쇄골에 양손을 얹고 머리를 뒤로 젖혀 10초간 유지한다.

5   정면으로 돌아온 다음 뒤통수에 양손을 얹고 팔꿈치를 벌려 가슴부터 어깨까지 늘인다.

6   정면으로 돌아와 머리를 서서히 아래로 숙인다.

- 반대쪽도 같은 방법으로 스트레칭한 다음, 전체 과정을 총 2회 반복한다.

○ 세면대 스트레칭

집에 전신 거울이 갖춰져 있지 않은 분들이 꽤 있을 거예요. 그렇다면 세면대 위 거울을 최대한 활용하면 어떨까요? 상체와 하체 일부만 보여도 바른 자세를 유지하며 홈트를 하기 충분하답니다.

세면대 앞에서 어깨와 팔, 등 스트레칭을 해주세요. 세면대 스트레칭은 깍지를 껴서 하는 동작이 많은데요, 깍지 끼는 게 불편한 분들은 수건을 이용해도 좋아요. 그날그날의 몸 컨디션에 맞게 스트레칭을 다 해도 좋고 하나씩만 골라가며 해도 좋아요. 단, 어떤 운동을 하든 내 몸을 최우선으로 생각해야 한다는 사실은 잊지 마세요!

→ 세면대 스트레칭 하나

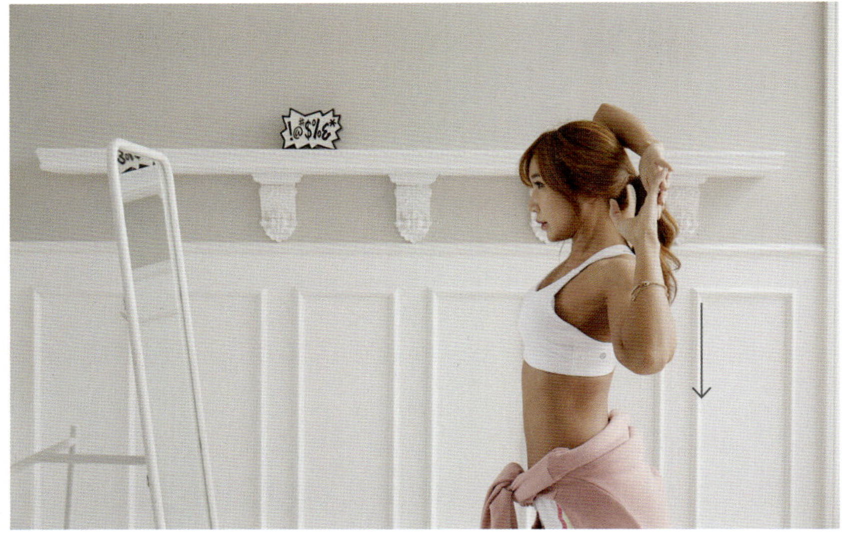

양손을 깍지 껴 천장을 향해 올린 다음,
깍지 낀 양손을 왼쪽으로 기울였다가 정면으로 돌아온다.
5회 반복하고 반대쪽도 같은 방법으로 스트레칭한다.

- 왼팔은 당기고 오른팔은 따라가지 않으려는 힘을 느끼는 게 포인트! 머리를 오른팔에 기대 가슴을 연다.

➡ 세면대 스트레칭 둘

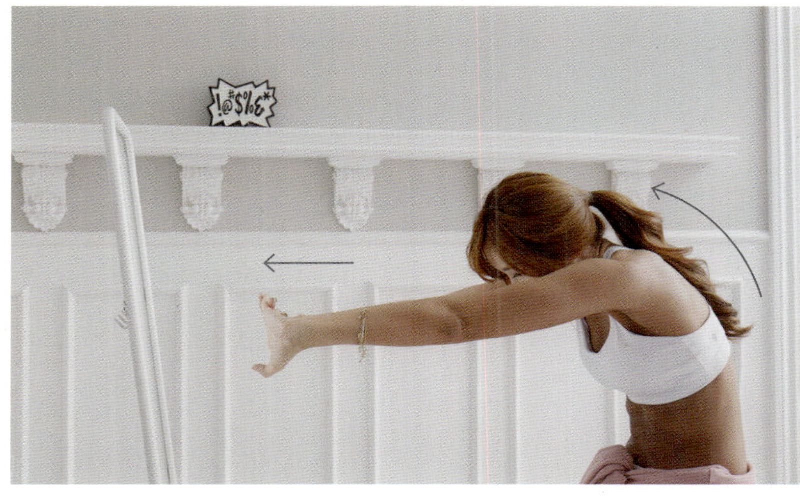

양손을 깍지 껴 가슴 앞으로 가져온다. 손바닥이 몸 반대쪽을 향하게 뒤집으며
턱을 당기고 등을 동그랗게 말아 3초간 정지한 다음 제자리로 돌아온다. 5회 반복한다.

➡ 세면대 스트레칭 셋

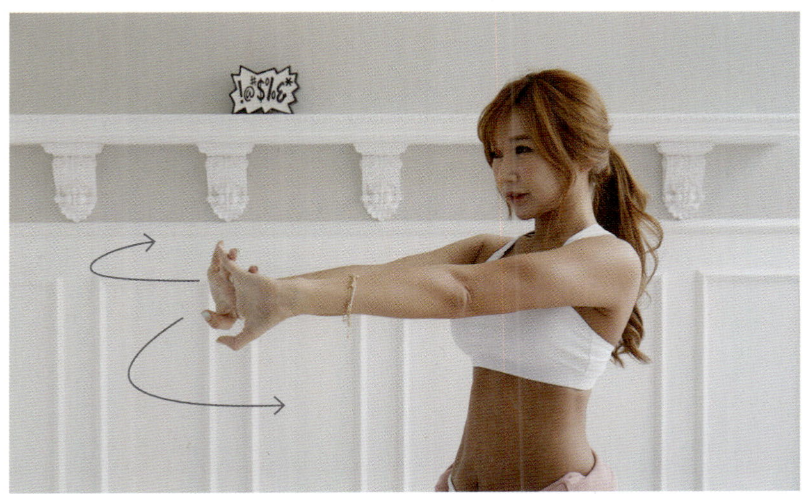

손을 깍지 껴서 앞으로 편 다음,
오른쪽으로 팔을 보냈다가 왼쪽으로 보내는 과정을 5회 반복한다.

🔴 세면대 스트레칭 넷

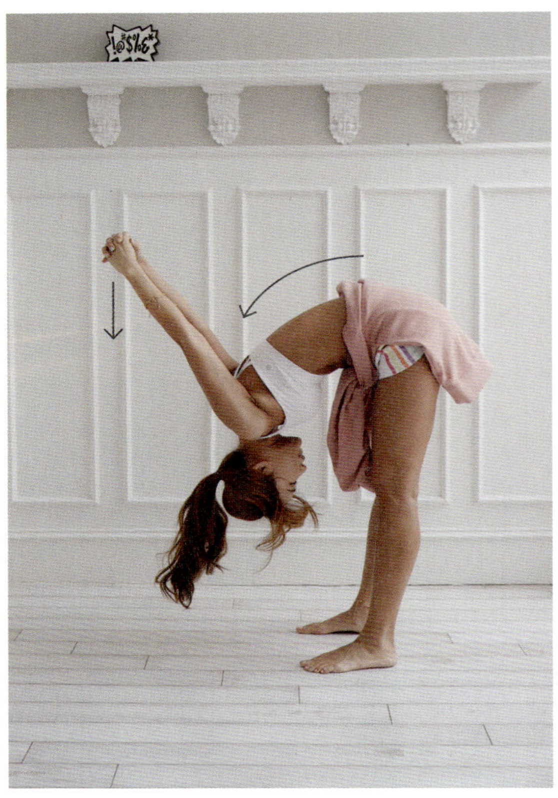

등 뒤에서 양손을 깍지 낀다.
상체를 천천히 숙이며 깍지 낀 양손을 위로 밀어냈다가 정면으로 돌아온다.
상체를 숙일 때 어깨가 긴장하지 않도록 하고, 하체가 움직이지 않도록 고정시킨다.
3회 반복한다.

세면대 스트레칭 다섯

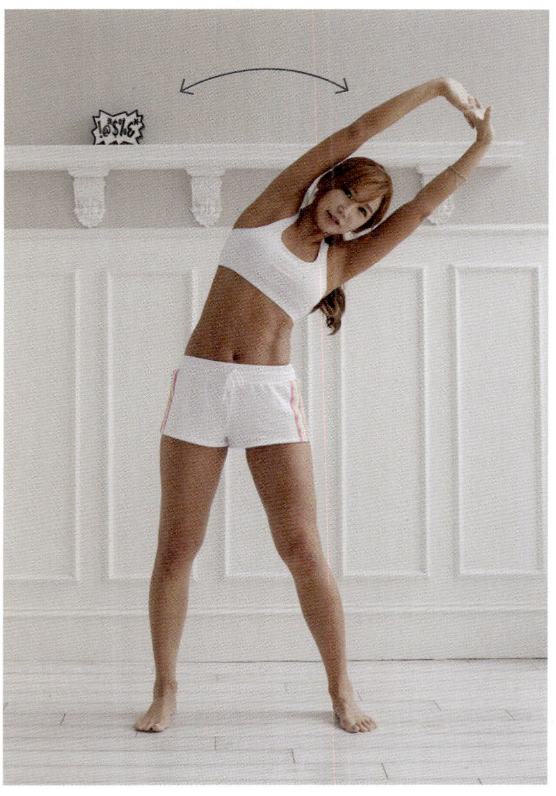

양손을 깍지 껴 머리 위로 올리고 가슴을 밀어내며 상체를 길게 늘인다.
그다음 상체를 좌우로 움직여 옆구리를 늘인다.
이때, 양팔은 최대한 바르게 펴고, 하체가 움직이지 않도록 고정시킨다.
3회 반복한다.

Dr. Taeven's Tip 경추 수핵 탈출증

뒷목에 날카로운 통증이 지속적으로 있어 왔고 팔까지 통증이 이어진다면 경추 수핵 탈출증을 의심해봐야 한다. 보통은 뒷목과 어깨 위쪽 통증으로 나타나지만, 증상이 심한 경우 팔 전체와 손가락까지 통증이 오기도 한다.
팔 쪽으로 뻗치는 통증이 심해지거나 마비까지 온다면 수술을 고려해야 하지만, 그 외에는 대개 약물 복용, 물리치료, 주사 요법을 통해 완화시킬 수 있다. 물론 정확한 증상을 파악하기 위해서는 MRI와 같은 정밀 검사가 필요하다.
경추 수핵 탈출증을 예방하기 위해서는 무엇보다 거울을 자주 보는 습관이 중요하다. 양쪽 귀가 양쪽 어깨 관절(견갑골과 쇄골이 연결되는) 라인에 맞는지 거울을 보면서 자주 확인하도록 하자. 목 주변 뼈에 압력을 높이는 고개 숙인 자세를 최소화하고 경추부 주변 근육과 인대를 강화시킬 수 있는 스트레칭을 생활화하도록 한다.

○ 양치질 근력 운동

SNS 댓글이나 강연 회원님들의 이야기를 들어보면 평상시 가장 하기 싫은 하체 운동으로 스쿼트를 꼽는데
요, 공감하는 분들이 많을 거예요. 몇 개 하지도 않았는데 허벅지가 터져나갈 것 같고, 자세를 제대로 따라
했다 생각했는데 무릎에 통증이 오기도 하니까요.
시간 내서 운동하기 힘들다면 틈새 효과를 노리는 건 어떨까요? 이 닦는 3분 동안만 눈 딱 감고 스쿼트에 도
전해보세요. 하루, 일주일, 한 달 꾸준히 하다 보면 허벅지와 엉덩이의 변화를 확실히 느낄 수 있을 거예요.
초보자들은 스쿼트 20개부터 점차적으로 늘려나가요. 숙련되면 이 닦는 동안 스쿼트 100개도 가능해요!

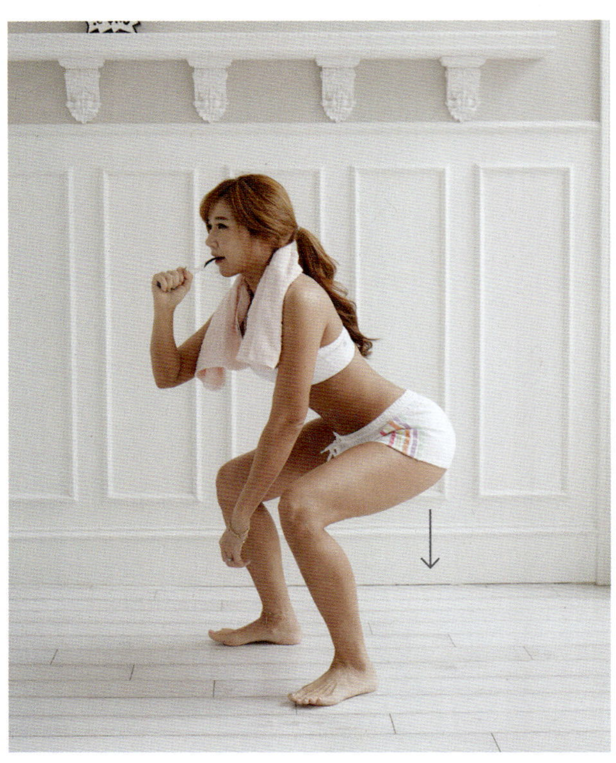

다리를 어깨너비로 벌리고 엉덩이를 뒤로 밀며 내려간다.
최대한 내려갔다가 발바닥을 밀며 일어나서 제자리로 올라온다.

- 무릎이 발끝 밖으로 나가지 않도록 주의할 것.
- 발가락 끝을 살짝 들면 엉덩이에 무게를 싣기가 좀 더 쉬워진다.

샤워 중 섹시 레그 스트레칭

저는 샤워 중에도 몸을 가만히 내버려두지 않는답니다. 샤워하며 할 수 있는 운동이나 스트레칭 중에서도 머리 감을 때 할 수 있는 다리 스트레칭을 추천해요. 간단한 동작만으로 늘씬하고 섹시한 모델 같은 다리를 만들 수 있어요. 수시로 반복해주면 근육형 다리가 아니라 슬림한 일자 다리를 만드는 데 효과적이에요.
샤워 중 할 수 있는 간단한 마사지 팁을 더 드리자면요, 샤워기 수압을 최대한 높여 종아리나 발을 마사지하면 피로가 풀리고 시원해져요. 우리 집은 샤워기 수압 조절이 안 된다, 하는 분들은 따뜻한 물로 샤워하는 자체가 몸을 릴랙스시키므로 이 상태에서 주물주물해주면 돼요.

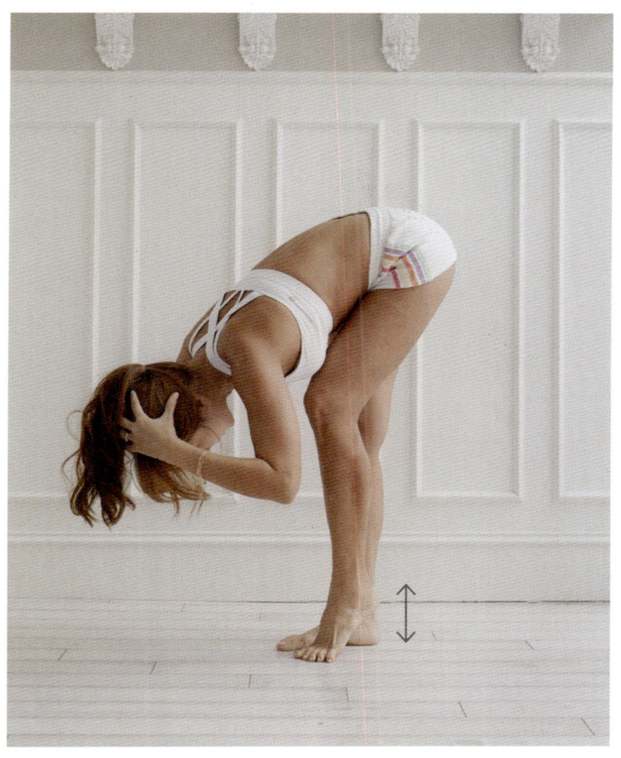

머리를 감을 때 상체를 아래로 기울이고 목을 숙인다.
왼쪽 무릎을 가슴으로 당겨와 3초간 정지한다. 이때 오른쪽 다리는 곧게 펴
뒤쪽을 함께 스트레칭한다. 반대쪽도 같은 방법으로 스트레칭한다.

tip

- 최소 양쪽 각 10회씩 반복할 것! 물론 샴푸하는 동안 쭉 하면 더 효과적이다.

보디로션 다리 순환 마사지

따뜻한 물로 샤워를 하고 나면 림프관이 조금은 순환되어 있을 거예요. 이 상태에서 보디로션을 바르면 상쾌한 아침 루틴을 완벽하게 마무리할 수 있답니다. 보디로션을 바르면서 마사지만 제대로 해줘도, 수면 중에 움직이지 않아 쌓인 노폐물을 제거하고 림프 순환을 도와 부기를 제거할 수 있어요.
저 같은 경우는 운동을 많이 하다 보니 하루에도 몇 번씩 샤워를 하게 되는데요, 아무래도 피부가 건조해지기 쉬워서 보습에 신경을 쓰는 편이에요. 보습하면서 다리 라인도 예뻐지니 일거양득이죠. 아주 간단하고 쉬운 마사지이그로 빼먹지 말고 매일 해주세요.

보디로션 다리 마사지 하나

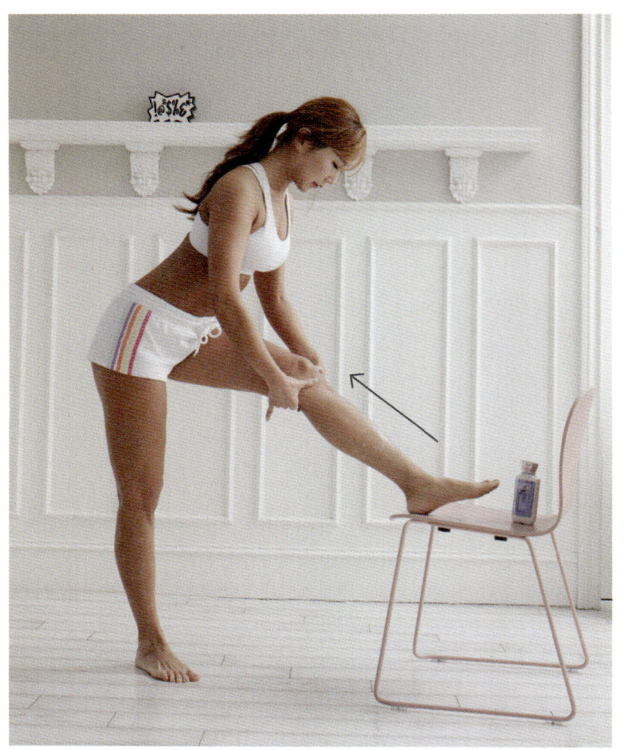

발목에서 무릎 뒤 림프절까지 한번에 가볍게 문지르며 밀어 올린다.
그다음 양손을 무릎 뒤에 대고 5초간 누른다.
양쪽 각 5회씩 반복한다.

• 노폐물이 빠져나가도록 꾹꾹 누른다.

보디로션 다리 마사지 둘

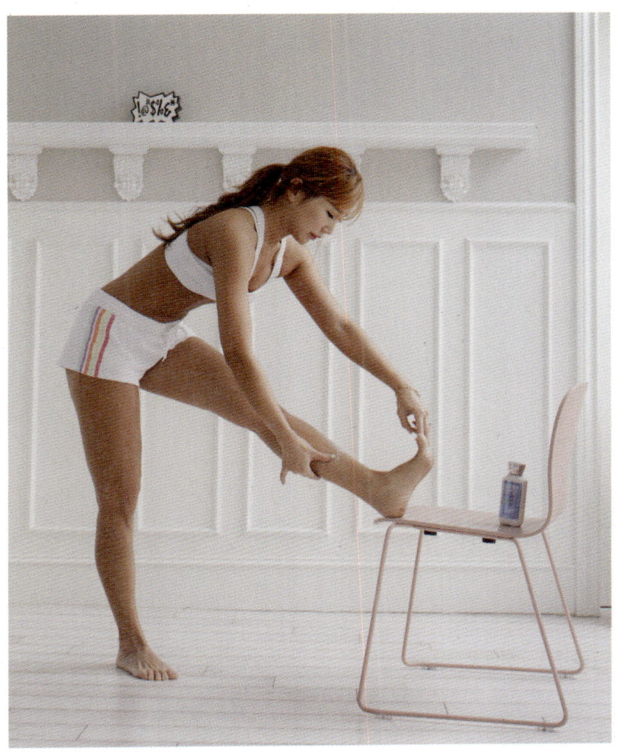

발끝을 몸 쪽으로 당기며 종아리 뒤쪽 중앙을 3초 이상 꾹 눌러준다.
이는 정맥과 림프 순환에 결정적인 역할을 하는 승산혈을 자극시켜준다.
반대쪽도 같은 방법으로 눌러준다.

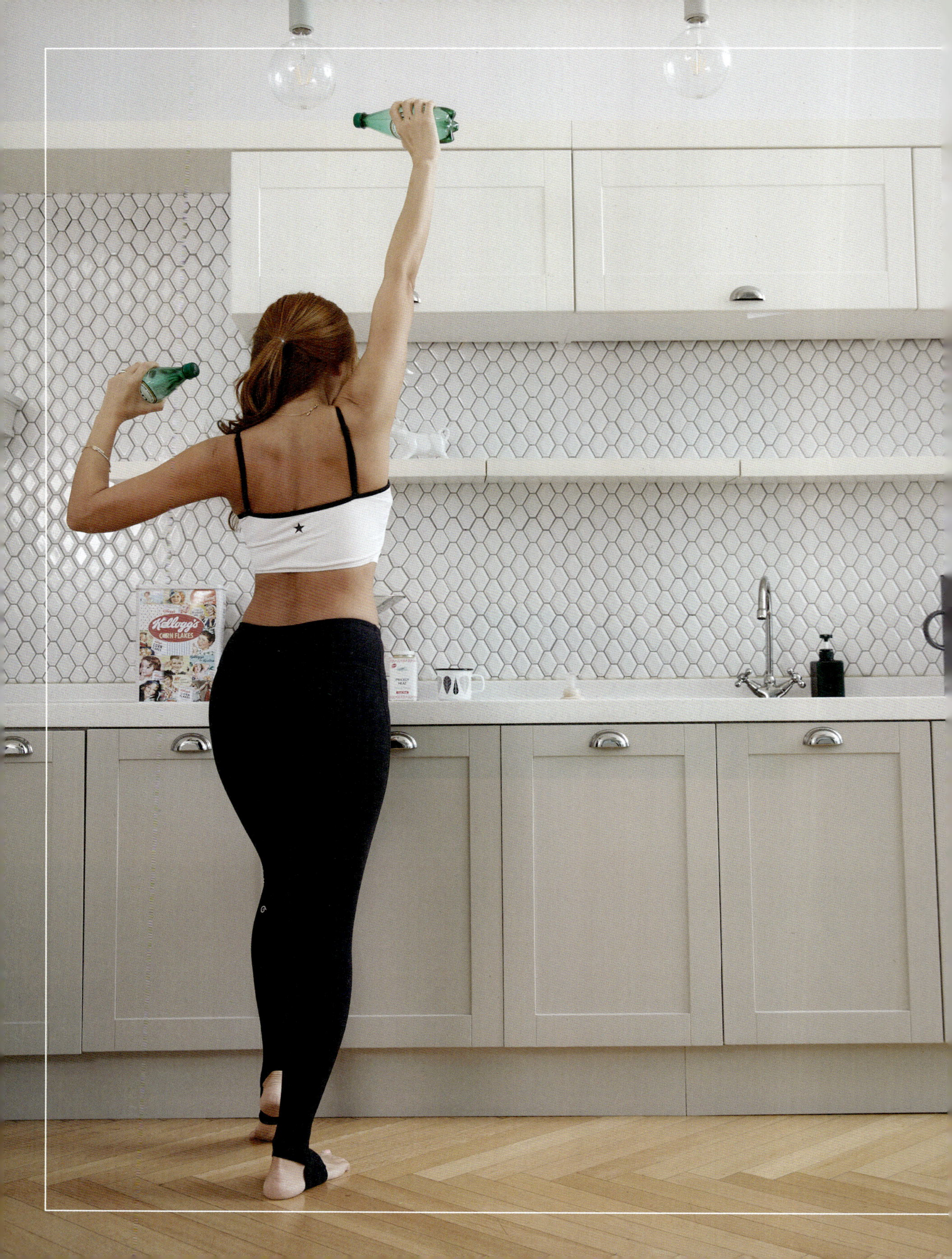

하루의 반을 머무르는 곳

주방 홈트

하루에 반 이상을 주방에서 보내는 분들이 많으실 거예요. 때 되면 밥 차리고 먹으랴, 아이 간식 챙기랴, 운동하면서 건강 다이어트식도 준비하랴. 주방에서 집안일의 많은 부분이 이뤄지기 때문에 수시로 드나들 수밖에 없죠.

하지만 그만큼 주방은 틈새 운동을 하기 좋은 공간이기도 해요. 가구와 소품 등을 이용해 쉽고 간단한 스트레칭과 근력 운동을 할 수 있거든요! 주방에서 짬짬이 하는 운동만으로도 예쁜 몸매를 만들 수 있답니다.

○ 설거지 케겔 운동

하루에 적어도 한 번은 설거지를 하죠. 이때 가만히 설거지만 하느냐, 설거지하는 동시에 놀라운 운동 효과를 누리느냐는 여러분의 선택에 달려 있어요. 저는 설거지를 하는 동안 가만히 서서 팔만 움직이지 않고 케겔 운동을 해요. 케겔 운동은 임신 중인 분들에게는 회음부 근육을 강화시켜 순산에 도움을 주고, 임신 중에 많이 걸리는 치질의 예방 및 치료에도 좋아요. 뿐만 아니라 출산으로 느슨해진 회음부를 타이트하게 해줌으로써 요실금 치료는 물론 출산 후 성적으로 소심해진 분들의 자신감 회복에도 효과가 있다고 해요.
케겔 운동은 따로 시간 내서 하려 하면 자꾸 잊어버리니 설거지할 동안은 꼭 하는 것으로 정해두면 딱이랍니다.

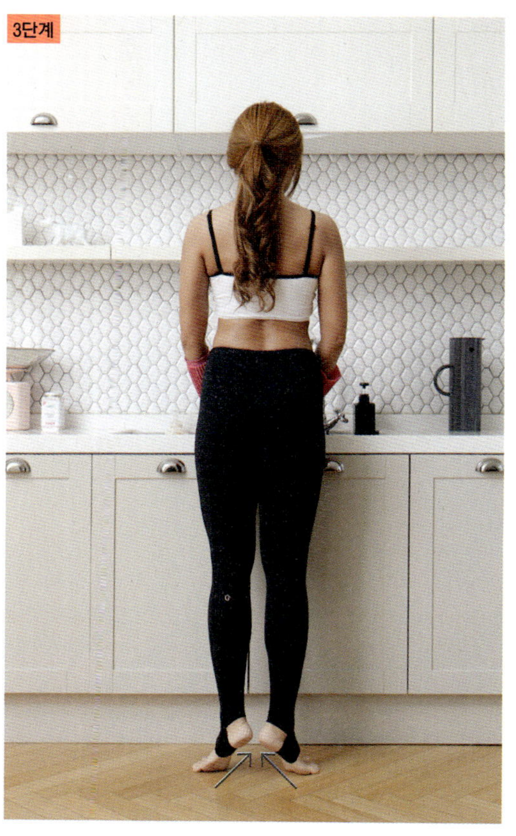

1단계

양발을 골반 너비로 벌리고 편안하게 선다. 소변을 참듯 질근육(골반기저근)을 모아준다는 느낌으로 힘을 준다. 3초간 유지했다가 천천히 힘을 푼다.

2단계

양발을 골반 너비로 벌리고 편안하게 선다. 질근육을 살짝만 모은 다음, 곧바로 더 강한 힘으로 질근육을 완전히 모은다. 힘을 풀 때도 2회에 나누어 살짝 풀었다가 편하게 다 푼다.

3단계

양뒤꿈치를 모으고 발가락은 브이자를 만든다. 뒤꿈치를 들어 엉덩이와 질근육에 힘을 줘 3초간 강하게 수축한 다음, 뒤꿈치를 내린다.

 **tip**

- 횟수어 연연하지 말고 틈이 날 때마다 반복해준다.
- 1단계에서 3단계로 갈수록 힘을 주는 강도가 세지는데, 케겔 운동은 허벅지 안쪽 살 제거와 엉덩이 근육 단련에도 좋기 대문에, 꾸준히 하면 예쁜 애플힙에도 도움이 된다.

○ 싱크대 상체 운동

저는 육아 초보라 육아만으로도 하루 24간이 모자랄 지경이었어요. 거기에 집안일까지…. 그래서 따로 운동할 시간을 내는 게 여의치 않아 주방에서 가능한 운동을 제일 많이 했어요. 특히 주방은 출산 후 모유 수유로 인해 납작해진 가슴을 되돌리고 늘어난 뱃살에 힘을 기르는 상체 운동을 하기에 아주 좋은 곳이죠.
그러니 '육아로 힘들어서 내지는 아기 때문에'란 말은 이제 그만! 조금 번거로워도 자신과의 싸움에서 이기면 반드시 보답받는다는 사실을 잊지 마세요.

→ 싱크대 푸시업

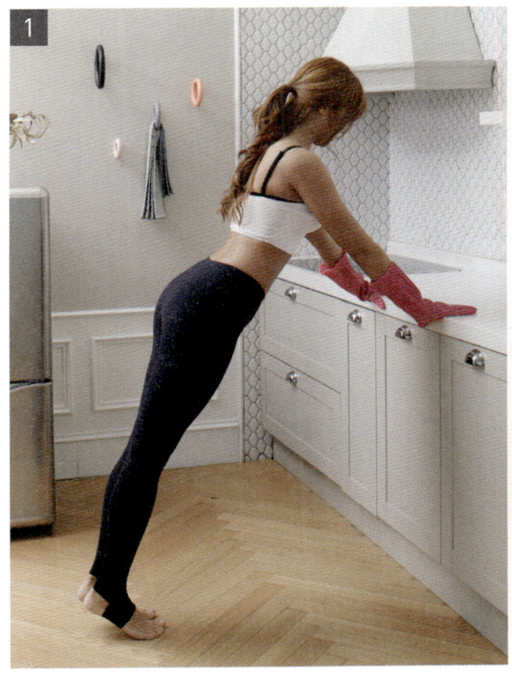
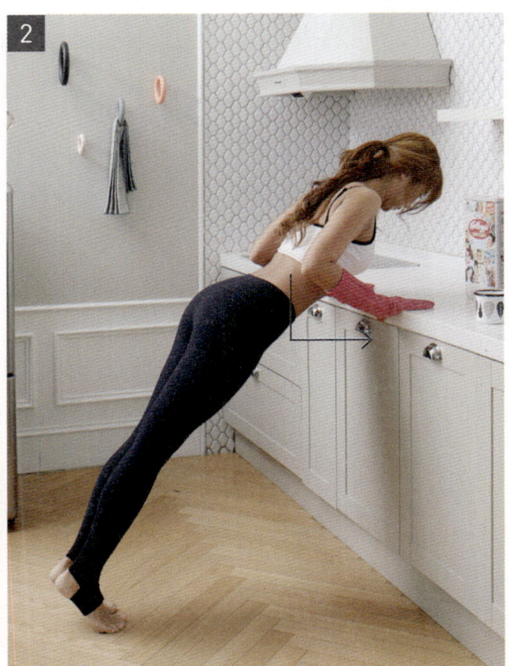

1 양손을 어깨너비로 벌려 싱크대 위에 둔다.

2 팔꿈치를 접어 내려갔다가 손바닥을 눌러 가슴을 밀어내듯 올라온다.

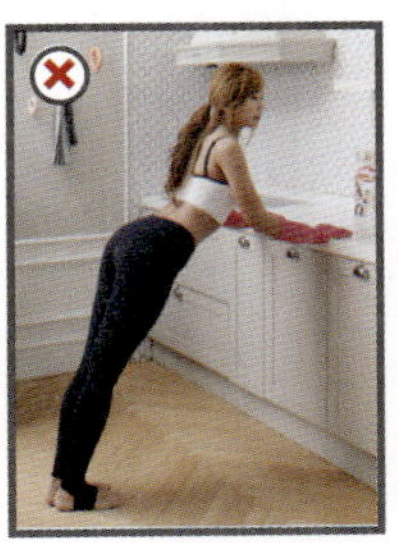

 **tip**

- 내려갈 때는 팔꿈치를 몸통에 붙이고 팔꿈치 안쪽은 회전시켜 정면이 보이게 하는 게 중요하다.
- 엉덩이를 너무 뒤로 빼서 허리가 꺾이지 않도록 주의한다.
- 초급자는 10회씩 총 3세트, 중급자는 20회씩 총 3세트 반복한다.

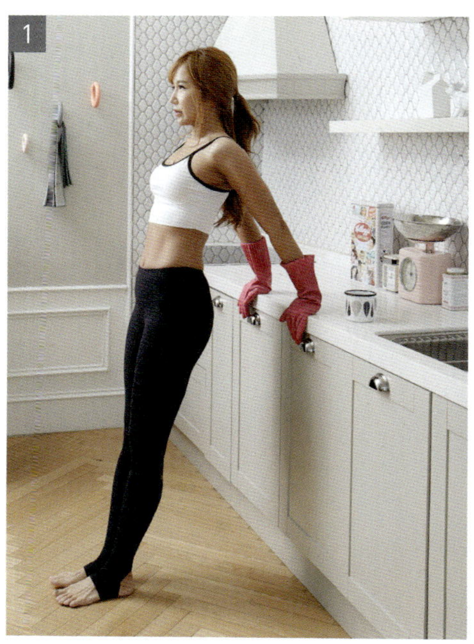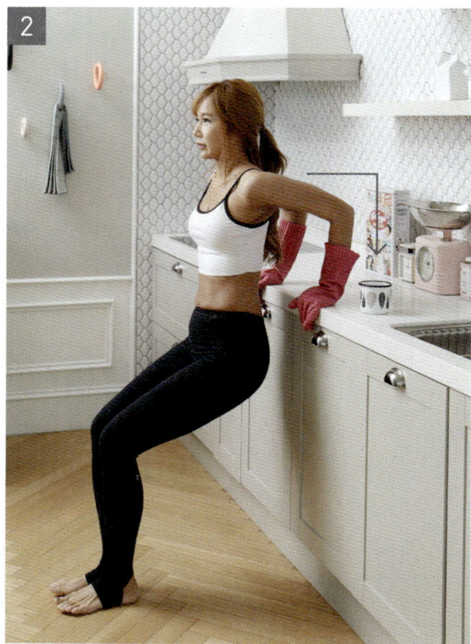

1 싱크대를 등지고 양발을 붙인 채 서서 양손으로 싱크대를 잡는다.

2 팔꿈치를 몸통에 붙이고 90도가 될 때까지 엉덩이를 수직으로 내렸다가 상체는 꼿꼿이 편 상태로 팔을 펴며 올라온다. 초급자는 10회씩 총 3세트, 중급자는 20회씩 총 3세트 반복한다.

Dr. Taeven's Tip · 손목 건초염

손을 많이 쓰는 사람들에게 자주 발생하는 질환으로, 엄지손가락을 움직이는 힘줄의 과한 사용이나 비정상적인 격막(인체 내 칸막이 구실을 하는 얇은 막)에 의해 문제가 생긴다. 엄지손가락을 접은 다음 나머지 손가락을 접어 엄지손가락을 감싸거나 엄지손가락을 접은 다음 손목을 새끼손가락 방향으로 구부렸을 때 통증이 느껴지면 증상을 의심해볼 수 있다. 일단 손 사용을 줄이는 게 가장 좋은 예방법이지만 여의치 않다면 간단한 보호대를 착용할 수도 있다.

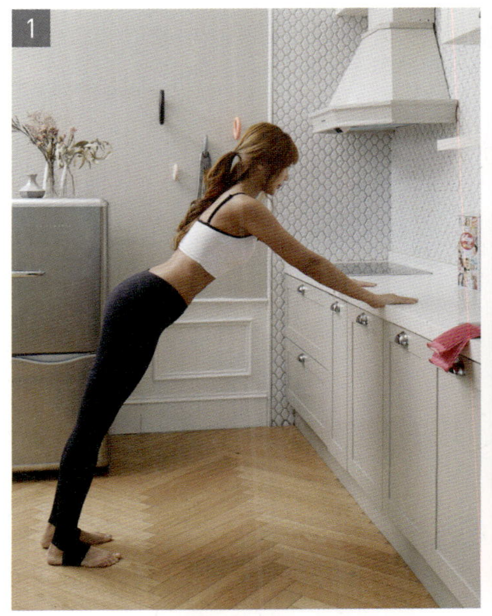

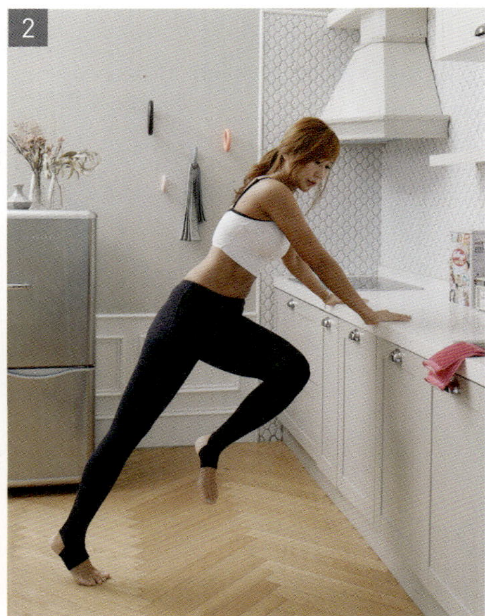

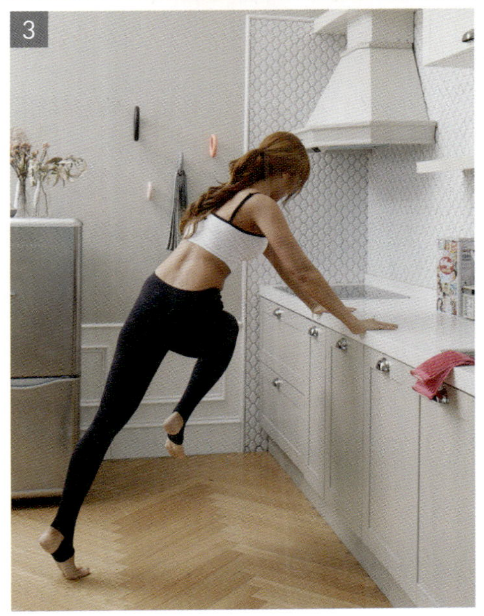

1 양손으로 싱크대를 잡고 어깨너비 두 배로
떨어져 선다.

2 몸통을 오른쪽으로 비틀며 왼쪽 무릎을
오른쪽 가슴을 향해 올렸다가 정면으로 돌아온다.

3 몸통을 왼쪽으로 비틀며 오른쪽 무릎을 왼쪽
가슴을 향해 올렸다가 정면으로 돌아온다.

tip

- 다리 힘이 아닌 하복부 힘으로 무릎을 올리는 게 포인트!
- 초급자는 10회씩 총 3세트, 중급자는 20회씩 총 3세트 반복한다.

⭕ 고무장갑 운동

고무장갑은 세라밴드 대용으로 쓰기에 아주 좋은 주방 소품이자 운동 도구예요. 이제 막 운동을 시작하시는 분들은 운동 장비가 제대로 갖춰져 있지 않을 거예요. 세라밴드 사고 나서 운동해야지, 하지 말고 어느 집에나 있는 고무장갑을 이용하세요.

고무장갑으로 운동 효과를 보려면 느슨해지지 않게 양손으로 팽팽히 당기는 게 중요해요. 그래야만 상체를 바로 펴서 자세를 잡는 데 효과적이고 어깨와 등 근육을 제대로 자극시킬 수 있거든요. 특히 고무장갑은 스쿼트할 때 바른 자세로 중심을 잘 잡을 수 있게 도와주는 훌륭한 운동 보조랍니다. 단, 스쿼트 시 중심 잡기가 아예 안 되는 분들은 양손으로 싱크대를 잡고 시작하세요.

➡️ 고무장갑 옆구리 운동 – 초급자

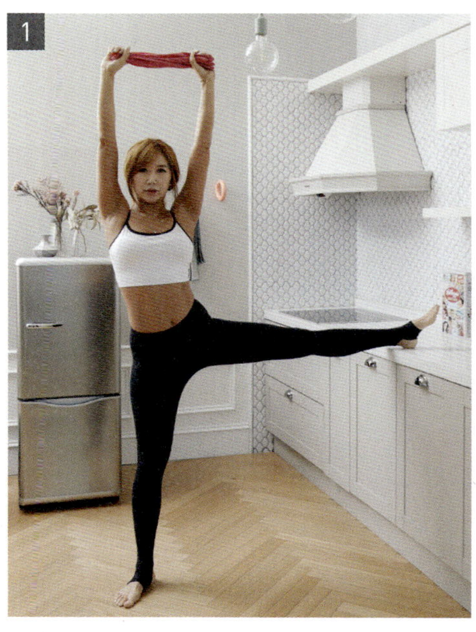
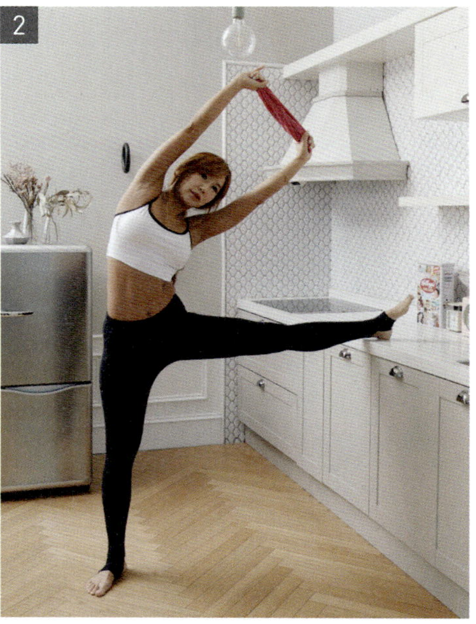

1 한쪽 발을 싱크대에 펴서 올리고 양손으로 고무장갑 양끝을 잡고 머리 위로 올린다.

2 상체를 싱크대 쪽으로 기울이며 내려갔다가 제자리로 돌아온다.

tip

- 싱크대 맞은편 옆구리가 늘어나는 느낌을 느낀다.
- 반대 방향으로 서서 같은 방법으로 운동한다. 20회씩 총 3세트 반복한다.

고무장갑 옆구리 운동 – 중급자 이상

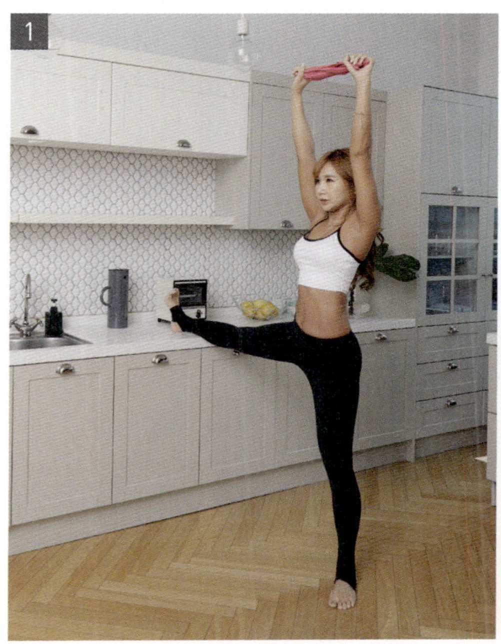

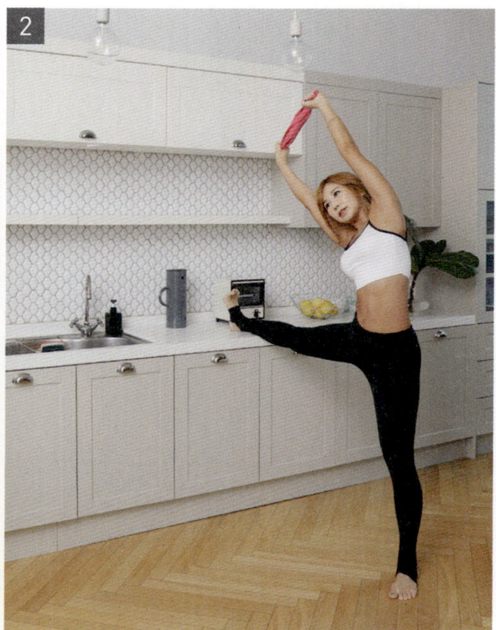

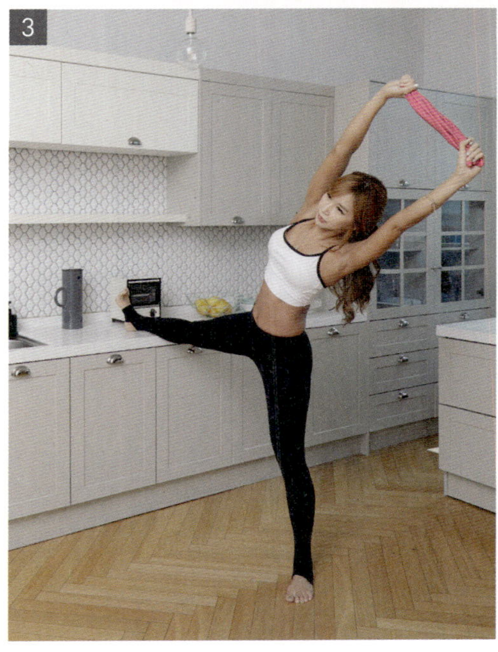

1 한쪽 발을 싱크대에 펴서 올리고 양손으로
고무장갑 양끝을 잡고 머리 위로 올린다.

2 상체를 싱크대 쪽으로 기울이며
내려갔다가 제자리로 돌아온다.

3 상체를 싱크대 반대쪽으로 기울이며
내려갔다가 제자리로 돌아온다.

tip

• 반대 방향으로 서서 같은 방법으로 운동한다. 20회씩 총 3세트 반복한다.

고무장갑 스쿼트

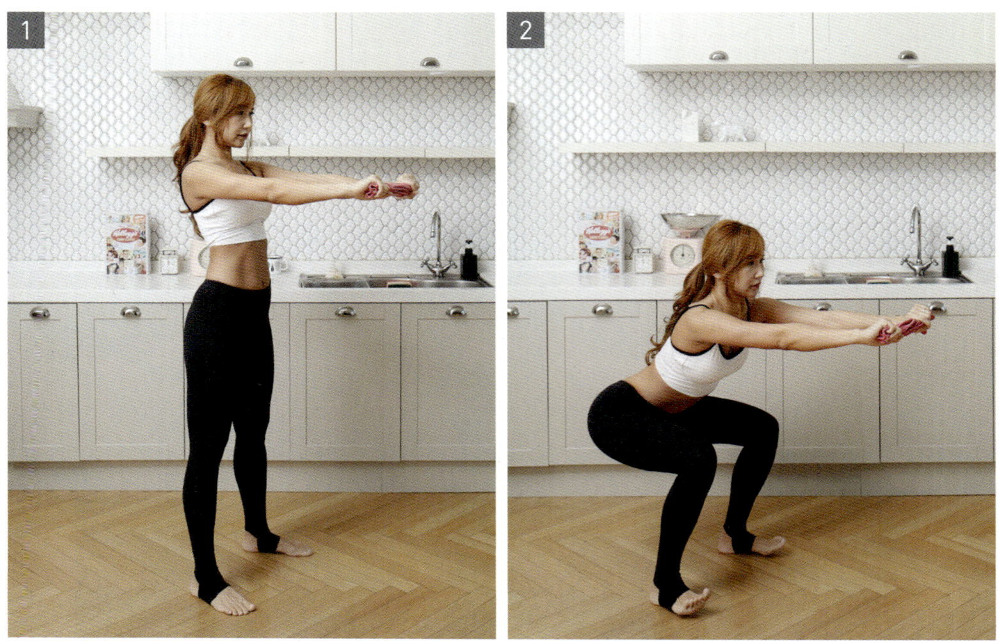

 다리를 어깨너비로 벌리고 선 다음, 양손으로 고무장갑 양끝을 잡고 앞으로 나란히 한다.

2 엉덩이를 뒤로 밀며 최대한 내려갔다가 발바닥을 밀며 제자리로 올라온다.

tip

- 복부와 엉덩이에 힘을 준다.
- 초급자는 10회씩 총 3세트, 중급자는 20회씩 총 3세트 반복한다.

Dr. Taeven's Tip 허리 디스크(추간판 탈출증)

추간판 탈출증은 허리 디스크의 퇴행성 변화에 의해 경추 내부의 수핵이 빠져나와 척수의 경막이나 신경근을 압박하여 요통과 신경 증상을 유발시키는 질환이다. 치료 방법을 선택할 때는 증상이 지속된 기간, 통증 강도, 재발 횟수, 직업, 나이, 성별, 작업량 등 여러 조건을 고려해야 한다. 특별한 외상이나 감염이 원인인 경우나 신경학적인 마비 증상이 있는 경우를 제외하고는 운동으로 근육량을 늘려 압박 정도를 줄이는 것만으로 증상을 완화시킬 수 있다.

고무장갑 사이드 스쿼트

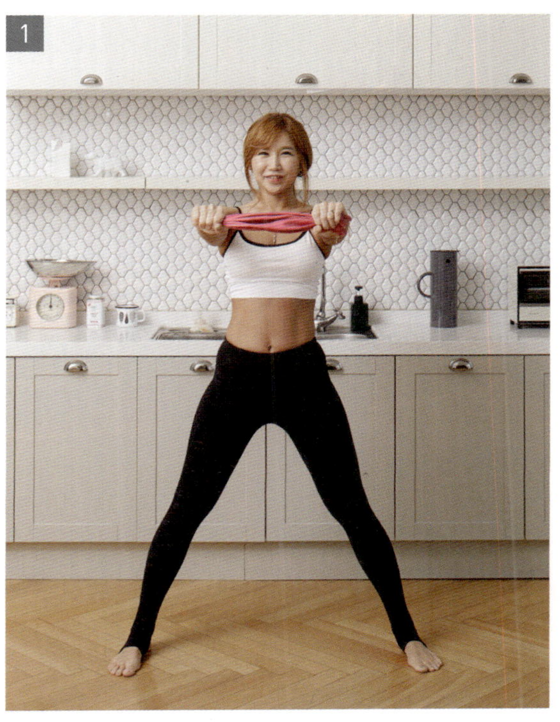

1 다리를 최대한 넓게 벌리고 선다. 양손으로
고무장갑 양끝을 잡고 앞으로 나란히
한 다음, 엉덩이를 뒤로 밀며 내려간다.

2 오른쪽 다리로 몸을 지탱하고 왼쪽
다리는 옆으로 최대한 밀어낸다.
양팔은 편 그대로 오른쪽으로 보낸다.

3 제자리로 돌아왔다가 이번에는 왼쪽 다리로
몸을 지탱하고 오른쪽 다리는 옆으로
최대한 밀어낸다. 양팔은 편 그대로
왼쪽으로 보낸다.

tip

- 초급자는 10회씩 총 3세트,
중급자는 20회씩 총 3세트 반복한다.

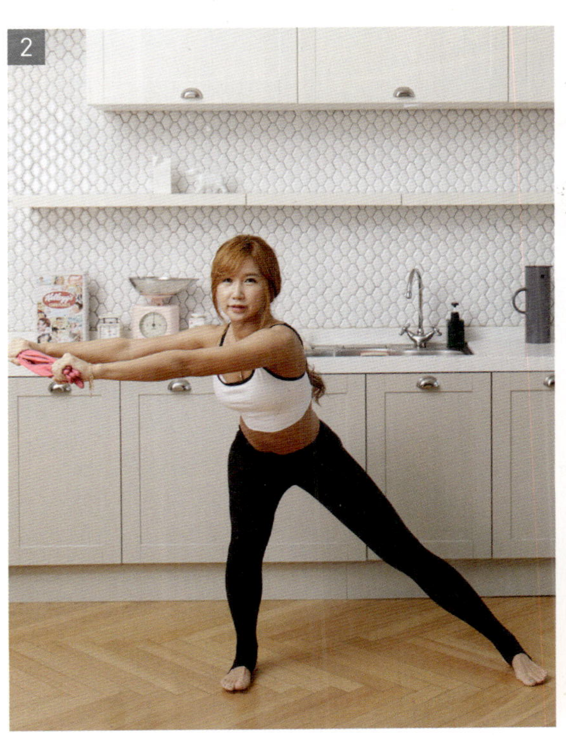

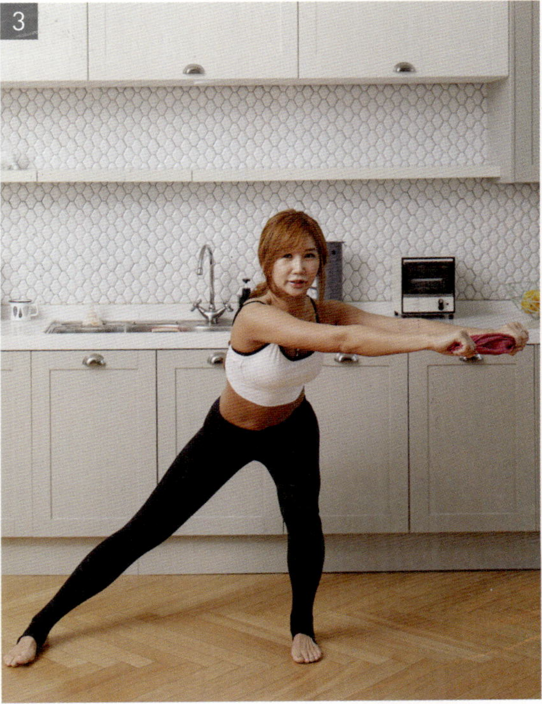

⭕ 요리 중 스피디 전신 운동

음식할 때 틈새 시간이 많이 생기죠. 밥을 하거나 찌개가 끓을 때까지 멀뚱히 서 있으면 뭐하겠어요. 제 경험으로 미루어보건대 요리 사이사이에 하는 운동이야말로 알짜배기예요.

지금까지 생활용품을 이용한 쉬운 운동을 소개했다면, 이번에는 짧은 시간에 하는 보다 강도 높은 운동을 알려드리려고요. 스피디 전신 운동은 간편한 방법으로 상체, 복부, 하체를 동시에 자극시키는 착한 운동이에요. 밥하는 짬짬이 짧은 전신 운동을 한 후 건강한 한 끼 식사를 만끽하는 건 어떨까요? 빠르게 한 세트만 해도 전신 운동 효과를 볼 수 있답니다.

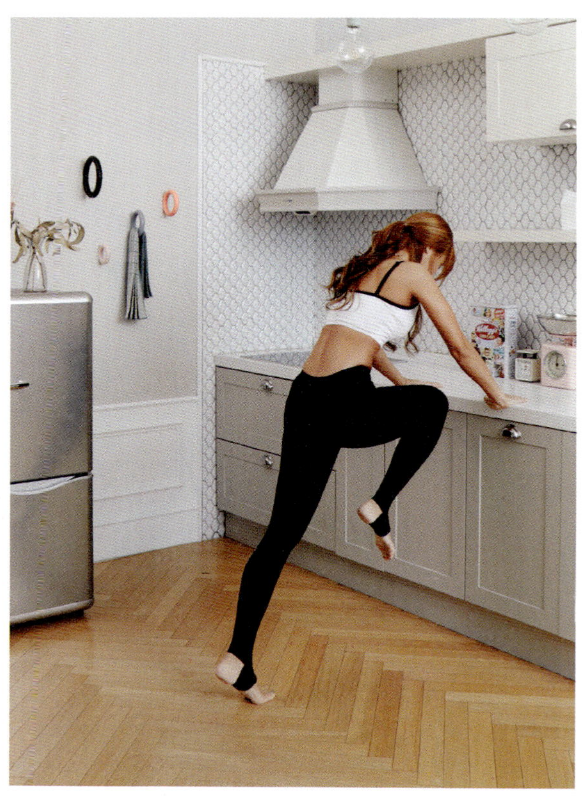

1단계

싱크대를 잡고 어깨 두 배 너비로
떨어져 바르게 선다.
오른쪽 무릎을 수직으로
들어 올렸다가 제자리로 돌아온다.
반대쪽도 같은 방법으로 운동한다.
초급자는 10회씩 총 3세트,
중급자는 20회씩 총 3세트 반복한다.

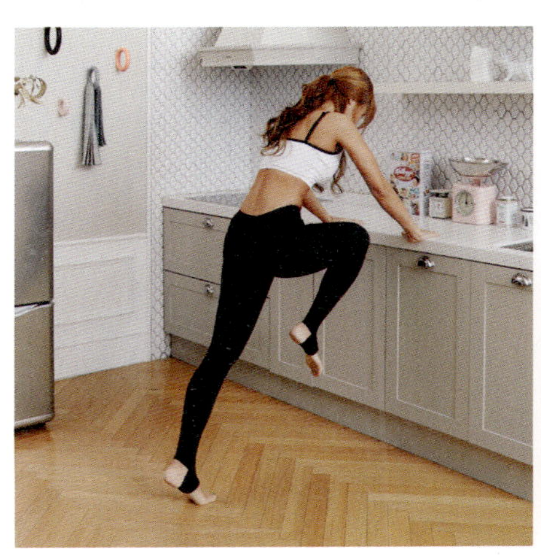
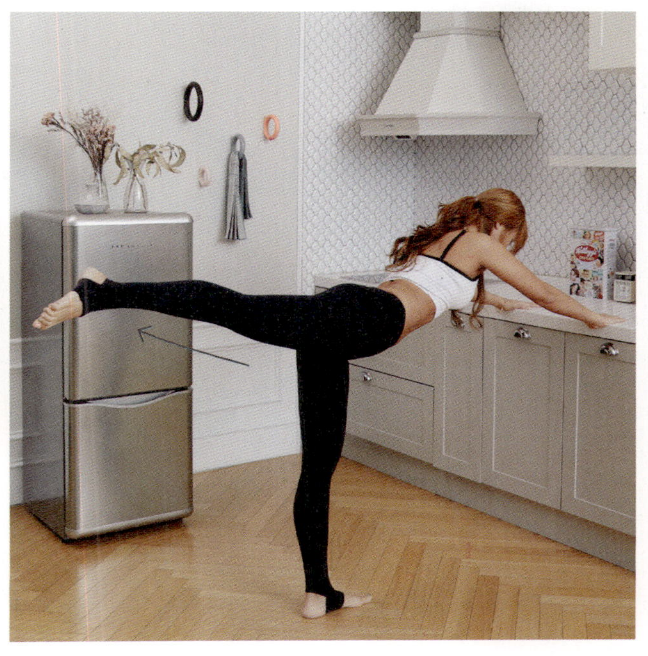

싱크대를 잡고 어깨 두 배 너비로 떨어져
바르게 선다. 오른쪽 무릎을 수직으로
들어 올렸다가 엉덩이 높이까지 뒤로 곧게
뻗는다. 반대쪽도 같은 방법으로 운동한다.
초급자는 10회씩 총 3세트, 중급자는 20회씩 총 3세트 반복한다.

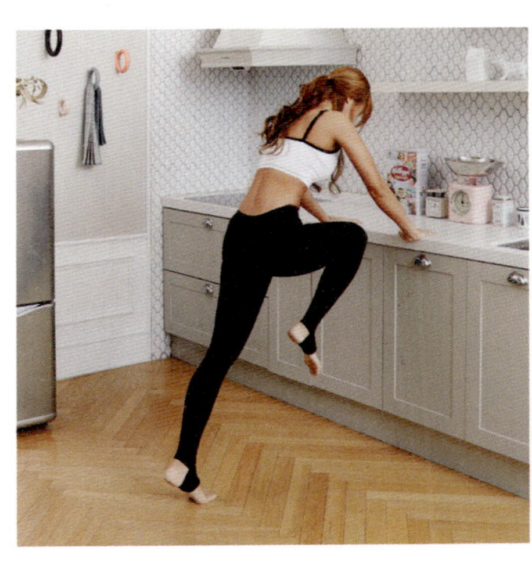
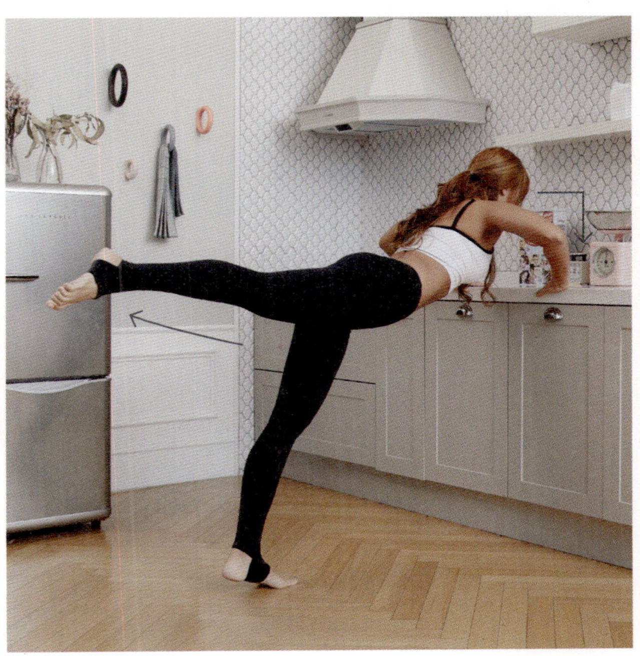

싱크대를 잡고 어깨 두 배 너비로 떨어져
바르게 선다. 오른쪽 무릎을 수직으로
들어 올렸다가 엉덩이 높이까지 뒤로 곧게
뻗는다. 그 다음 푸시업 하듯 팔꿈치를
접었다 편다. 반대쪽도 같은 방법으로 운동한다.
초급자는 10회씩 총 3세트, 중급자는 20회씩 총 3세트 반복한다.

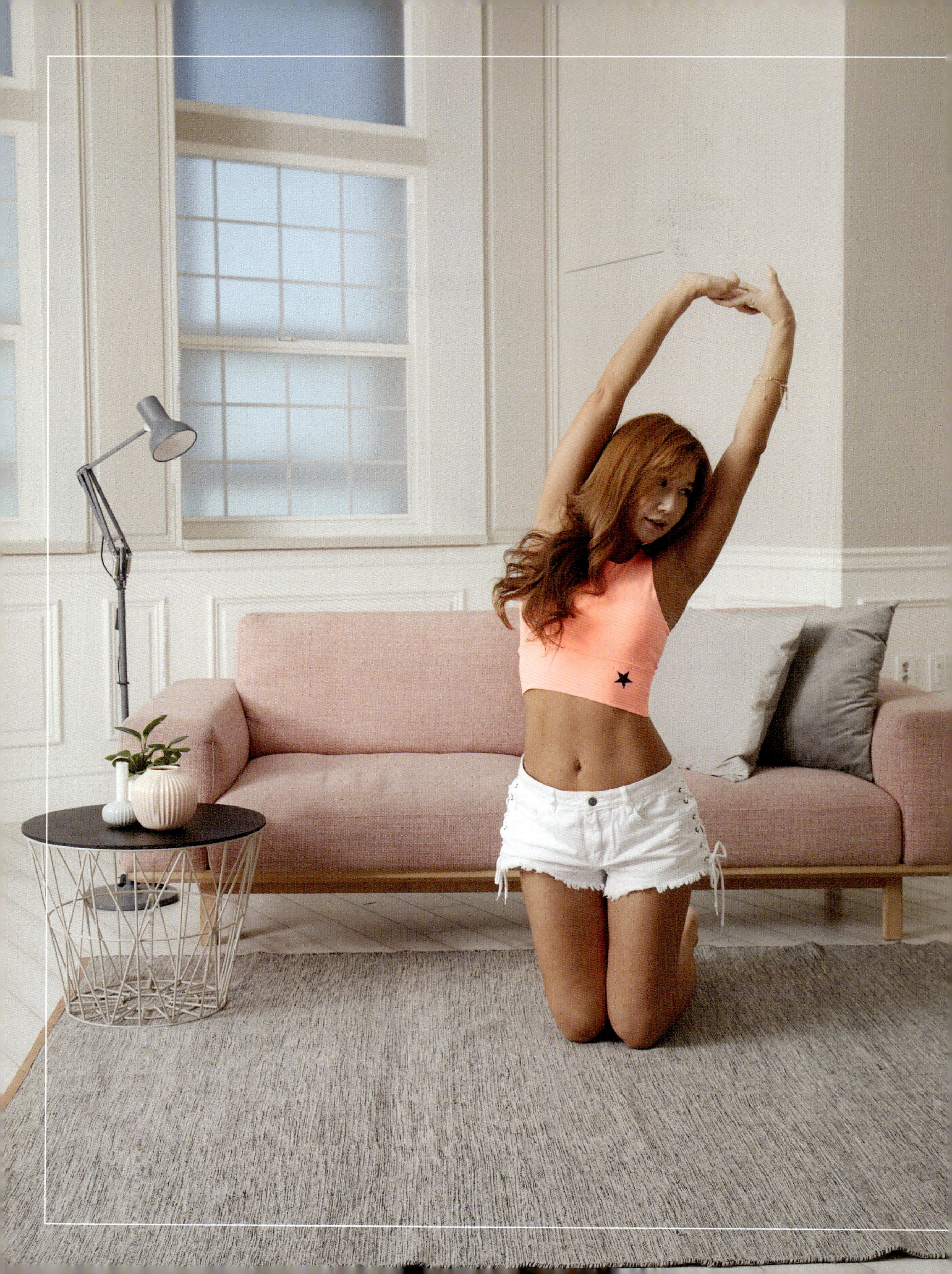

드라마 한 편이면 오늘의 운동 끝

거실 홈트

저는 굉장히 활동적이었는데 임신, 출산 후 집에서 육아를 하며 본의 아니게 칩거를 하면서부터 산후 우울증에 시달리게 됐어요. 엎친 데 덮친 격으로 스트레스가 심해지니 폭식하면서 20킬로그램 이상 살이 쪘고, 난생처음 보기 싫게 처진 뱃살과 뒤틀린 골반을 경험하며 대인 기피증까지 생겼어요. 어느 순간부터는 가족들에게 쉽게 짜증을 내고 보여주고 싶지 않은 모습까지 보이는 자신을 보며 이래선 안 되겠다 싶더라고요.

일단 운동하면서 몸부터 되돌려야지 했지만 피티는 너무나 비쌌고 아기가 엄마 껌딱지라 야외 운동은 그림의 떡이었어요. 그래도 전 좌절하지 않고 집에서 할 수 있는 운동이 뭐가 있을지 이것저것 알아보게 됐고 집 안에 거실이라는 널찍한 공간이 있으니 아기를 옆에 두고 여기서 운동하면 되겠다는 생각에까지 이르렀답니다.

거실을 피트니스 센터나 요가원이라 생각하고 오늘도 열심히 달려봐요!

○ 소파 전신 운동

집에서 침대만큼 편한 가구가 바로 소파가 아닐까 해요. 소파를 우리말로 하면 긴 의자 정도가 되잖아요. 말 그대로 눕기 딱 좋죠. 많은 분들이 소파에서는 거의 누워 지내다시피 하지 않을까 조심스레 예상해봅니다. 저도 그랬으니까요.^^

이렇게 소파와 한 몸처럼 지내는 분들에게 아주 좋은 운동을 소개해요. 거창하게 일어나서 뛰거나 복잡한 동작을 하지 않아도 소파를 이용해 전신 운동을 비롯한 복부와 엉덩이 운동까지 할 수 있답니다.

소파에서 뒹굴듯이 운동하며 다이어트까지! 이런 걸 두고 일석이조라 하겠죠.

● 소파 전신 운동 하나

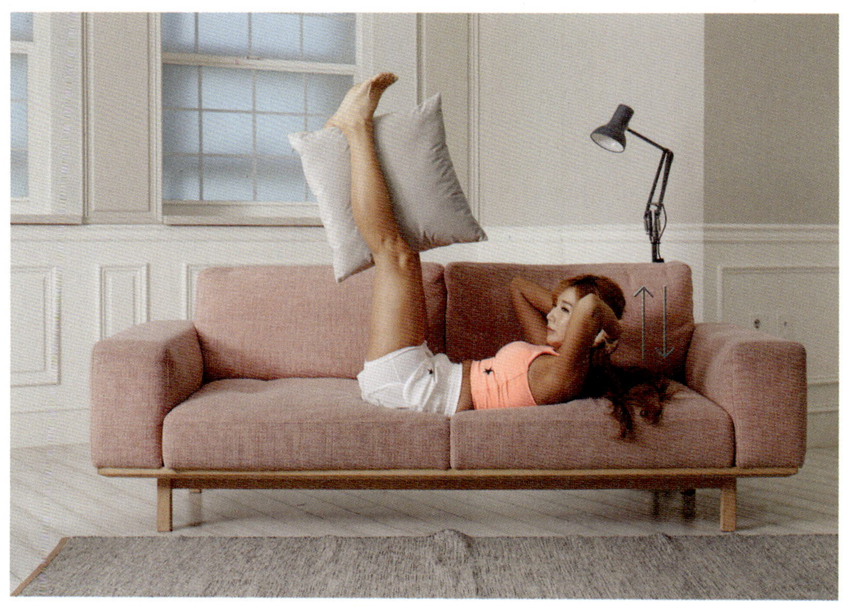

소다에 누운 다음 다리 사이에 쿠션을 끼우고 뒤통수에 양팔을 갖다 댄다.
양다리를 90도로 세우고 상체를 최대한 들어 올렸다가 제자리로 돌아온다.

- 초급자는 10회씩 총 3세트, 중급자는 20회씩 총 3세트 반복한다.

소파 전신 운동 둘

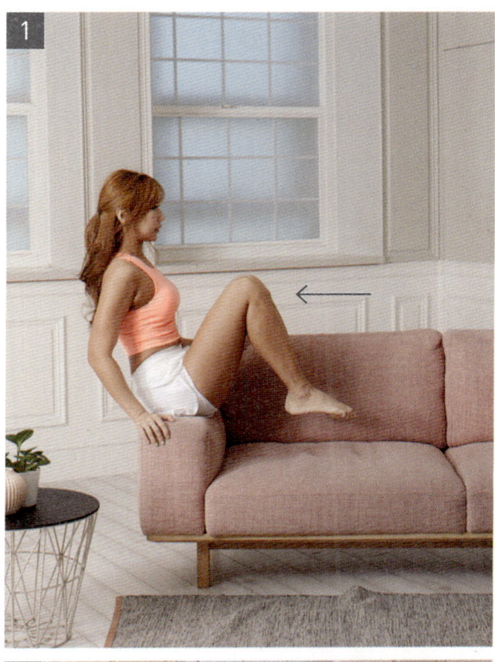

1 소파 끝에 바르게 걸터앉고 양손으로 소파를 잡는다.
  양쪽 무릎을 가슴 쪽으로 들어 올린다.

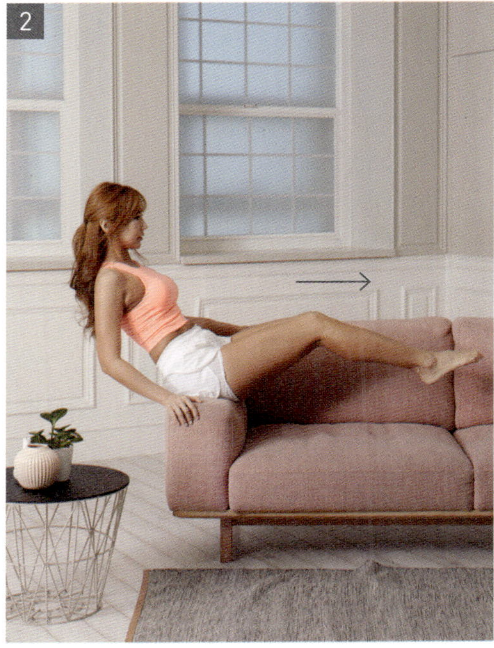

2 다리를 펴며 제자리로 돌아오되 발이 바닥에
  닿기 직전까지만 다리를 내린다.

- 다리를 접을 때는 90도가 될 수 있도록 노력한다.
- 초급자는 10회씩 총 3세트, 중급자는 20회씩 총 3세트 반복한다.

소파 전신 운동 셋

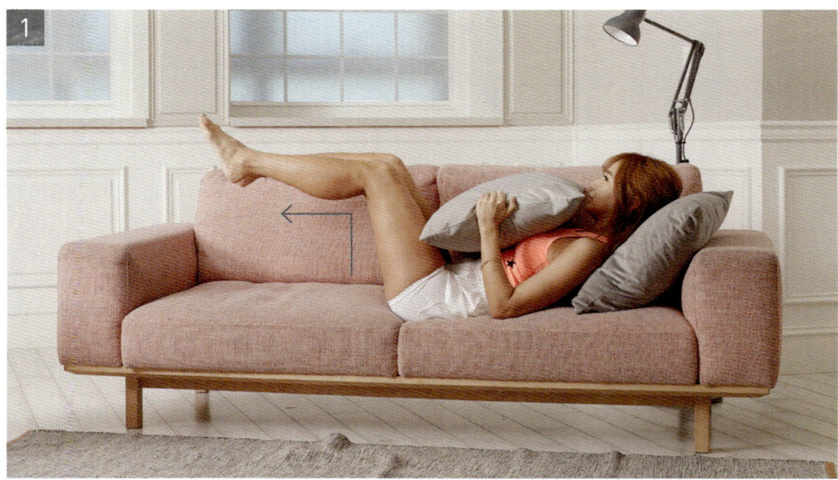

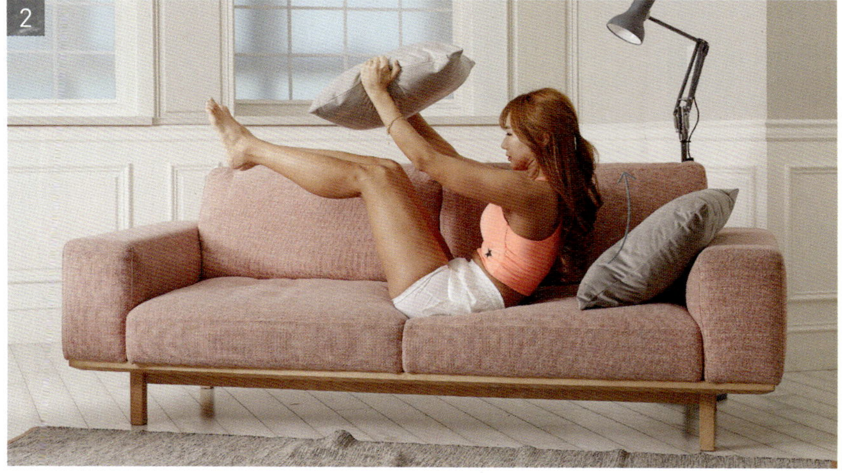

1 소파에 누운 다음 양손으로 쿠션을 잡아 가슴 앞에 두고 양다리를 90도로 들어 올린다.

2 상체를 일으켜 쿠션을 발끝을 향해 민다.

• 초급자는 10회씩 총 3세트, 중급자는 20회씩 총 3세트 반복한다.

소파 전신 운동 넷

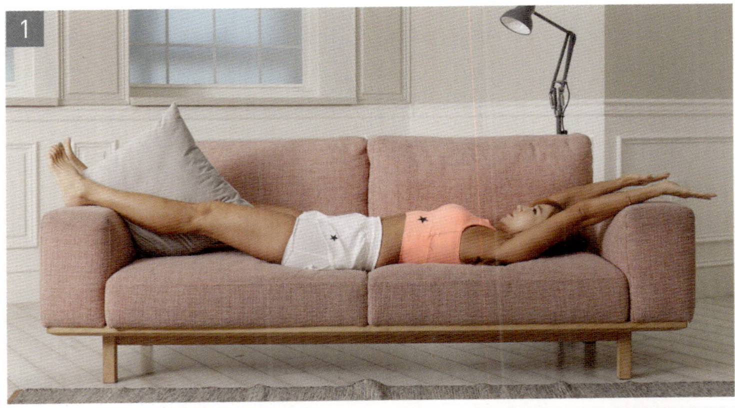

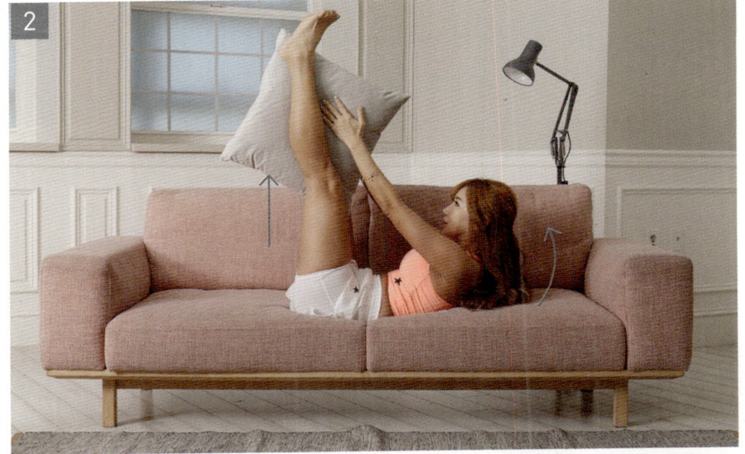

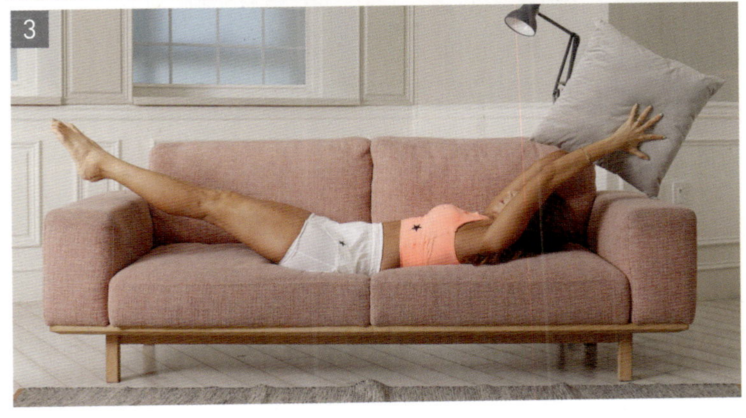

- 초급자는 10회씩 총 3세트,
  중급자는 20회씩 총 3세트 반복한다.
- 허리가 뜨지 않도록 최대한 허리를
  바닥에 누른다.

1 소파에 누운 다음 양손은 만세하고, 다리 사이에는 쿠션을 끼운다.

2 상체와 다리를 동시에 들어 두 손으로 쿠션을 터치한다.

3 발에 있는 쿠션을 손으로 가져간 후 제자리로 돌아온다.

○ 소파 복근 운동

소파를 이용한 복근 운동을 소개할게요. 운동을 처음 하는 분들은 복부 근력이 없는 상태이기 때문에, 매트에서 운동하는 것보다 의자나 소파 밑에 다리를 낌으로써 도움을 받아 운동하는 게 효과적일 수 있어요.
처음 운동을 시작하면 의욕이 넘치기 마련이죠. 으쌰으쌰 하는 건 분명 꾸준히 운동하는 데 도움이 돼요. 하지만 몸은 아직 준비가 되지 않았는데 의욕만 과하면 부상을 입거나 운동이 본격 궤도에 오르기도 전에 지쳐버릴 수 있어요.
운동을 잘하는 데에 치중하지 말고 운동이 아직 익숙지 않다면 주변 물건의 도움을 받아보세요. 결코 부끄러운 일이 아니며, 오히려 현명한 방법이랍니다!

➡ 소파 롤업

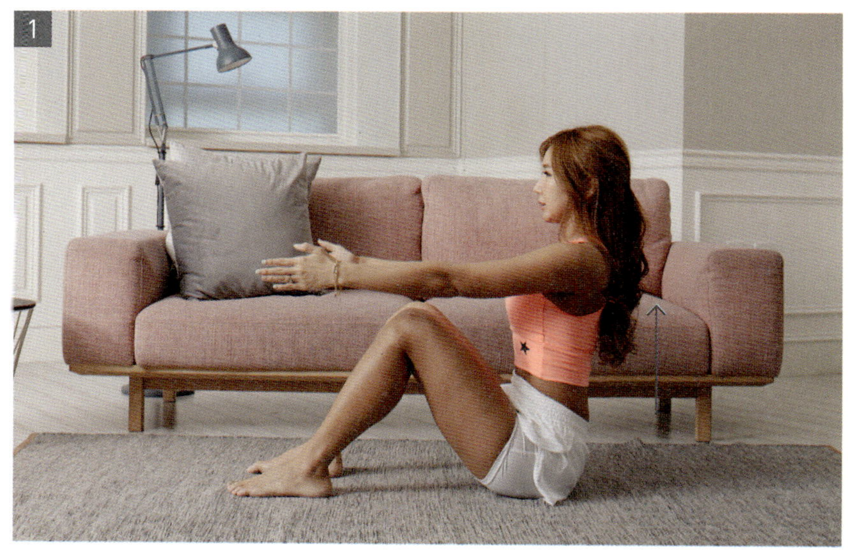

1 허리를 세워 바르게 앉은 다음 양팔을 앞으로 나란히 한다.

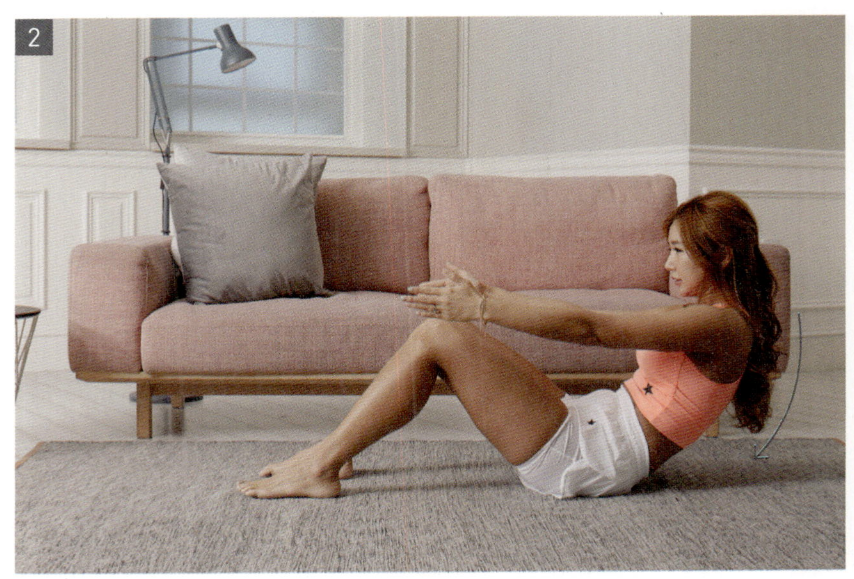

2 꼬리뼈, 등, 어깨, 머리 순으로 둥글게 말아 내려가다가 45도 지점에서 정지하고,
   다시 순서대로 말아 올라와 허리를 곧게 편다.

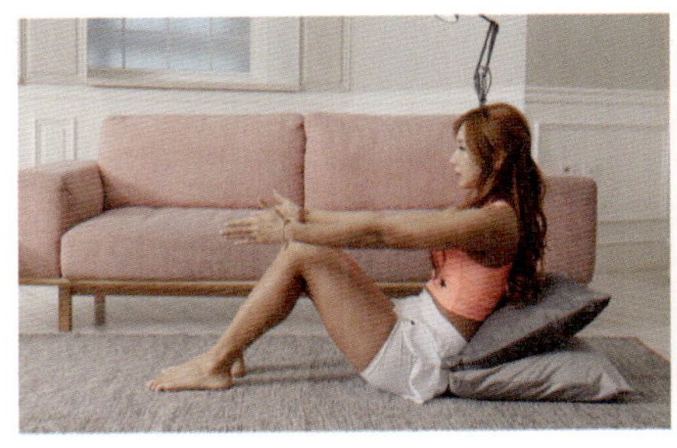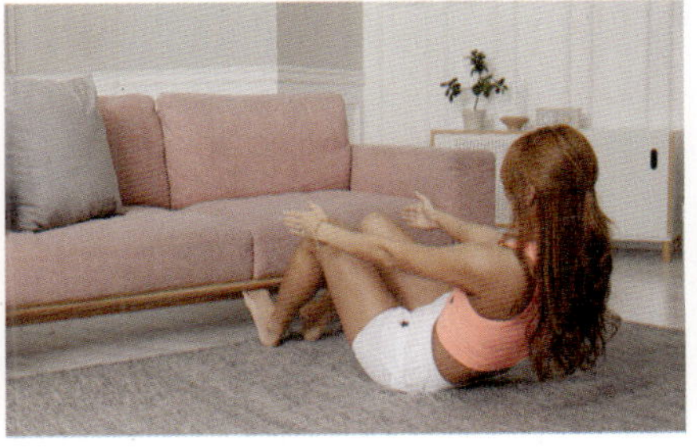

 **tip**

- 허리가 아프거나 근력이 없는 경우에 등 쪽에 쿠션을 놓으면 도움이 된다. 양발을 소파 밑으로
  넣어 도움을 받을 수도 있다.
- 초급자는 10회씩 총 3세트, 중급자는 20회씩 총 3세트 반복한다.

소파 크런치

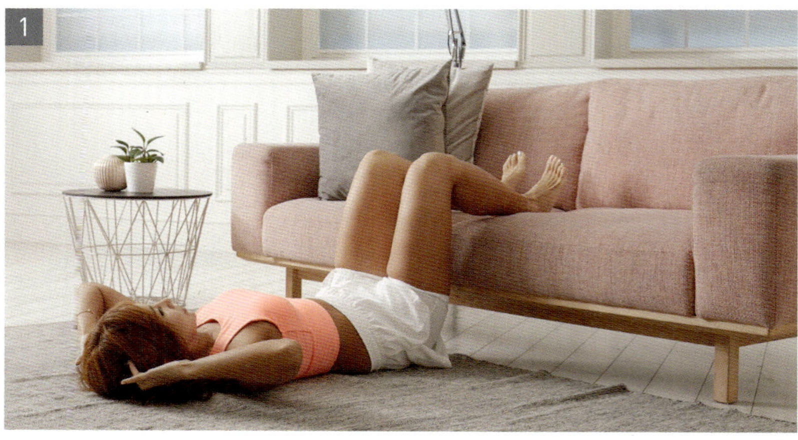

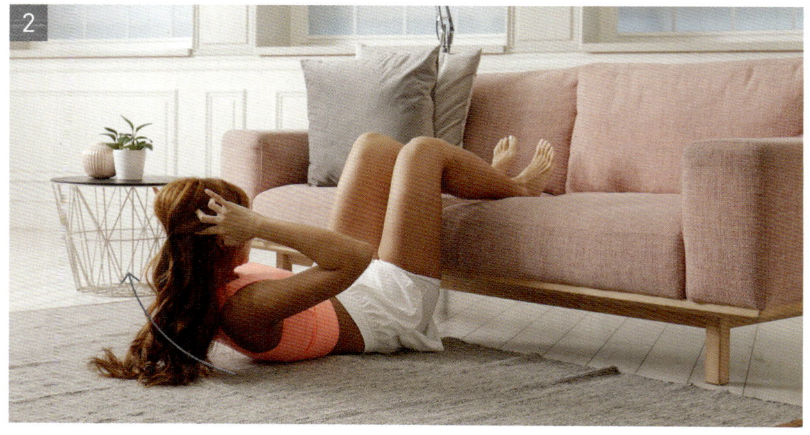

1   양손은 머리 뒤로 깍지 끼고, 양발을 소파 위에 올려 바닥에 눕는다.
이때 하복부를 눌러 허리가 뜨지 않도록 주의한다.

2   상체를 브래지어 라인까지 들어 올렸다가 제자리로 돌아온다.
상체를 들 때는 턱을 당겨 목에 힘이 들어가지 않게 하고 시선은 배꼽을 향해야 한다.

- 초급자는 10회씩 총 3세트, 중급자는 20회씩 총 3세트 반복한다.
- 발끝은 몸 쪽으로 당겨준다.
- 난이도를 높이려면 소파 없이 바닥에서 진행한다.

➔ 소파 사이드 크런치

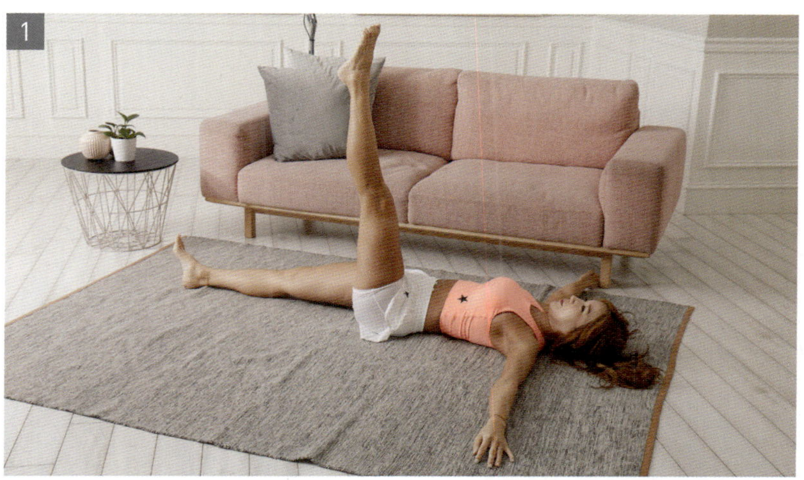

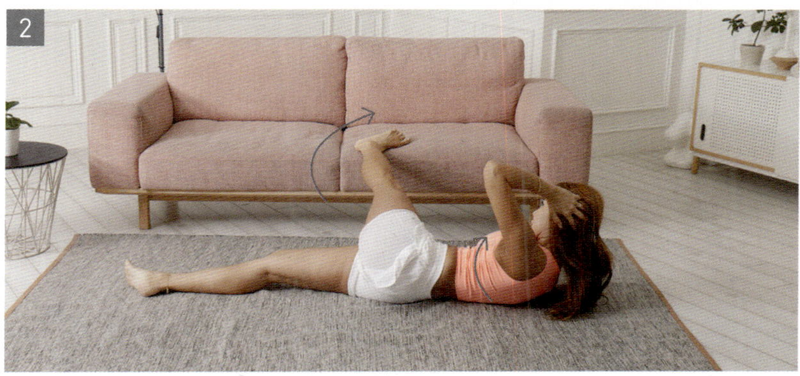

1 소파 옆에 대자로 누운 뒤 왼쪽 다리를 쭉 펴서 들어 올린다.

2 왼쪽 다리를 오른쪽으로 넘겨 소파 위에 얹는다.

　이때 오른팔은 바닥에 붙이고 왼팔은 뒤통수에 대어 상체를 함께 틀어 올린다.

　반대쪽도 같은 방법으로 운동하고 초급자는 10회씩 총 3세트, 중급자는 20회씩 총 3세트 반복한다.

척추 협착증은 척수 주변에 있는 뼈, 인대, 디스크에 의한 압박으로 하체 통증이 나타나는 증상이다. 허리 통증이 동반되는 경우가 많고, 걷다가 주저앉을 것 같은 느낌이 들 수 있다. 몸을 과도하게 굽히거나 젖히는 동작은 척추 관절에 압력을 증가시켜 물리적 압박이 발생할 수 있으므로 삼가는 게 좋고, 되도록 앉아서 하는 운동이 효과적이다. 허리 뒤쪽 주변 근육을 강화시키면 하중을 분산시키는 데 도움이 된다. 따라서 척추 협착증 예방을 위해 복부 근육, 엉덩이 근육, 골반 근육을 강화시키는 운동을 추천한다.

○ 소파 옆구리 운동

우리의 일상생활을 되짚어보면 옆구리 근육을 쓰거나 옆구리에 힘을 줄 일이 크게 없어요. 때문에 날이 갈수록 옆구리는 처지게 되죠.
늘어난 옆구리살을 몸에서 떼어내고 날씬한 허리 라인을 만들어주는 운동을 소개합니다. 평소에 옆구리 근육을 많이 쓰지 않기 때문에 이 부위를 자극하거나 이용하는 운동이 더 힘들게 느껴질 수 있지만, 조금만 더 힘을 내봐요'

➔ 소파 옆구리 운동 하나

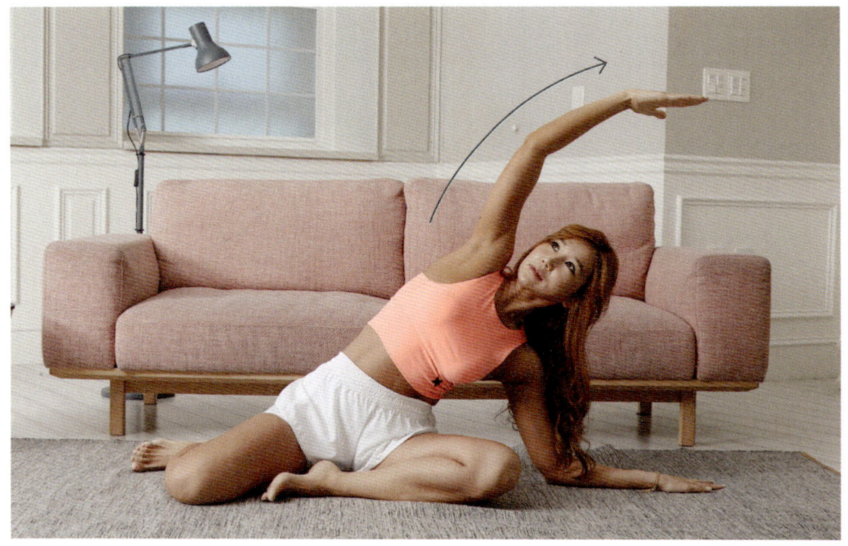

오른쪽 다리를 접어 오른쪽 엉덩이 옆에 붙이고 왼쪽 다리를 접어 발바닥이
오른쪽 무릎에 닿게 한 다음 앉는다.
양팔을 양옆으로 뻗은 다음, 상체를 왼쪽으로 기울인다. 오른팔을 왼쪽으로 뻗고
왼팔은 바닥에 붙여 오른쪽으로 뻗었다가 제자리로 돌아온다.

- 엉덩이가 바닥에서 뜨지 않게 하고 옆구리를 최대한 늘인다.
- 반대쪽도 같은 방법으로 운동한다. 초급자는 10회씩 총 3세트, 중급자는 20회씩 총 3세트 반복한다.

➔ 소파 옆구리 운동 둘

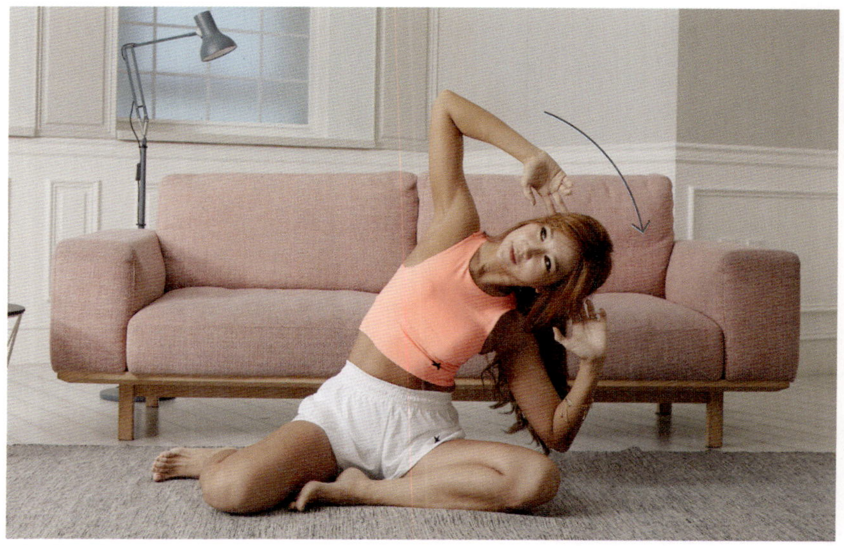

오른쪽 다리를 접어 오른쪽 엉덩이 옆에 붙이고 왼쪽 다리를 접어 발바닥이
오른쪽 무릎에 닿게 한 다음 앉는다.
손끝이 귀 뒤쪽에 닿도록 양팔을 어깨 라인까지 들어 올린 다음,
가슴을 활짝 연 상태에서 상체를 왼쪽으로 숙인다. 복부에 힘을 주며 제자리로 돌아온다.

tip

- 팔꿈치가 바닥까지 닿는다는 느낌으로 내려간다.
- 반대쪽도 같은 방법으로 운동한다. 초급자는 10회씩 총 3세트, 중급자는 20회씩 총 3세트 반복한다.

Dr. Taeven's Tip   내측 추벽 증후군

"무릎에서 소리가 나요." 추벽이란 연골 측면의 얇은 막으로, 태어나기 전부터 만들어진다. 추벽은 임신 중기에 크기가 감소하며 성인이 되면 없어지거나 아주 작은 크기로 남는데, 약 20~50퍼센트 정도의 사람들이 성인이 되어서도 가지고 있다. 보통은 생활하는 데 아무 지장이 없지만, 갑작스런 운동이나 외상으로 자극이 생기면 추벽이 붓고 통증이 발생할 수 있다. 이 증상이 만성이 되면 추벽 구조물이 두꺼워지고 추벽과 붙어있는 대퇴의 연골에 영향을 준다. 무릎뼈 안쪽에서 통증이 느껴지거나 눌렀을 때 아프면 내측 추벽 증후군을 의심해볼 수 있다. 또는 무릎 안쪽에서 띠 같은 것이 마찰을 일으키는 느낌이 들기도 한다. 통증이 없어도 무릎이 자주 붓고 관절 운동에 제한이 있다면 검사를 해보는 게 좋다. 내측 추벽 증후군이 있다면 달리기나 자전거 타기 등 자극이 되는 운동은 피해야 한다.

○ 소파 엉덩이 운동

근력이 없는 운동 초보가 단기간에 빠른 효과를 원해서 혹은 멋있어 보여서 무리한 동작을 하게 되면 부상 위험이 크답니다. 그러니 기초 공사하듯 쉬운 것부터 차근차근 운동해야 해요. 이런 의미에서 집안의 가구나 생활용품을 이용해 틈틈이 하는 홈트는 착하면서도 매우 효율적인 운동이라 할 수 있어요.
소파를 앉거나 눕는 용도로만 쓰지 말고 우리 몸을 건강하고 아름답게 만들어주는 도구로 활용해보는 건 어떨까요?

→ 소파 엉덩이 운동 하나

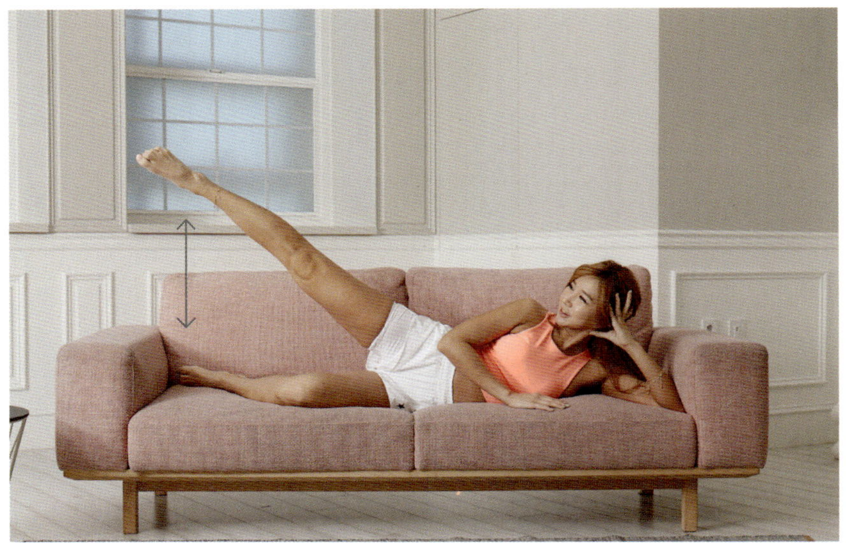

소파에 옆으로 누워 왼팔로 팔베개한다.
왼쪽 다리를 바닥에 붙여서 90도로 접고 오른쪽 다리는 곧게 뻗어 들어 올렸다가 제자리로 돌아온다.

- 골반이 돌아가지 않게 중심을 잘 잡는다.
- 다리 힘이 아니라 엉덩이 힘을 이용해서 무릎을 올린다는 느낌에 집중한다.
- 반대쪽도 같은 방법으로 운동한다. 초급자는 10회씩 총 3세트, 중급자는 20회씩 총 3세트 반복한다.

소파 엉덩이 운동 둘

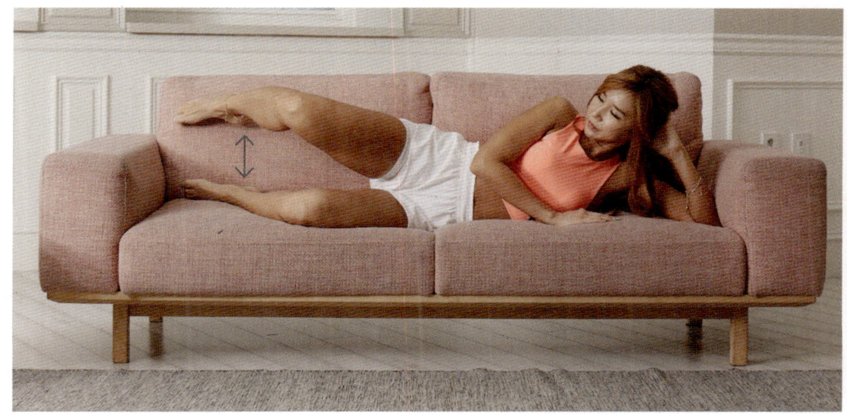

소파에 옆으로 누워 왼팔로 팔베개한다. 양다리를 바닥에 붙여서 90도로 접은 다음,
오른쪽 다리를 그 자세 그대로 골반 높이까지 들어 올렸다가 제자리로 돌아온다.

tip

- 엉덩이 근육의 힘으로 다리를 들어 올리는 게 포인트!
- 반대쪽도 같은 방법으로 운동한다. 초급자는 10회씩 총 3세트, 중급자는 20회씩 총 3세트 반복한다.

소파 엉덩이 운동 셋

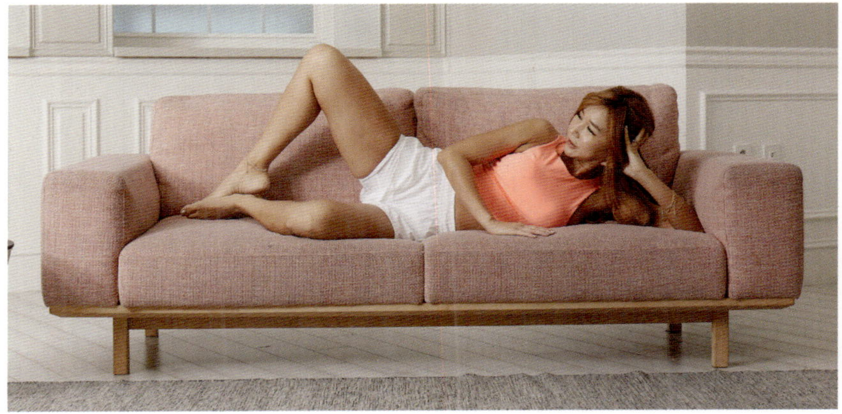

소파에 옆으로 누워 왼팔로 팔베개한다. 양다리를 바닥에 붙여서 90도로 접은 다음,
오른쪽 다리를 세워서 최대한 들어 올렸다가 제자리로 돌아온다.

tip

- 양발이 떨어지지 않게 하며 엉덩이 근육의 힘으로 무릎을 연다.
- 반대쪽도 같은 방법으로 운동한다. 초급자는 10회씩 총 3세트, 중급자는 20회씩 총 3세트 반복한다.

 소파 엉덩이 운동 넷

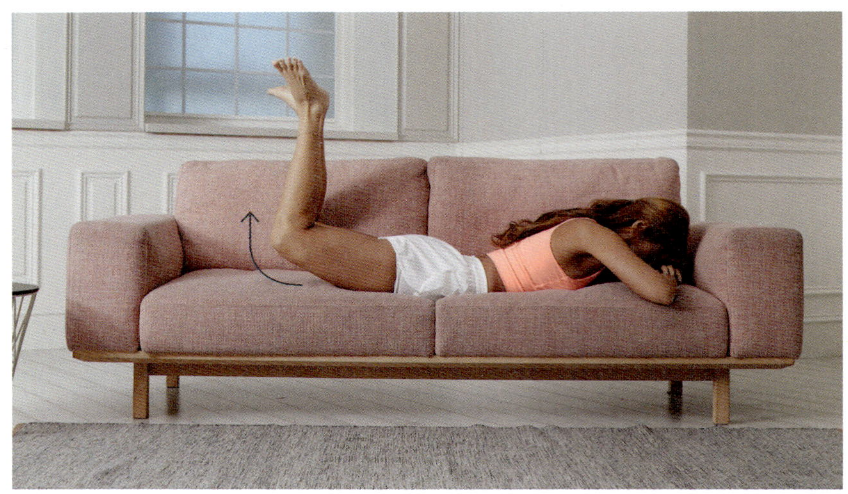

소파에 엎드려 양손을 포개 이마를 올려놓는다.
발뒤꿈치를 붙인 다음, 양다리를 힘껏 들어 올렸다가 제자리로 돌아온다.

tip

- 엉덩이와 복부 힘으로 다리를 들어 올리는 게 핵심이다.
- 발뒤꿈치를 붙여 발을 V자 모양으로 만들면 엉덩이에 더 강한 자극을 줄 수 있다.
- 초급자는 10회씩 총 3세트, 중급자는 20회씩 총 3세트 반복한다.

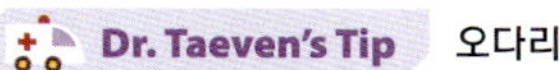

Dr. Taeven's Tip 오다리

한국인의 신체 구조 특성상 오다리를 가진 사람들이 많다. 딱히 통증이 없다면 특별한 치료는 필요 없다. 하지만 신경이 쓰일 정도로 오다리가 부각되어 보인다면 엑스레이를 찍고 대퇴경골 각도를 체크해보는 게 좋다. 보통은 약 5~7도 정도 벌어지는 게 정상이나 각도가 0도이거나 안으로 휜 경우도 많다. 중년 여성이 육안으로 확인될 만큼 심하게 휜 하지 상태를 보인다면 퇴행성 변화일 확률이 높다. 여기에 통증이 동반되면 바로 내원해 정확히 어떤 상태인지 알아봐야 한다.

⭕ 거실 바닥 복근 운동

복근은 유명 모델의 전유물이 아니에요. 우리도 틈새 운동을 잘만 하면 탄탄하고 예쁜 복근을 충분히 가질 수 있답니다. 여기서는 거실에서 할 수 있는 본격적인 복근 운동을 소개하려 해요.

복근은 허리를 보호해주는 근육이기도 한데요, 복근이 느슨해지면 골반이 삐뚤어지고 치골(골반 양쪽에 툭 튀어나온 뼈)이 내려가 골반 기저근을 제대로 쓸 수 없답니다. 동시에 흉곽이 내려가 우리가 두려워 마지않는 가슴 처짐을 경험하게 되죠. 게다가 고관절이 안으로 말리면서 엉덩이 처짐이 오고 오다리의 원인이 돼요. 체형이 변형되는 건 물론 요통 같은 만성 통증까지 불러일으키니 복근의 중요함은 몇 번을 말해도 지나치지 않아요.

➡ 거실 바닥 크런치

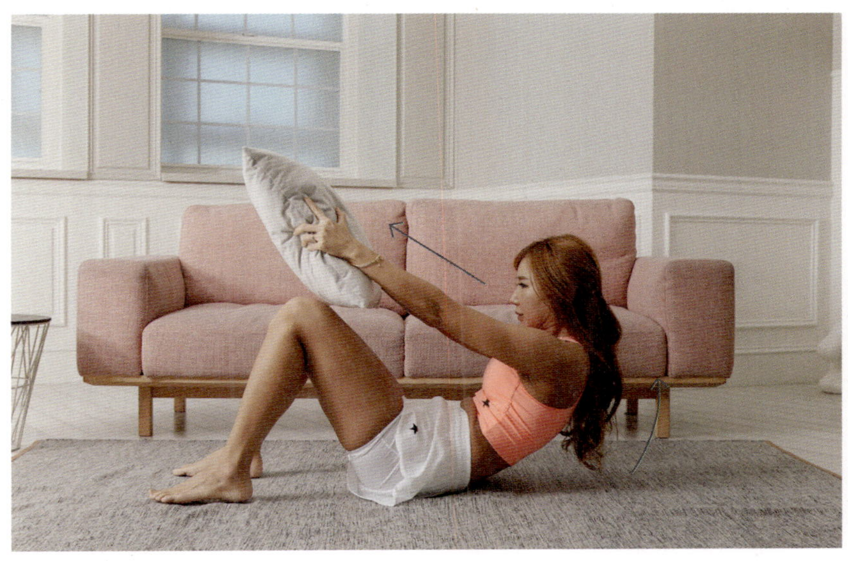

양손은 위로 쭉 뻗어 쿠션을 잡고 바닥에 무릎을 세워 편하게 눕는다.
하체는 고정시킨 채 상체를 브래지어 라인까지 들어 올렸다가 제자리로 돌아온다.
초급자는 10회씩 총 3세트, 중급자는 20회씩 총 3세트 반복한다.

양다리 벌려 쿠션 넣기

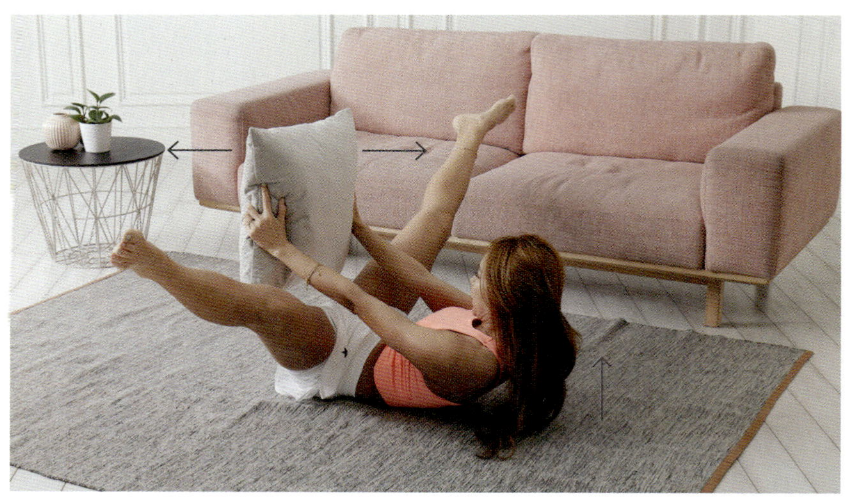

바닥에 누워 양다리를 90도로 들어 올리고 양손은 위로 쭉 뻗어 쿠션을 잡는다.
다리를 양쪽으로 벌리며 팔을 뻗어 상체를 들어 올리고 다리 사이에 쿠션을 넣는다.
다시 상체를 내리며 다리를 모은다. 초급자는 10회씩 총 3세트, 중급자는 20회씩 총 3세트 반복한다.

난이도 업 복근 운동

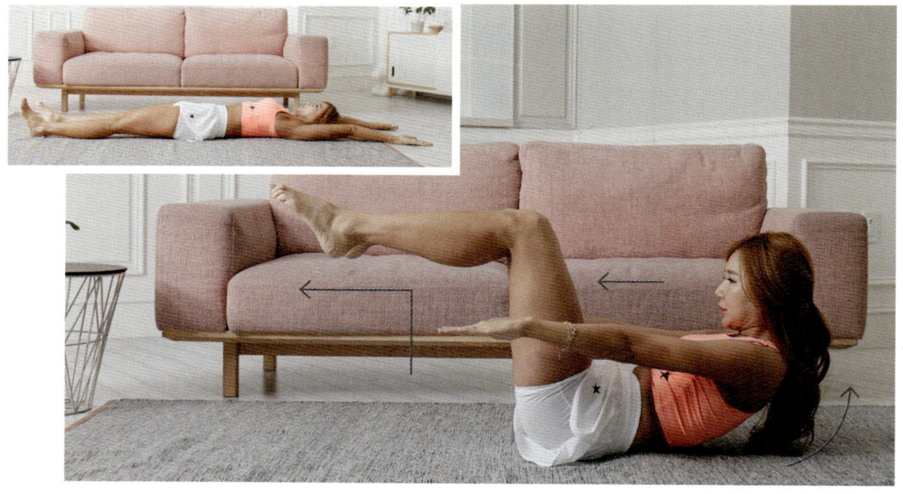

양다리를 쭉 뻗고 양팔은 머리 위로 만세를 한 상태로 눕는다. 이제 상체와 하체를 동시에 들어주는데
하체는 무릎과 바닥이 90도가 되도록 하고, 상체는 양팔을 앞으로 나란히 해서 최대한 들어 올린다.
3초간 정지했다가 다시 제자리로 돌아온다. 초급자는 10회씩 총 3세트, 중급자는 20회씩 총 3세트 반복한다.

거실 바닥 크리스 크로스

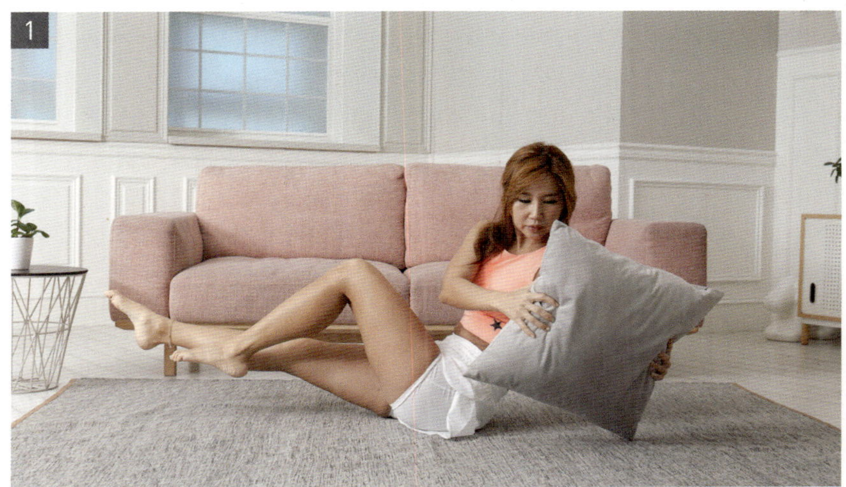

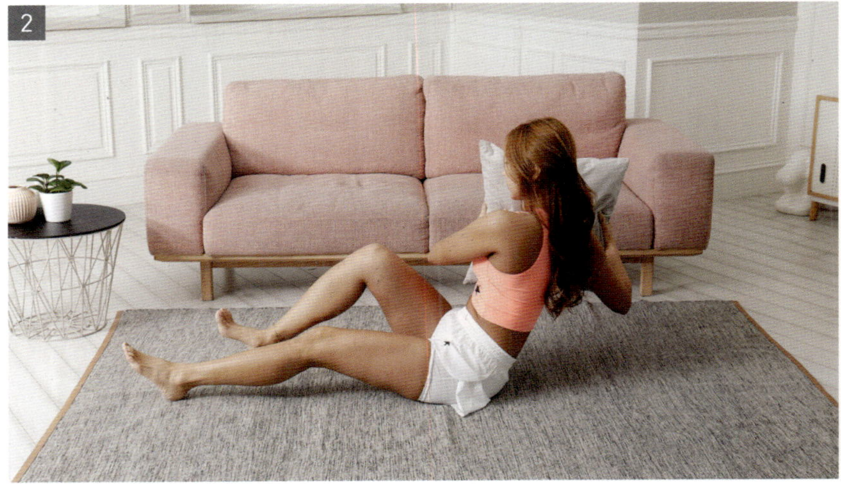

1. 쿠션을 잡고 무릎을 살짝 세워서 앉는다. 상체를 왼쪽으로 틀면서 왼쪽 다리는 최대한 무릎을 접어 들어 올리고 오른쪽 다리는 곧게 펴서 들어 올린다.

2. 바로 이어서 반대쪽으로 진행한다. 초급자는 10회씩 총 3세트, 중급자는 20회씩 총 3세트 반복한다.

○ 거실 바닥 어깨 운동

출산을 경험한 엄마들이나 하루 종일 컴퓨터 앞에 앉아있는 직장인들 중에는 굽은 어깨, 거북목, 일자목 체형으로 고생하는 분들이 많죠. 잘못된 자세로 체형이 비뚤어지면 운동을 해도 라인이 예쁘게 안 나오거나 운동 효과를 보지 못하는 경우가 많아요. 그래서 바닥에서 무리 없이 목과 어깨 라인을 잡아주고 골반 교정과 옆구리, 허벅지 안쪽 살 제거에 효과가 좋은 운동을 소개할게요. 제가 오프라인 강의를 할 때마다 수업 초반에 이 운동들을 소개하고 꾸준히 함께하곤 하는데, 많은 회원님들이 효과를 경험하고 놀라워하세요.

모든 동작을 할 때 의식적으로 어깨 위에 컵을 올려놨다고 생각하고 어깨가 으쓱하지 않도록 하는 게 포인트랍니다.

● 거실 바닥 어깨 운동 하나

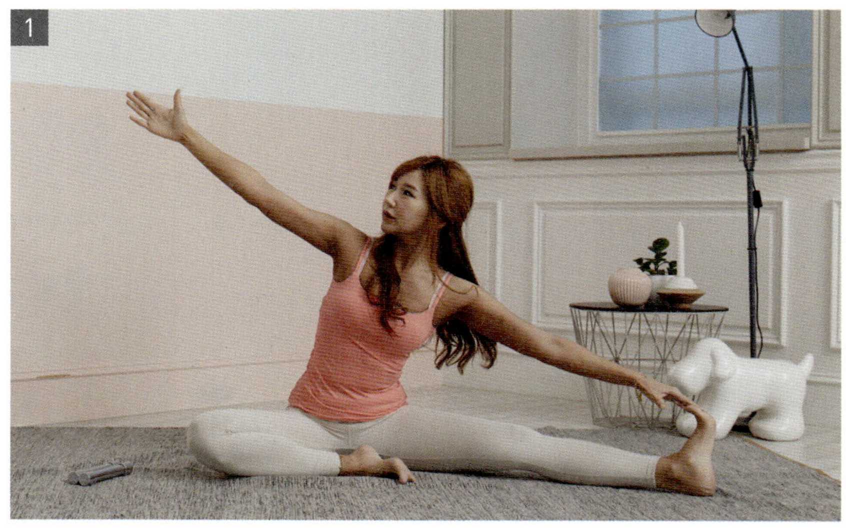

허리를 곧게 펴고 앉아 오른쪽 다리를 접고 왼쪽 다리를 옆으로 곧게 편다.

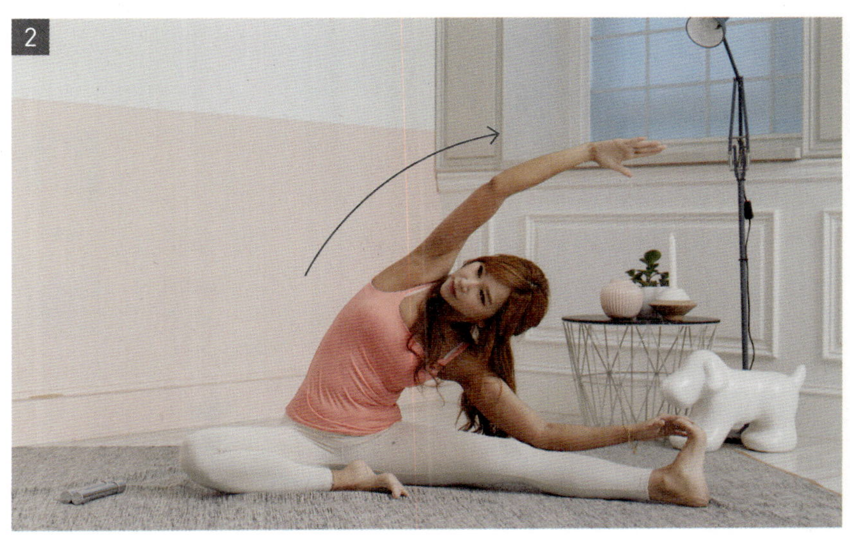

왼손으로 왼발을 당긴 채 고정시킨다. 오른팔을 위로 쭉 뻗어 상체를 왼쪽으로
기울이면서 옆구리를 쭉 늘여준 후 제자리로 돌아온다.

tip

- 좌골뼈가 바닥에 닿게 앉고 왼발 끝을 몸 쪽으로 당긴다.
- 반대쪽도 같은 방법으로 운동하고 초급자는 10회씩 총 3세트, 중급자는 20회씩 총 3세트 반복한다.

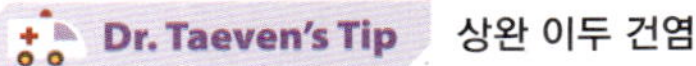 **Dr. Taeven's Tip** 상완 이두 건염

덤벨 같은 도구를 이용한 반복적인 운동은 힘줄의 염증, 손상을 유발시킬 수 있다. 특히 어깨 앞쪽이 아프고 압통(피부를 세
게 누르면 생기는 통증)이 생기면 과도한 운동을 줄이는 게 좋다. 무거운 물체를 자주 들어 생기는 대표적인 질환으로 상완
이두 건염을 들 수 있다. 팔꿈치를 굽혀 안쪽으로 20도 정도 회전시켰을 때 어깨 앞쪽에 통증이 느껴지면 무거운 물체를 드
는 운동을 삼가야 한다.

➡ 거실 바닥 어깨 운동 둘

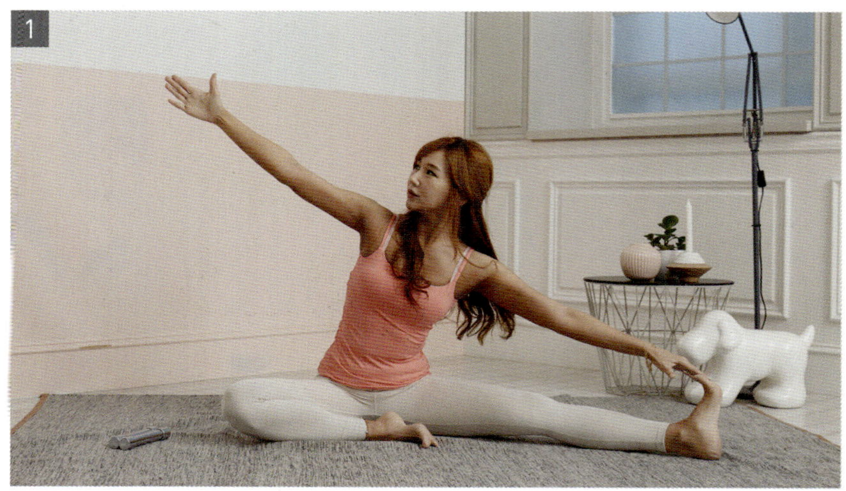

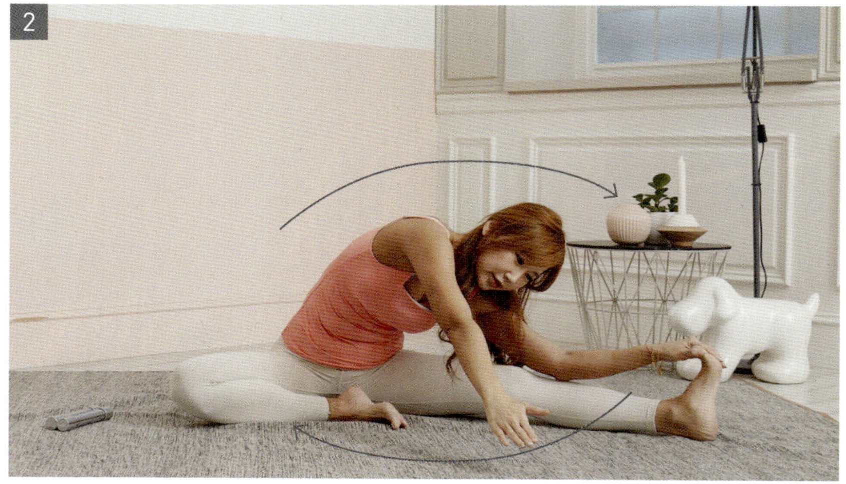

1 허리를 곧게 펴고 앉아 오른쪽 다리를 접고 왼쪽 다리를 옆으로 곧게 편다.
　어깨를 내리고 왼손으로 오른발을 잡는다.

2 오른팔로 앞뒤 큰 원을 그린 후 정면으로 돌아온다.

- 어깨가 열릴 수 있게 최대한 큰 원을 그린다.
- 반대쪽도 같은 방법으로 운동하고 초급자는 10회씩 총 3세트, 중급자는 20회씩 총 3세트 반복한다.

거실 바닥 어깨 운동 셋

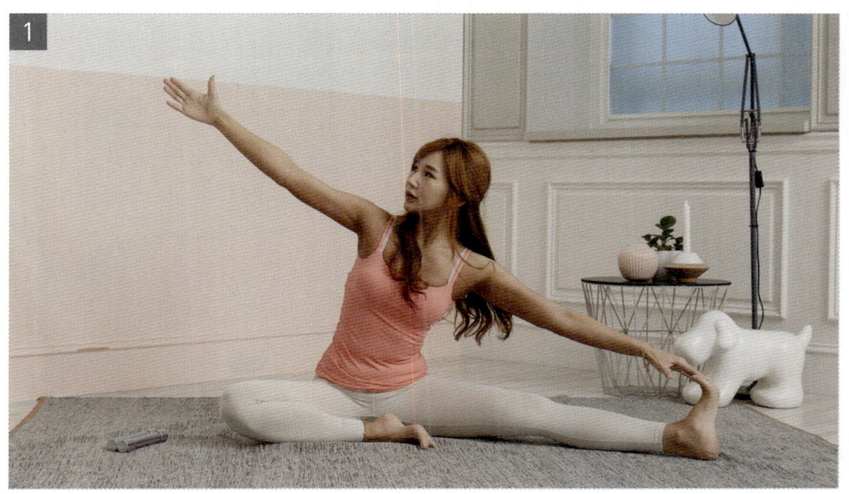

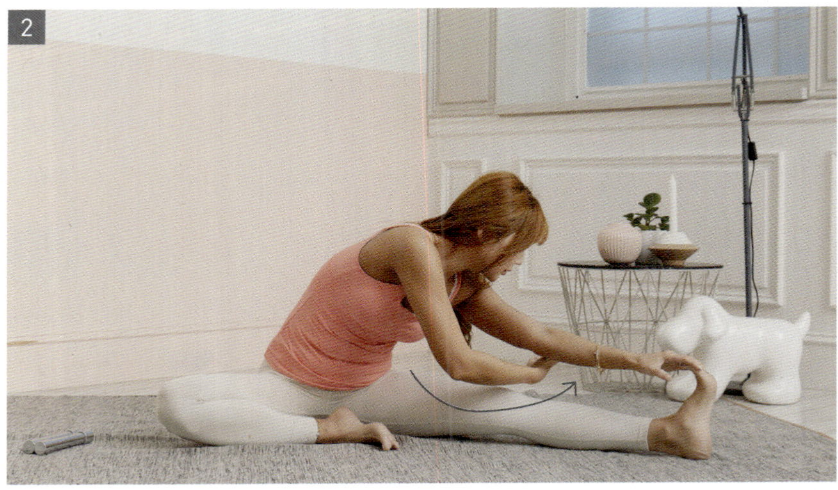

1 허리를 곧게 펴고 앉아 오른쪽 다리를 접고 왼쪽 다리를 옆으로 곧게 편다.
어깨를 내려 왼손으로 오른발을 잡고 오른팔을 머리 위로 쭉 편다.

2 오른팔을 왼손과 오른발 사이에 넣었다가 제자리로 돌아온다.

tip

- 최대한 가슴을 열고 손끝까지 힘을 준다.
- 반대쪽도 같은 방법으로 운동하고 초급자는 10회씩 총 3세트, 중급자는 20회씩 총 3세트 반복한다.

○ 거실 바닥 팔뚝 운동

육아하면서 아이를 많이 안고 있다 보니 우락부락한 코끼리 팔뚝이 됐더라고요. 여름에도 팔뚝을 가리려고 팔꿈치까지 내려오는 옷을 입곤 했죠. 자주 움츠러드니까 어깨와 등도 굽어있었어요. 그러다 홈트를 시작하고 아이를 거실에 눕혀둔 채 잠깐 잠깐씩 했던 팔뚝 운동 덕분에 가늘고 탄탄한 팔 근육을 만들 수 있었답니다. 김뽀 홈트로 성공했다는 후기들을 보면 팔뚝의 드라마틱한 변화에 놀라시는 경우가 많은데요, 정확한 자세로 하지 않으면 오히려 어깨와 목이 아플 수가 있어요. 어깨에 힘이 들어가거나 올라가지 않도록 주의하고 팔꿈치를 고정시켜주세요. 엄지가 아래로 내려갔을 때에는 삼두근을 쥐어짜듯 비틀어주는 게 포인트랍니다. 온라인에서는 하나하나 설명이 힘들었는데 이렇게 정리해서 보여드리니, 꼭 드라마틱한 효과를 보셨으면 해요.

➡ 손끝 운동

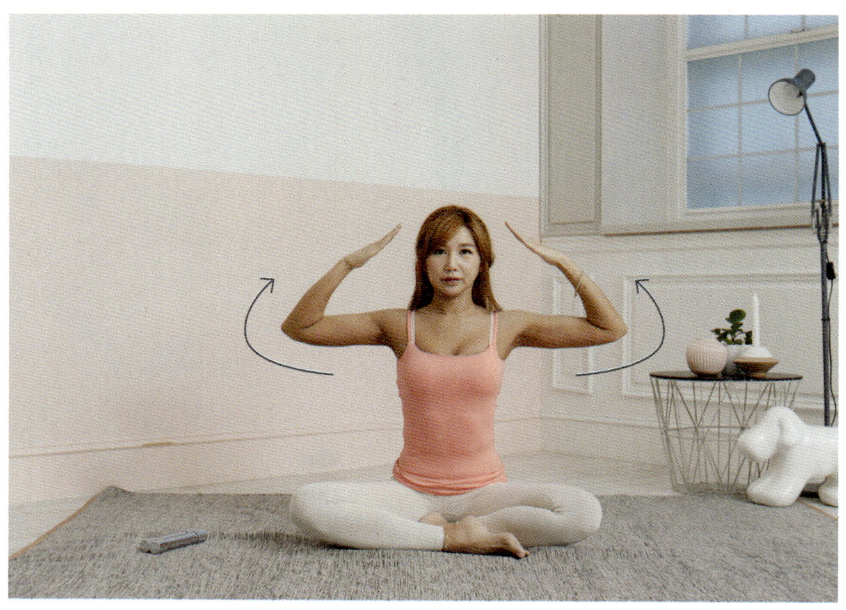

바른 자세로 앉은 다음 손바닥이 위를 향하게 양팔을 좌우로 뻗는다.
손끝에 힘을 주며 삼각형 모양이 되도록 양팔을 머리 쪽으로 가져왔다가 제자리로 돌아간다.

- 이두(흔히 알통이라고 하는 곡선을 만드는 근육)에 좋은 자세!
- 초급자는 10회씩 총 3세트, 중급자는 20회씩 총 3세트 반복한다.

➡ 따봉 운동

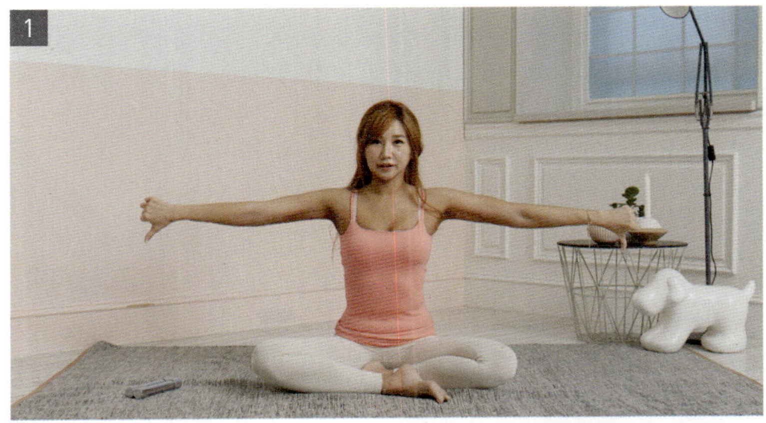

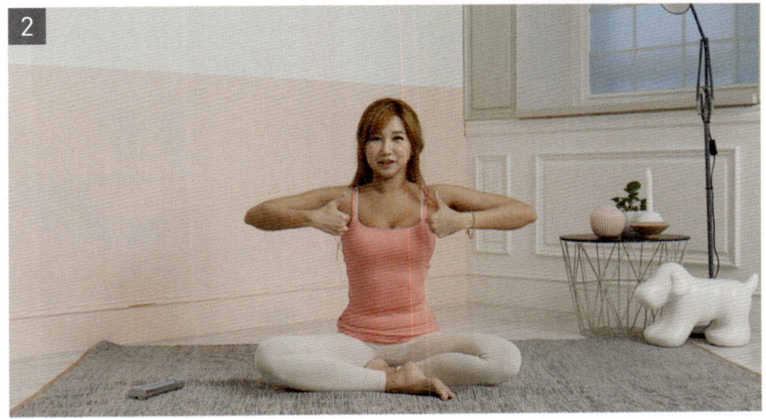

1 바르게 앉은 양팔을 좌우로 뻗는다. 주먹을 쥔 상태에서 엄지손가락만 펴
따봉 자세를 만들고 엄지손가락이 아래를 향하도록 한다.

2 엄지손가락이 위를 향하도록 바꾸면서 양팔을 수평으로 접어 가슴 쪽에 가져온다.
초급자는 10회씩 총 3세트, 중급자는 20회씩 총 3세트 반복한다.

Dr. Taeven's Tip **방아쇠 수지**

손가락이 잘 안 펴지고 딸각거리는 느낌이 드는 질환으로, 손가락 관절 운동을 하는 과정에서 마치 방아쇠를 당기는 것처럼 저항감이 있다가 어느 순간부터 움직임이 원활해지는 증상이 반복된다. 손바닥 쪽에 통증이 동반되는 경우가 흔하며, 미세한 수작업을 많이 하는 사람들은 손가락 통증이 동반되기도 한다. 관절 운동의 제한, 특히 폄과 굽힘 운동에 문제를 일으키며 경과가 진행된 경우에는 관절 자체의 기능이 떨어지며 굳는 현상이 발생한다. 밤 사이 손 사용량이 줄어듦으로써 연부 조직에 긴장이 생기면서 아침에 발생하는 경우가 많다. 통증이 생긴 지 얼마 안 된 경우에는 가벼운 휴식으로 증상을 조절할 수 있지만, 하루 종일 통증이 지속되는 경우에는 전문가와 상담하는 게 좋다.

거실 바닥 가슴 운동

모유 수유를 하면 막을 수 없는 불가항력의 현상을 겪게 되죠. 바로 '가슴 처짐'이에요. 출산 후뿐만 아니라 나이가 점점 들어감에 따라 탄력을 잃은 가슴이 속옷으로는 보정할 수 없을 정도로 처지잖아요.
너무나 슬프지만 어쩔 수 없는 일이죠. 그러니 스트레스를 받지 말고 시간이 흐르면서 생기는 자연스러운 일로 받아들이되, 운동의 도움을 받아 가슴 처짐을 조금이라도 보완해보는 게 어떨까 해요.

가슴 따봉 운동 하나

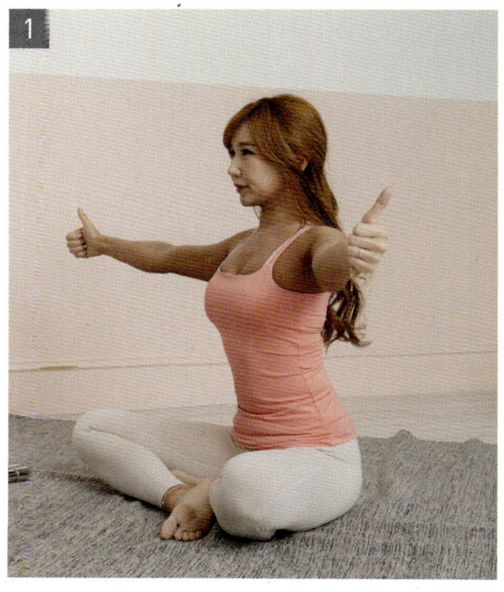
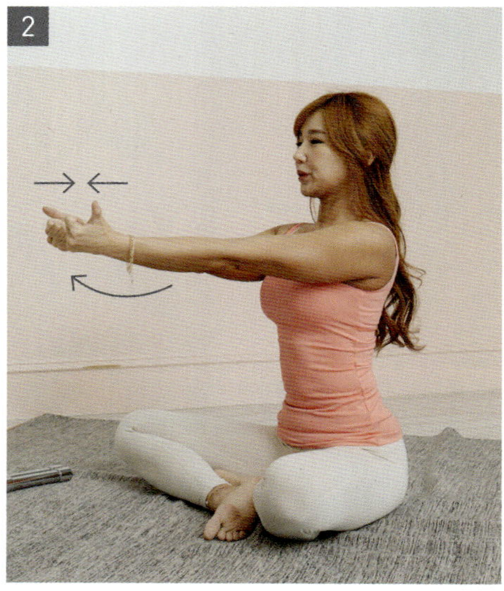

1 바른 자세로 앉은 다음 따봉 모양으로 만들고 엄지손가락을 위로 향하게 해서 양팔을 좌우로 뻗는다.

2 손의 새끼손가락 부분이 맞닿을 듯이 양팔을 쭉 편 채 가슴 앞으로 모은다.

tip

- 가슴 위쪽에 힘을 주는 게 포인트!
- 따봉 자세는 아령이나 물병을 잡기 위한 손의 위치를 잡아주는 동작이다. 따라서 운동 강도를 높이고 싶다면 따봉 자세에 익숙해진 다음, 아령이나 물병을 잡고 진행하면 된다.
- 초급자는 10회씩 총 3세트, 중급자는 20회씩 총 3세트 반복한다.

가슴 따봉 운동 둘

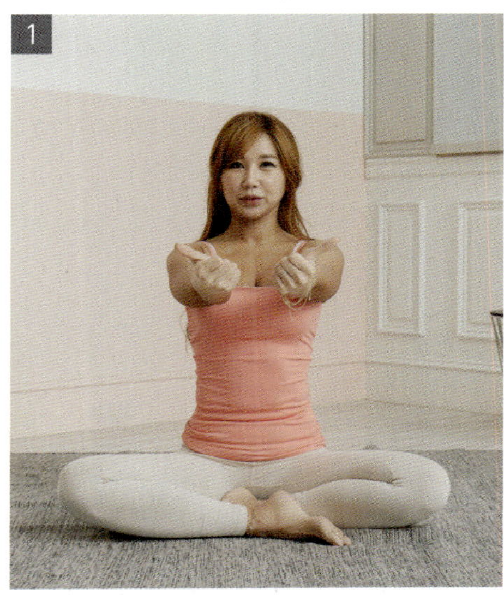

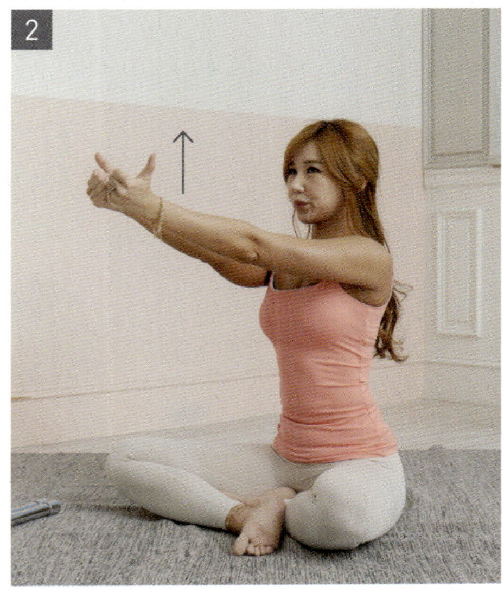

1 엄지손가락을 위로 향하게 해서 V자를 만들고 양팔을 앞으로 뻗는다.

2 어깨가 올라가지 않도록 주의하며 양팔을 가슴 높이까지 위로 올렸다가 제자리로 돌아온다.

- 초급자는 10회씩 총 3세트, 중급자는 20회씩 총 3세트 반복한다.

○ 거실 바닥 허리 운동

우리 몸의 중심을 잡아주는 허리는 매우 중요하면서 다치거나 부상을 입기가 쉬운 신체 부위죠. 특히 임신, 출산, 육아로 이어지는 일련의 과정 속에서 여성의 허리는 혹사당하고 망가지기 쉬워요.
저는 임신과 출산으로 불어난 체중 때문에 전에 없던 허리 통증을 겪었는데요. 아이가 걷지 못했을 때는 늘 아이를 안고 업어야 했으므로 허리가 남아나지 않았어요. 잠깐만 자리를 비워도 대성통곡을 하는 껌딱지 아이 때문에 병원에 가는 일은 꿈도 못 꿨으니까요. 그러다 아이 옆에서 홈트를 시작하며 자연스럽게 통증이 완화됐어요. 물론 항상 의식적으로 바른 자세를 유지하려고 노력도 많이 한답니다.

→ 거실 바닥 네발기기 버티기

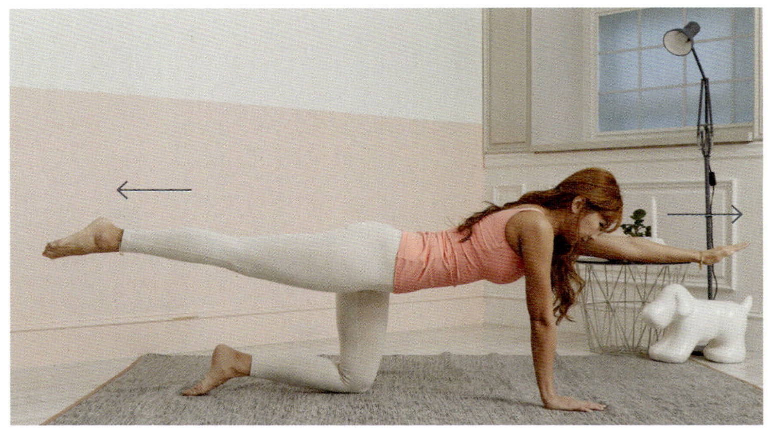

1단계

어깨 아래 손목, 엉덩이 아래 무릎이 오게
네발기기 자세를 만든다. 왼팔과 오른쪽 다리를
몸통과 일직선이 되게 들어올려 5초간 유지했다가 제자리로 돌아온다.

- 팔, 다리를 양쪽에서 잡아당기는 느낌으로 쭉 뻗고, 복부에 힘을 줘 허리에 무리가 가지 않도록 한다.

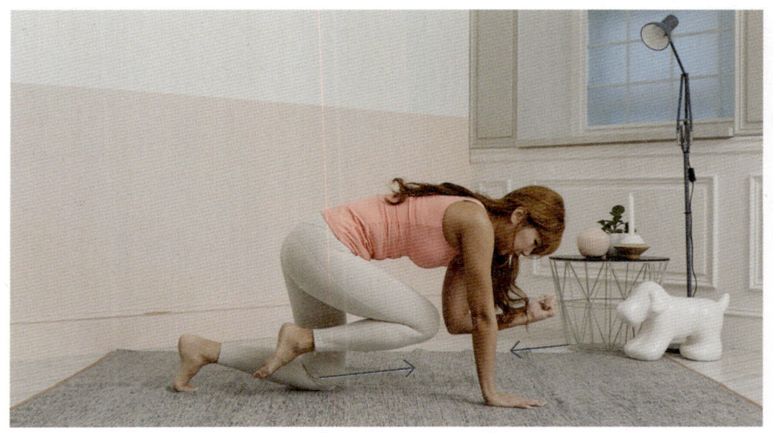

1단계의 왼팔과 오른쪽 다리를 들어 올린 상태에서
오른쪽 다리를 복부 쪽으로 최대한 가져왔다가 다시 양방향으로 뻗는다.

tip

- 반대쪽도 같은 방법으로 운동하고 초급자는
  10회씩 총 3세트, 중급자는 20회씩 총 3세트 반복한다.
- 처음 네발기기 자세를 잡을 때 허리가 아래로 처지거나
  엉덩이가 지나치게 올라가지 않도록 주의한다.

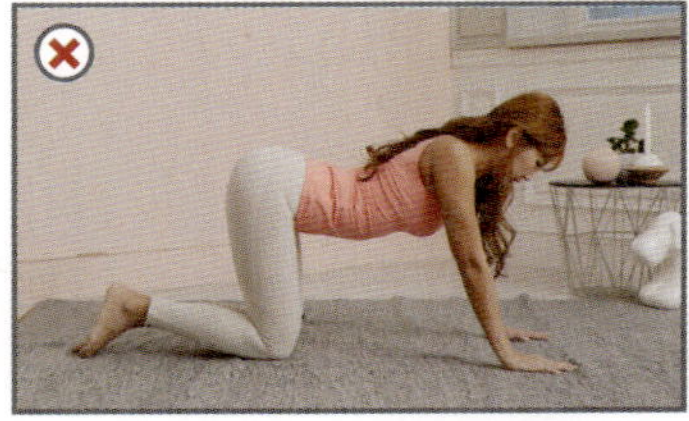

Dr. Taeven's Tip   **척추 측만증**

확실한 원인이 밝혀지지 않은 10도 이상의 측만곡과 척추뼈 몸통의 회전이 동반된 상태를 말한다. 특발성으로 구분되는 경우가 전체 측만증의 85퍼센트를 차지하는데, 이는 원인이 밝혀지지 않았다는 의미로 다른 원인 질환을 배제했을 때 내릴 수 있는 병명이다. 따라서 처음부터 특발성이라고 이야기하기 전에 염증이나 종양, 신경학적 질환, 근육 질환, 척수 이상, 중추 신경계 이상 등을 감별해야 한다. 발견 시기를 기준으로 유아기형, 연소기형, 청소년형, 성인형 등으로 구분할 수 있으며, 이중 가장 흔히 보는 경우는 청소년기형이다. 척추부의 측면 굴곡으로 발생하는 근육 긴장을 풀어주는 데에는 양손을 깍지 끼고 위로 뻗어 상체를 좌우로 기울이는 스트레칭이 좋다.

 거실 바닥 스위밍

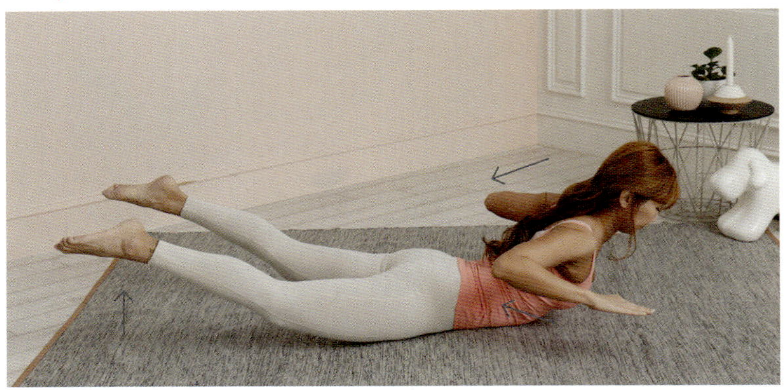

바닥에 엎드려 다리를 어깨너비로 벌리고 양팔을 머리 위로 뻗는다.
양팔과 양다리를 위로 들어 올린 다음,
팔꿈치를 뒤쪽으로 접어 5초간 유지했다가 제자리로 돌아온다.

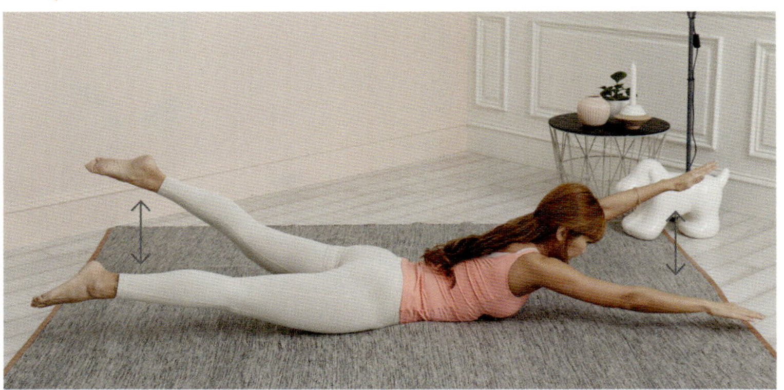

1단계의 양팔과 양다리를 들어 올린 상태에서 수영하듯
양팔과 양다리를 위아래로 흔들어준다.

tip

- 초급자는 10회씩 총 3세트, 중급자는 20회씩 총 3세트 반복한다.

거실 바닥 브릿지

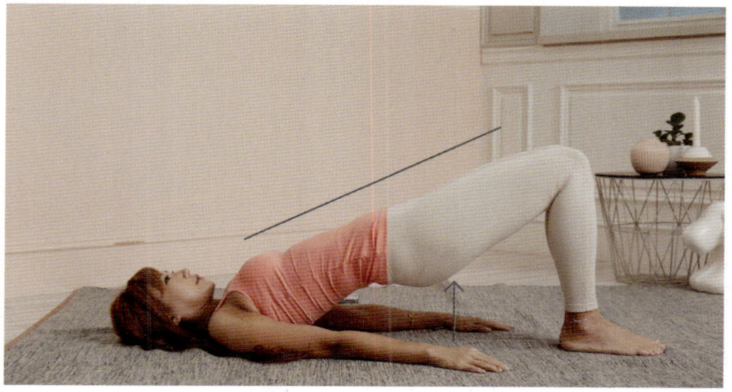

바닥에 누운 다음 양쪽 무릎을 세우고 발목과 무릎을 붙인다.
양손은 골반 옆에 편하게 둔다. 척추를 하나하나 펴듯이
엉덩이를 들어올려 5초간 유지한다.
다시 척추를 하나하나 펴듯이 엉덩이를 내린다.

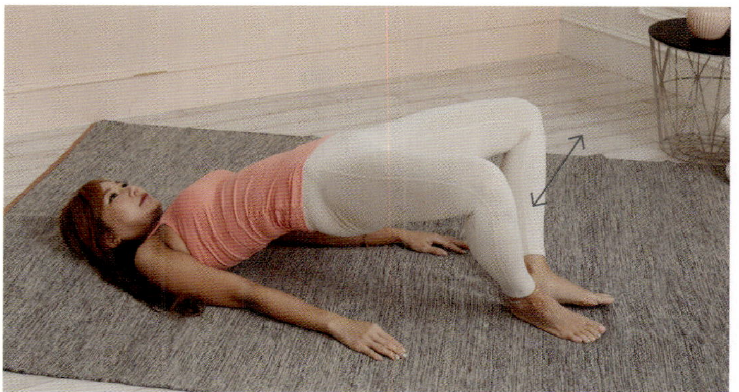

1단계의 엉덩이를 들어올린 상태에서 무릎을 벌려 5초간 유지한다.
다시 무릎을 붙이고 이 과정을 반복한다.

tip

- 골반이 평평해질 때까지 몸을 들어 올린다.
- 허리를 강화시켜줌은 물론 내전근까지 자극시키는 운동이다.
- 초급자는 10회씩 총 3세트, 중급자는 20회씩 총 3세트 반복한다.

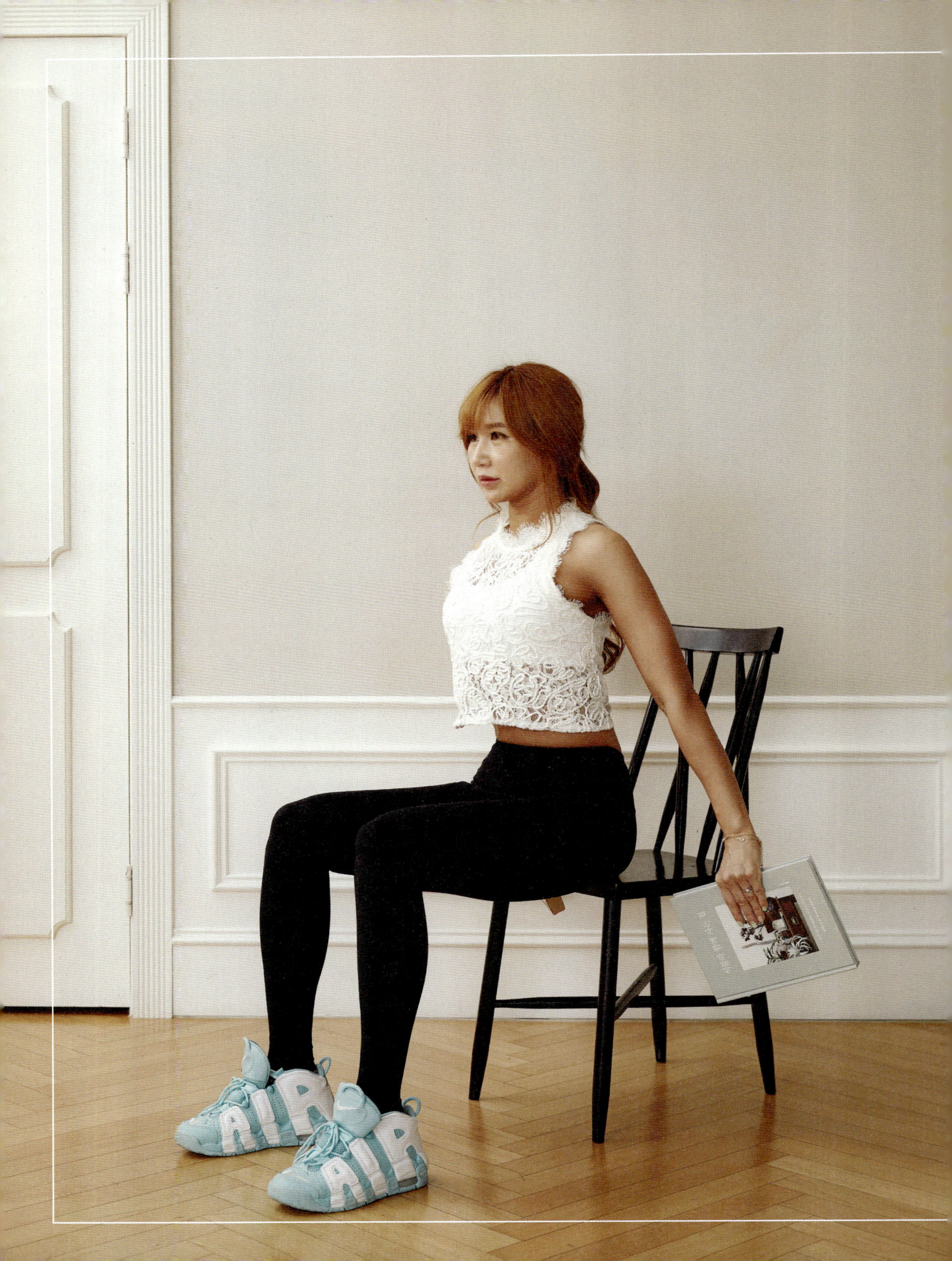

5

오피스 트레이닝

운동은 자기 자신과의 싸움이에요. 게다가 강제성이 없는 홈트는 더 강한 의지가 필요해요. 이렇게 힘들게 그리고 열심히 홈트를 하고 있는데, 밖에 있다고 해서 운동을 소홀히 할 수 없는 노릇 아니겠어요?

시간, 장소에 구애받지 않고 틈날 때마다 몸을 움직여보세요. 단, 살이 왜 이렇게 빠지지 않는지 성급하게 초조해하지 말고 마음을 편하게 먹는 게 중요하답니다.

한 가지 더, 퇴근 후 식이 조절에 주의해요! 아예 굶으라는 게 아니라 나만의 규칙을 정해놓으라는 말이에요. 저 같은 경우에는 7시 이후는 금식하고, 혹시 뭘 먹었다면 절대 바로 앉거나 눕지 않는 걸 저만의 원칙으로 삼고 있죠.

운동을 습관으로 만드는 게 쉬운 일은 아니지만, 이걸 해냈을 때는 그 무엇과도 바꿀 수 없는 스스로에 대한 믿음과 자신감을 얻을 수 있답니다.

의자 목 & 어깨 스트레칭

컴퓨터 앞에 오래 앉아있다 보면 자신도 모르게 등은 활처럼 굽어있고 목은 모니터 앞으로 빨려 들어갈 듯이 앞으로 쭉 나온 형태의 자세를 취하게 되죠.
아무리 신경을 쓴다 해도 하루 7시간 이상을 허리를 꼿꼿하게 세우고 어깨를 활짝 편 채 앉아있기란 불가능에 가깝지 않을까 싶어요. 게다가 학업, 업무 스트레스는 우리의 목과 어깨 근육을 더욱 힘들게 하죠.
흔히들 거북돼이라 부르는 상태를 교정해주지 않으면 만성 두통으로 이어질 수 있어요. 아무리 바빠도 하루 30초 정도는 나의 목과 어깨 건강을 위해 스트레칭을 해주세요.

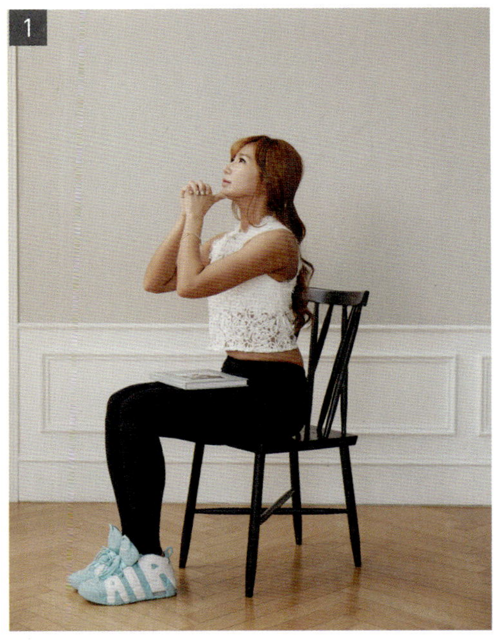

양손의 엄지손가락을 턱에 댄다.
엄지손가락으로 턱을 밀어내듯 들어 올리고
10초간 유지한다.

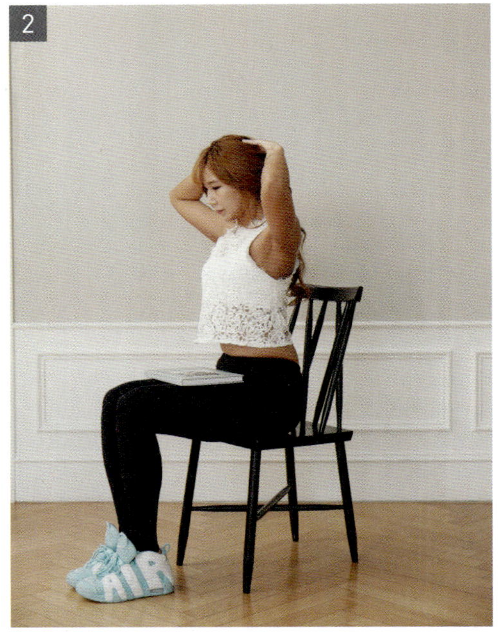

깍지 낀 손을 뒤통수에 대고 가슴을 활짝 연다.
그다음 팔꿈치를 모아 뒤통수를 지그시 누르고
턱을 아래로 당겨 10초간 유지한다.

- 어깨를 내려 힘이 들어가지 않도록 하고,
  목을 천천히 들어 올린다.

- 손으로 머리를 억지로 누르지 않는다.

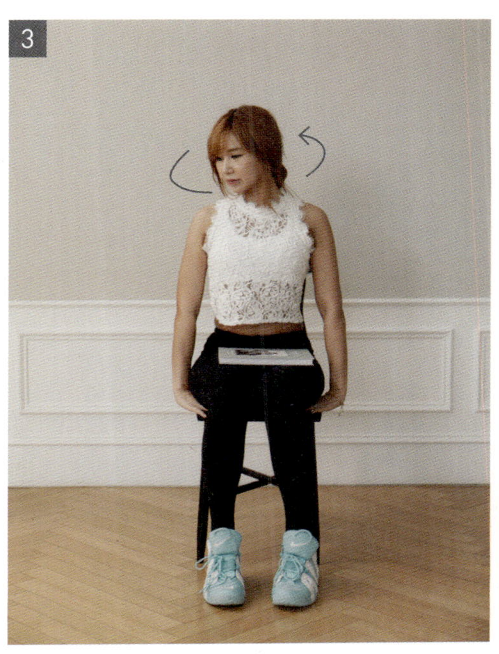

양손으로 의자를 잡는다. 360도로 고개를
천천히 돌려준다.

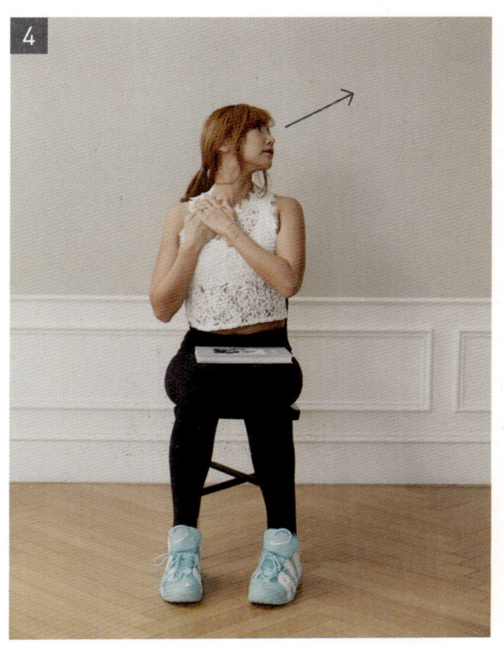

두 손을 오른쪽 어깨 위에 두고 쇄골뼈를 단단히
고정시킨 후 대각선 뒤쪽으로 올린다.

- 흉쇄유돌근을 스트레칭해주는 동작으로, 평상시에
  어깨 결림이나 목 통증이 있다면 특히 효과적이다.

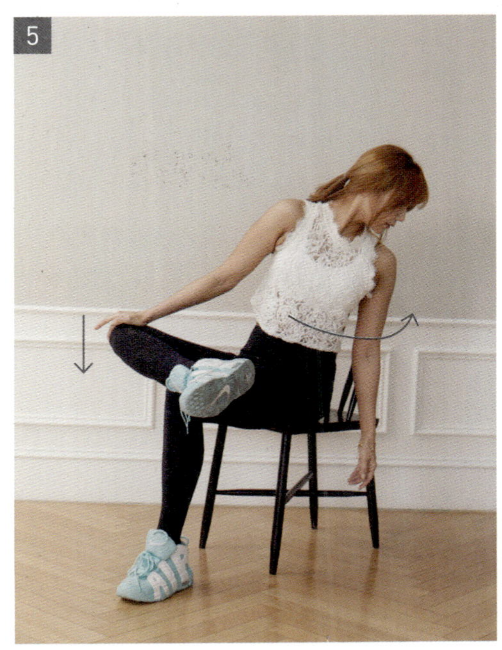

의자에 바르게 앉아 오른발을 왼쪽 무릎에 올리고,
오른손을 오른쪽 무릎에 올린다.
무릎을 누르며 상체를 왼쪽으로 비틀어 10초간
유지했다가 정면으로 돌아온다.
반대쪽도 같은 방법으로 운동한다.

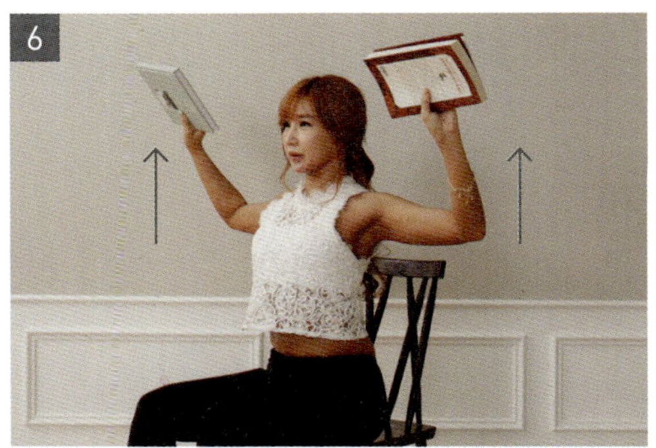

양손에 책이나 물병 등을 들고 머리 위로 쭉 뻗은 다음, 날개뼈를 조이듯이 팔꿈치를 구부리며
브래지어 라인까지 내렸다가 제자리로 돌아간다.

tip

• 팔이 W자 모양이 되는 게 포인트!

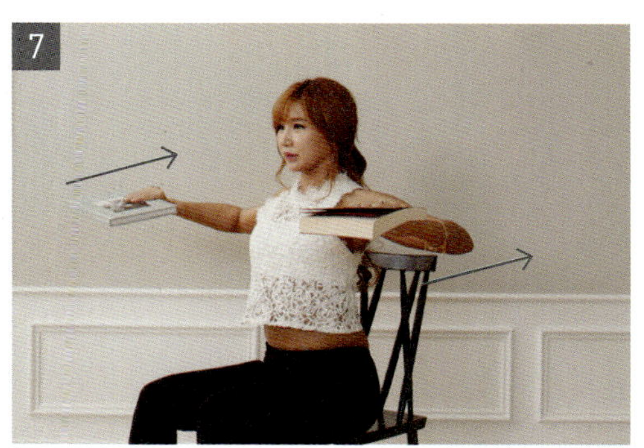

양손에 책이나 물병 등을 들고 앞으로 쭉 뻗은 다음, 날개뼈를 조이듯이 팔꿈치를 가슴 쪽으로 구부렸다가 제자리로 돌아간다.

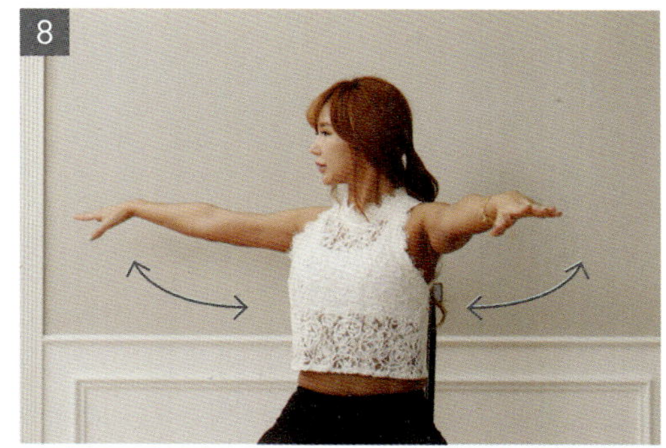

양팔을 좌우로 뻗는다. 왼쪽으로 몸통을 비틀었다가 오른쪽으로 몸통을 비튼 후 제자리로 돌아온다.

흔히 거북목 증후군이라 불리는 전방머리 자세는 비정상적인 목굽이가 발생한 상태를 말한다. 쉽게 말해, 귀머리가 어깨뼈의 봉우리보다 앞에 위치하면서 목 뒤 근육과 인대가 과도한 스트레스를 받을 때 생겨난다. 심한 경우에는 팔 저림과 두통, 어지러움이 동반되며 디스크 압력이 점점 증가하면서 디스크를 유발하기도 한다. 거북목을 예방하기 위해서는 가능한 한 자주 목과 어깨를 스트레칭하며 바른 자세를 유지하기 위해 의식적으로 노력해야 한다.

○ 의자 전신 운동

오래 앉아있으면 다리가 잘 붓게 마련이죠. 하체 부종을 완화시키려면 자기 전 스트레칭은 필수이며, 낮 동안에도 다리를 가만히 두지 않고 많이 움직여야 해요.
우아한 수면 위 모습과 달리 물 속에서 쉼 없이 다리를 움직이는 백조처럼 우리도 우아하게 하지만 열정적으로 몸을 가만 내버려두지 말고 틈틈이 운동해요.

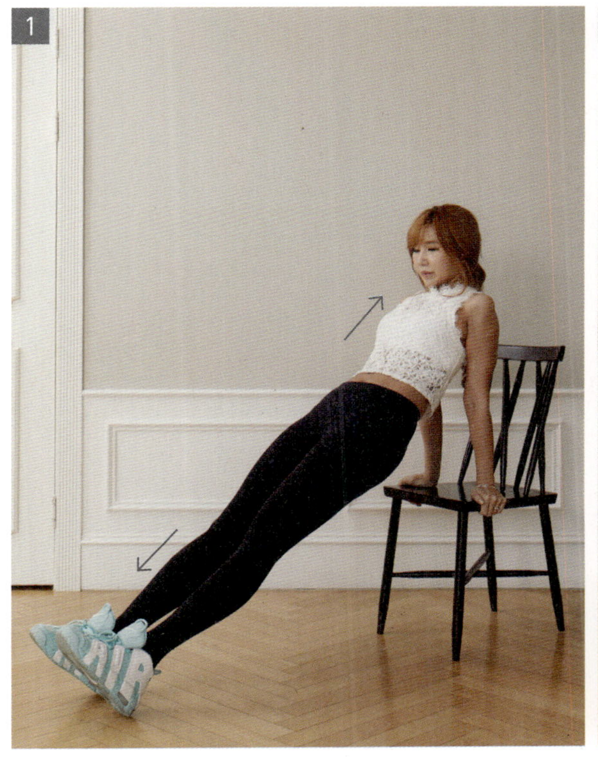 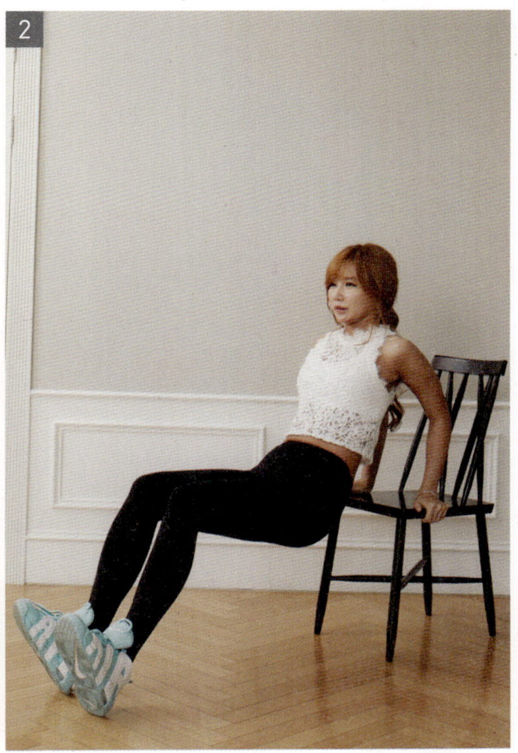

1 몸통이 정면을 향하게 한 다음, 양손으로 의자 끝을 잡고 최대한 몸을 늘인다.
   팔다리를 쭉 편 상태로 가능한 만큼 버틴다.

2 엉덩이를 내렸다가 다시 제자리로 돌아온다. 초급자는 10회씩 총 3세트, 중급자는 20회씩 총 3세트 반복한다.

○ 의자 복부 운동

앉아있는 시간이 많은 분들은 대체적으로 활동량 부족으로 인해 복부 체지방이 많아요. 밥 먹고 화장실 가는 시간을 제의한 대부분의 시간을 의자에 앉아 생활하는 분들이 아주 쉽게 따라 할 수 있는 복부 운동을 소개할게요.

시간에 쫓겨 운동할 시간이 따로 없다면 출퇴근 시 많이 걷는 걸 추천해요. 식사 후에도 바로 앉지 말고 최대한 몸을 움직여요. 화장실에서 이를 닦을 때 무릎 올리기를 하며 하복부에 자극을 주거나 스쿼트를 해주세요. 학교나 회사에서 할 수 있는 틈새 운동은 무궁무진하답니다. 남의 시선을 부끄러워하지 말고 부지런히 몸을 움직이세요.

➡ 의자 복부 운동 하나

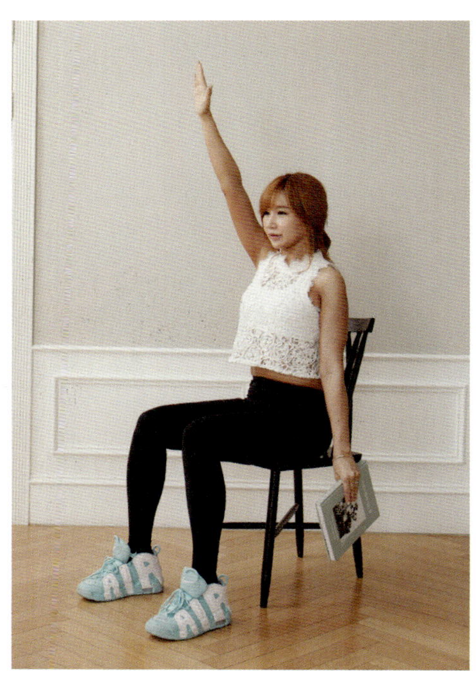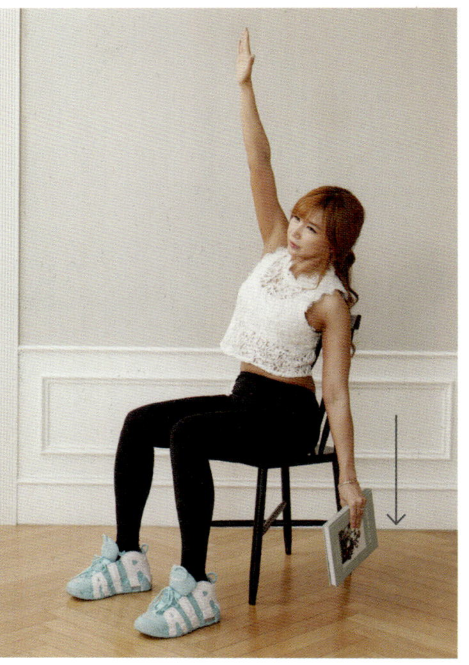

의자에 바르게 앉아 오른팔을 만세한다. 왼손은 책이나 물병을 잡고 몸통 옆에 붙여 내린다.
엉덩이가 의자에서 떨어지지 않도록 주의하며 왼팔을 아래로 내렸다가 복부에 힘을 주며 제자리로 돌아온다.
반대쪽도 같은 방법으로 운동한다. 초급자는 10회씩 총 3세트, 중급자는 20회씩 총 3세트 반복한다.

의자 복부 운동 둘

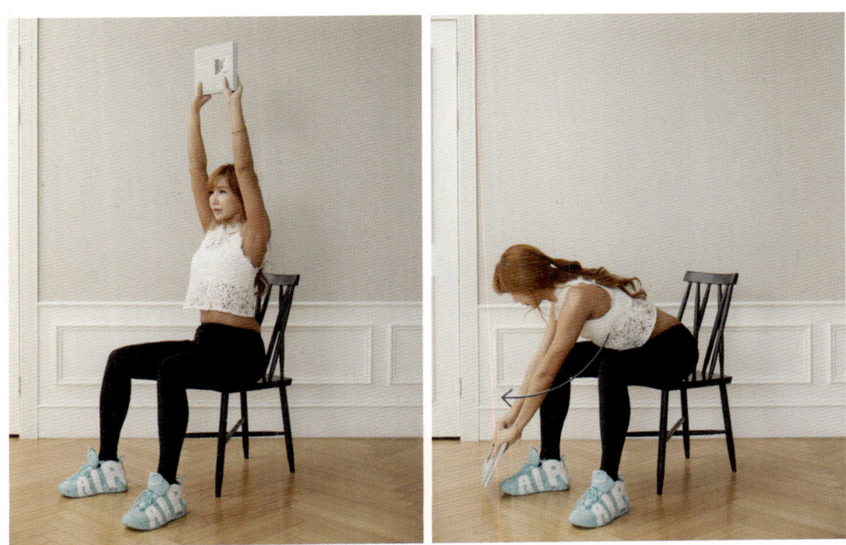

양손에 책이나 물병을 들고 만세한다. 팔을 쭉 뻗은 채 상체를 오른쪽을 향해 숙인다.
오른쪽 발 옆에 책이나 물병이 닿게 한 다음 제자리로 돌아온다.
반대쪽도 같은 방법으로 운동한다. 초급자는 10회씩 총 3세트, 중급자는 20회씩 총 3세트 반복한다.

의자 복부 운동 셋

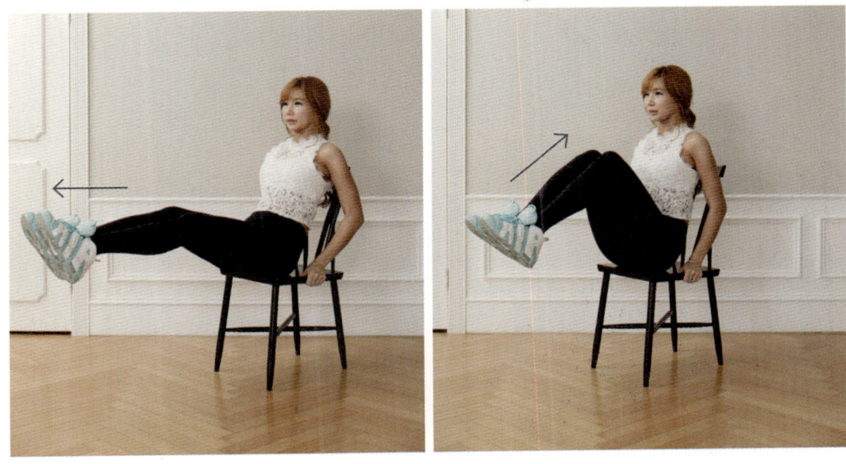

의자 끝부분에 앉아 뒤로 살짝 기대고 양다리를 편다.
복부에 힘을 주며 양쪽 무릎을 가슴까지 들어 올렸다가 제자리로 돌아온다.
초급자는 10회씩 총 3세트, 중급자는 20회씩 총 3세트 반복한다.

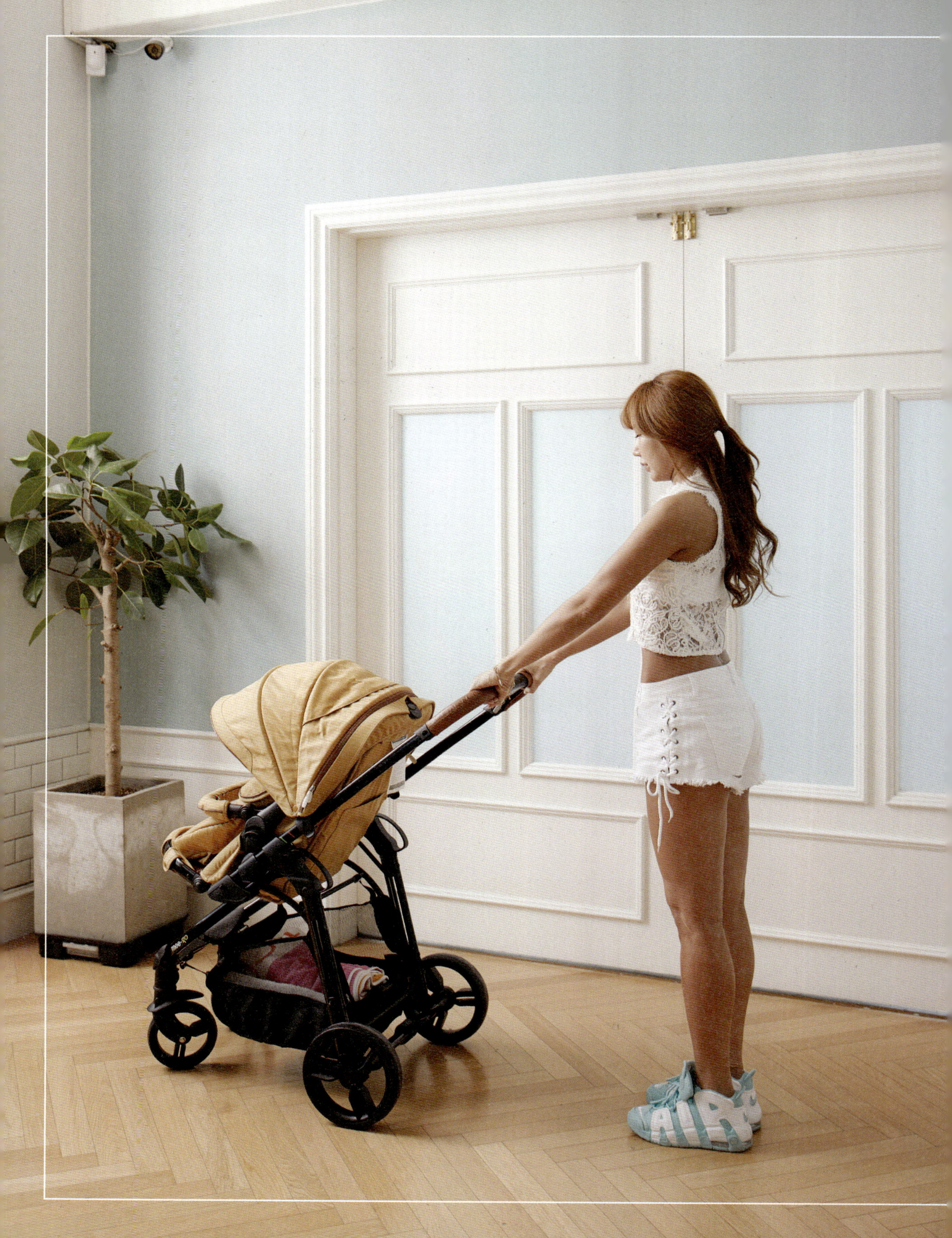

생활 속 번외 운동

실외 트레이닝

저는 홈트를 시작하고부터 엘리베이터나 에스컬레이터와 작별을 고했어요. 지하철이든 건물이든 엘리베이터와 에스컬레이터 옆에는 계단이 있어요. 주저하지 말고 계단을 오르세요. 계단을 이용하는 습관이 얼마나 큰 운동이 되는지 몰라요.

아이를 유모차에 태우고 외출했을 때는 유모차를 잡고 하체 운동을 했죠. 유모차 때문에 엘리베이터를 이용할 때면, 유모차를 이용해서 스쿼트를 하곤 했는데, 그럴 때마다 주변 사람들이 호기심과 의아함의 눈빛으로 쳐다본 해프닝도 있었네요.

하지만 집 안인지 밖인지를 가려가며 운동할 만큼 시간적 여유가 많지 않았기에 남들의 시선을 신경 쓰지 않고 매순간을 소중한 제 운동 시간으로 활용했어요. 여기에는 제가 유모차를 끌고 아이와 외출했을 때 짬짬이 했던 운동 몇 가지를 소개할게요. 싱글이나 아직 아이가 없으신 분들은 계단 난간이나 탁자 등을 이용해서 응용할 수 있답니다. 중요한 건 꼭 집이 아니더라도 얼마든지 짬짬이 틈새 운동이 가능하다는 사실이죠!

→ 유모차 니업

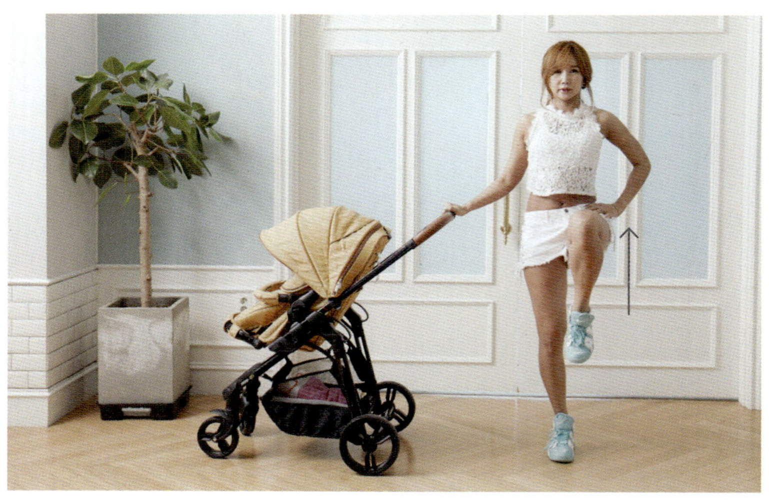

양손에 힘을 빼고 유모차를 잡은 다음, 무릎을 붙이고 선다.
한쪽 다리를 정면을 향해 수직으로 들어 올렸다가 내린다. 반대쪽도 동일하게 반복한다.
초급자는 10회씩 총 3세트, 중급자는 20회씩 총 3세트 반복한다.

→ 유모차 트위스트 니업

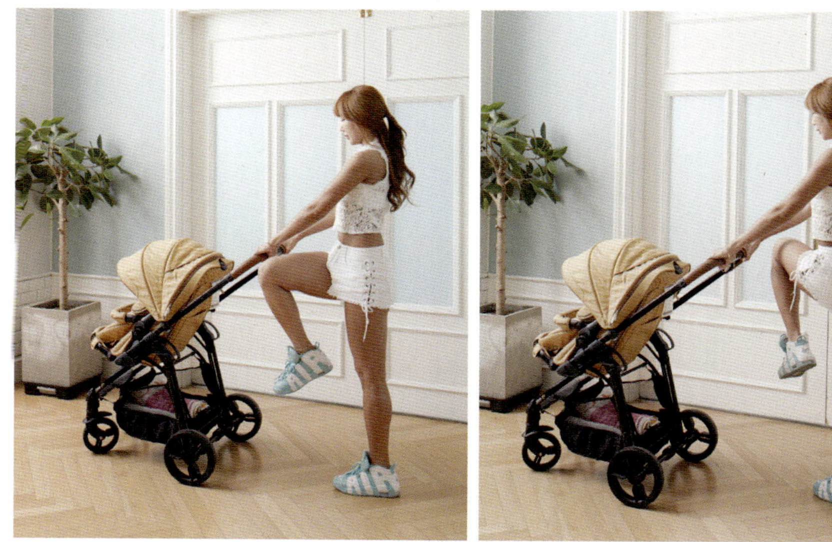

양손에 힘을 빼고 유모차를 잡은 다음, 무릎을 붙이고 선다.
한쪽 다리를 사선을 향해 수직으로 들어 올렸다가 내린다.
반대쪽도 동일하게 반복한다. 초급자는 10회씩 총 3세트, 중급자는 20회씩 총 3세트 반복한다.

유모차 발렛 스쿼트

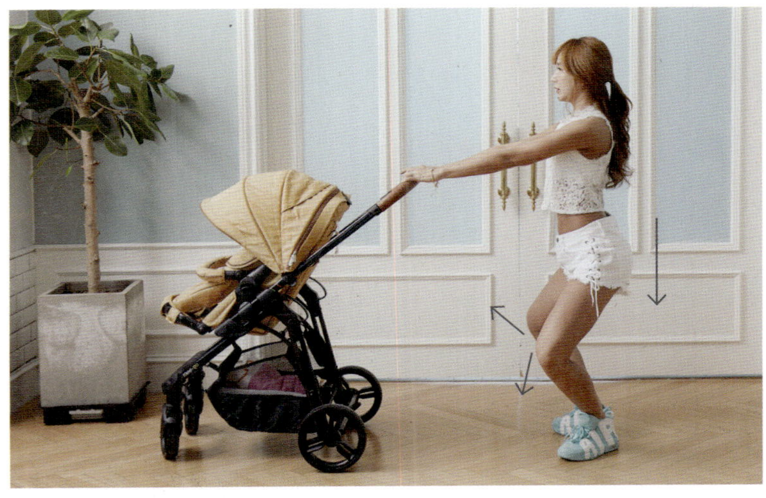

양손에 힘을 빼고 유모차를 잡은 다음, 양발 뒤꿈치를 붙여 발로 브이자를 만든다.
양쪽 무릎이 양발 쪽으로 벌어지게 하면서 엉덩이를 뒤로 밀며 내려갔다가
다시 발바닥을 누르며 올라온다. 올라올 때는 내전근과 둔부에 강하게 힘을 준다.
초급자는 10회씩 총 3세트, 중급자는 20회씩 총 3세트 반복한다.

유모차 사이드 니업

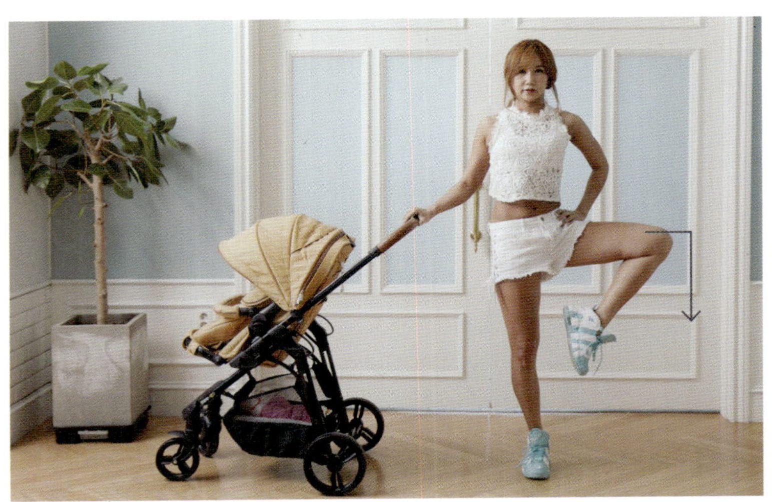

양손에 힘을 빼고 유모차를 잡은 다음, 무릎을 붙이고 선다.
한쪽 다리를 정면을 향해 수직으로 들어 올렸다가 무릎이 몸 바깥을 향하도록 옆으로 벌린 후
제자리로 돌아온다. 반대쪽도 동일하게 반복한다.
초급자는 10회씩 총 3세트, 중급자는 20회씩 총 3세트 반복한다.

→ 유모차 스쿼트 + 사이드킥

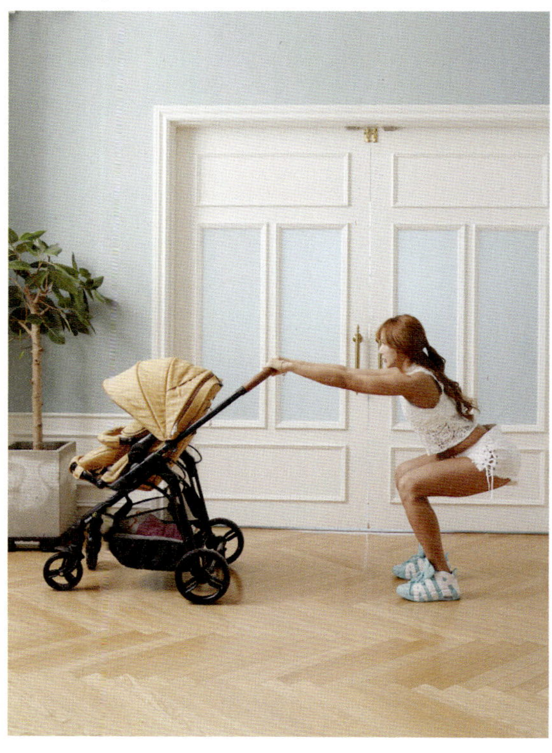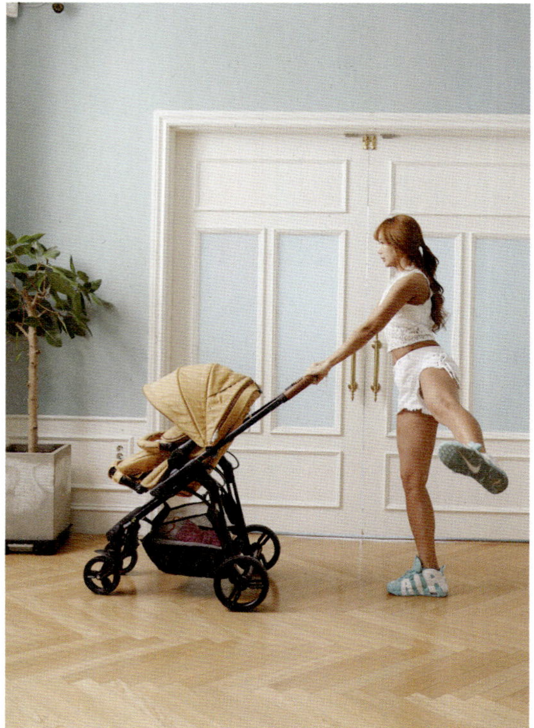

양손에 힘을 빼고 유모차를 잡은 다음, 어깨너비로 선다.
시선은 정면을 향하고 엉덩이를 뒤로 밀며 내려갔다가 다시 엉덩이를 뒤로 밀며 올라오는 스쿼트를 한다.
그 다음 한쪽 다리에 힘을 주고 다른 쪽 다리를 옆으로 차 올렸다가 제자리로 돌아온다.
반대쪽도 동일하게 반복한다. 초급자는 10회씩 총 3세트, 중급자는 20회씩 총 3세트 반복한다.

> **Dr. Taeven's Tip** 장경 인대염
>
> 장기간 뛰는 운동을 하거나 자전거를 타는 경우 무릎 바깥쪽에 통증이 올 수 있다. 운동을 할 때마다 통증이 있다가 쉬면 좋아지는 게 반복되는 등 특정 각도에서 통증이 있으면 장경 인대염을 의심해볼 수 있다. 또한 무릎 바깥쪽 튀어나온 부분의 압통을 확인하는 방법이 있는데, 무릎 관절 운동 시(무릎 관절을 30도 굽힌 상태) 통증이 악화되는 것 또한 장경 인대염일 수 있다. 대부분의 장경 인대염은 운동 전후의 스트레칭으로 완화시킬 수 있다. 서 있는 상태에서 아픈 다리를 안 아픈 다리 뒤쪽으로 교차시킨 상태에서 무릎을 펴 허리를 앞으로 굽히는 운동이나, 아픈 다리를 안 아픈 다리 뒤로 교차시킨 상태에서 몸을 옆으로 기울이는 운동을 병행하면 도움이 된다.

➔ 유모차 런지

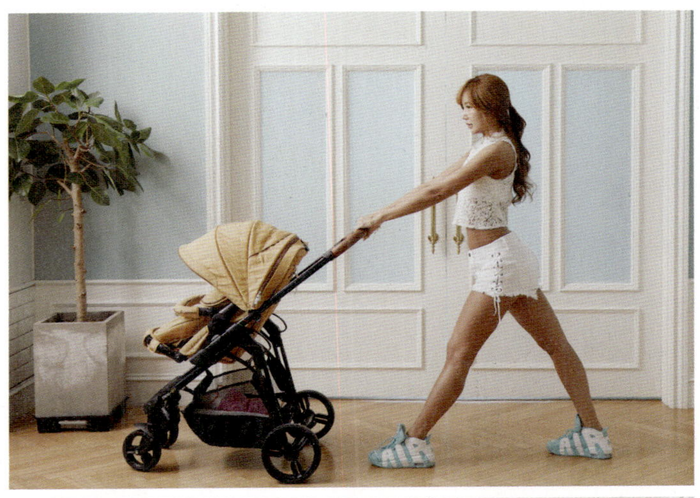

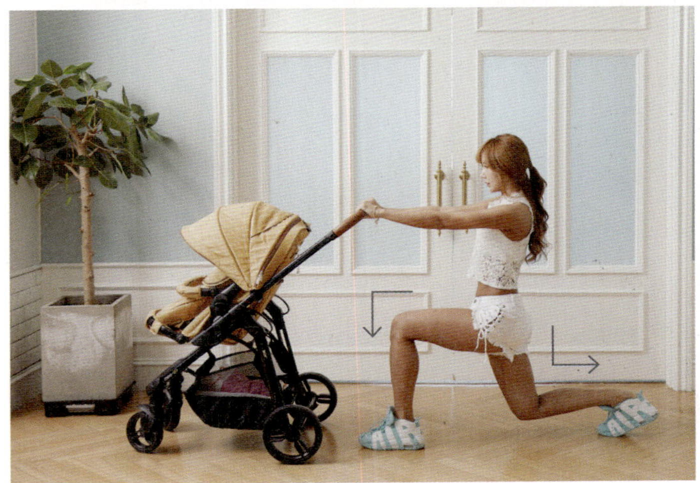

양손에 힘을 빼고 유모차를 잡은 다음, 어깨너비로 선다.
오른쪽 다리를 어깨너비 세 배 정도 뒤로 가져가 뒤꿈치를 세워 바닥에 둔다.
왼쪽 다리는 ㄱ자, 오른쪽 다리는 ㄴ자 모양이 되게 다리를 구부려 내려갔다가
오른발을 누르며 올라온다. 반대쪽도 동일하게 반복한다.

 tip

- 왼쪽 무릎을 90도로 구부리고 오른쪽 무릎은 바닥에 닿기 직전까지 내린다.
- 초급자는 10회씩 총 3세트, 중급자는 20회씩 총 3세트 반복한다.

⬤→ 유모차 킥백

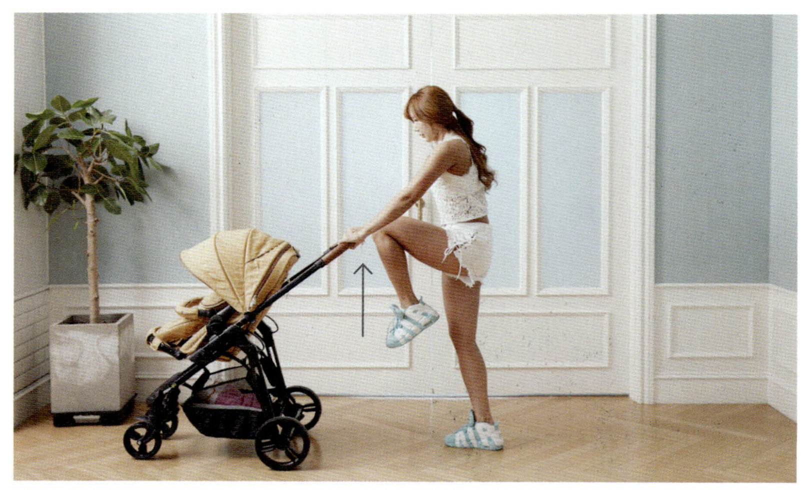

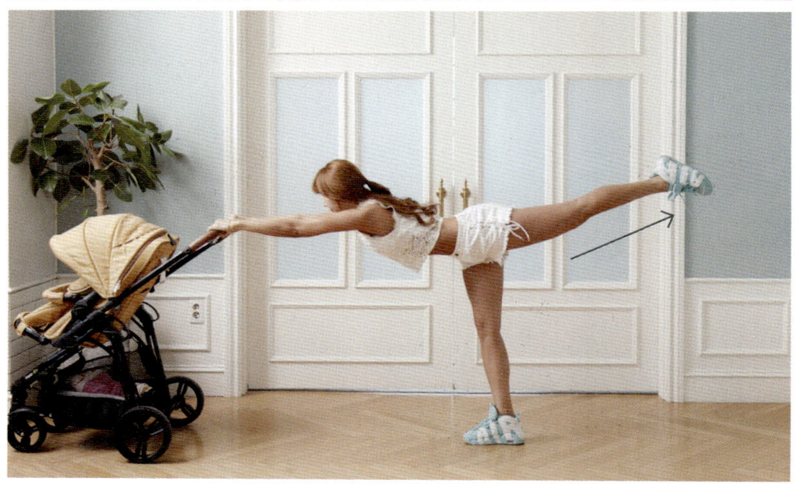

양손에 힘을 빼고 유모차를 잡은 다음, 무릎을 붙이고 선다.
한쪽 다리를 최대한 몸통을 향해 수직으로 들어 올렸다가 팔로 유모차를 밀며
다리는 뒤로 쭉 편 후 제자리로 돌아온다.
초급자는 10회씩 총 3세트, 중급자는 20회씩 총 3세트 반복한다.

유모차 밀기 운동

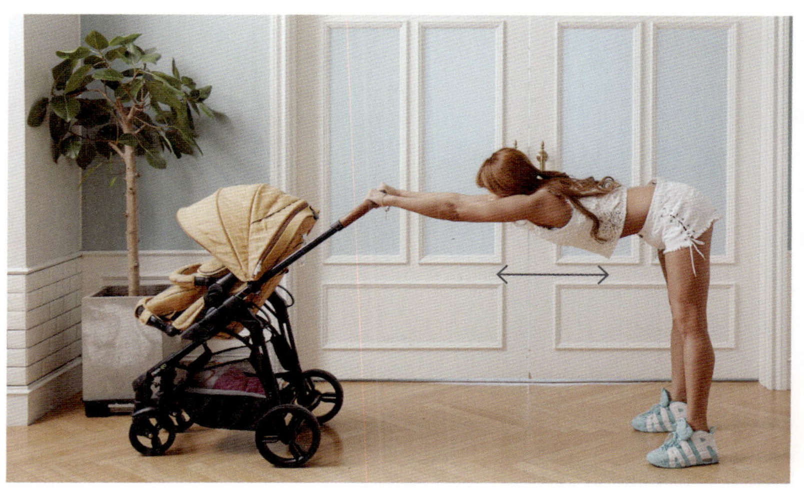

양손에 힘을 빼고 유모차를 잡은 다음, 어깨너비로 선다.
천천히 상체를 90도로 숙이며 유모차를 밀었다가 제자리로 돌아온다.
초급자는 10회씩 총 3세트, 중급자는 20회씩 총 3세트 반복한다.

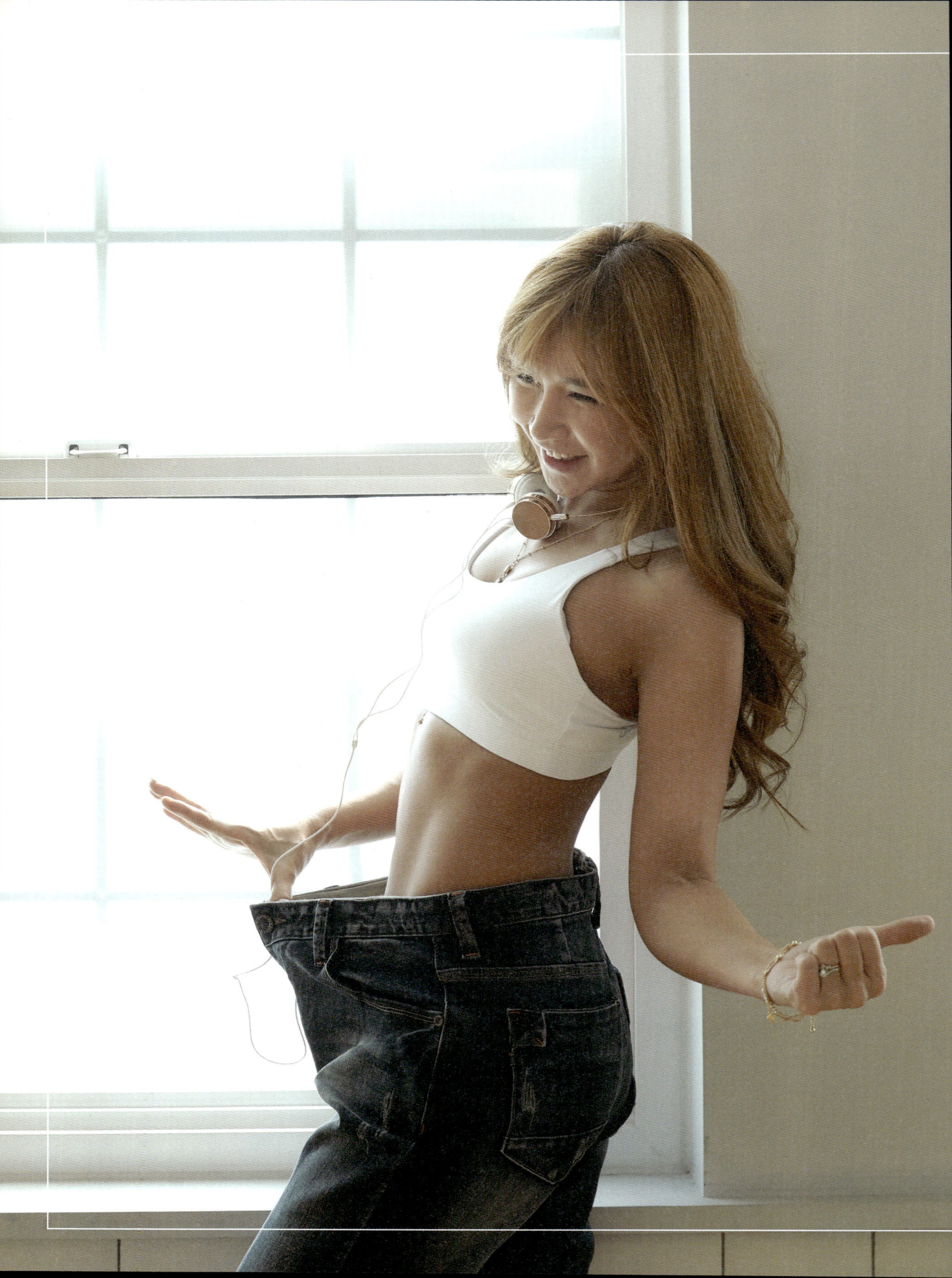

침실 홈트

저는 워낙 활동적이라 하루 종일 몸을 움직이는 편이에요. 그만큼 저녁때가 되면 몸이 피로하고 녹초가 되기 쉬운데요, 샤워를 끝내고 잠들기 전 단 5분만 투자하면 하루 동안 쌓인 피로를 날려버리는 동시에 틀어진 몸을 교정하고 길쭉하고 예쁜 근육을 만들 수 있어요.

침대에서 스트레칭을 할 때는 주로 수건을 이용하는데요, 수건은 손쉽게 바른 자세를 잡아주는 아주 유용한 도구에요. 보통 저녁에는 하루의 피곤이 쌓여 손가락 하나 까딱하기도 귀찮을 때가 많잖아요. 그러다 보니 자기도 모르게 자세가 흐트러지기 쉬운데, 수건 양쪽 끝을 팽팽하게 잡아당기는 것만으로도 바른 자세를 잡을 수 있답니다.

부위별 간단 스트레칭으로 부종을 빼고 꿀잠 잘 수 있는 저만의 비법을 공개해요.

○ 상체 스트레칭

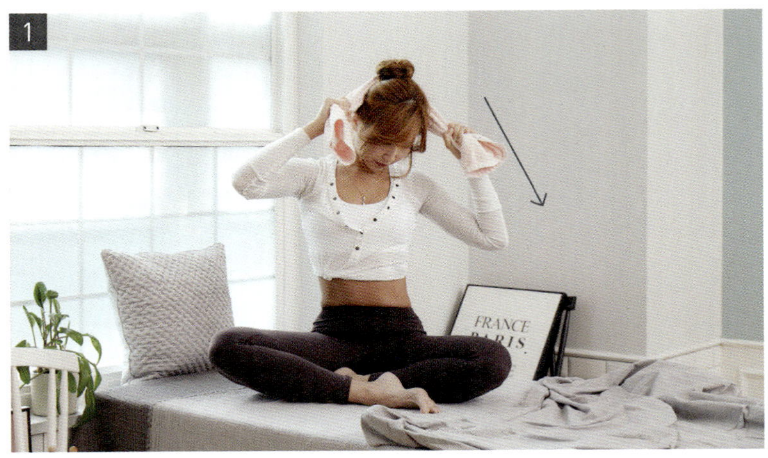

수건을 뒤통수에 대고 수건의 양끝을 잡는다. 턱을 당겨 아래를 본 후 정면으로 돌아오고,
다시 턱을 오른쪽 45도 아래로 내렸다가 정면으로 돌아온다.
반대쪽도 같은 방법으로 스트레칭한다.

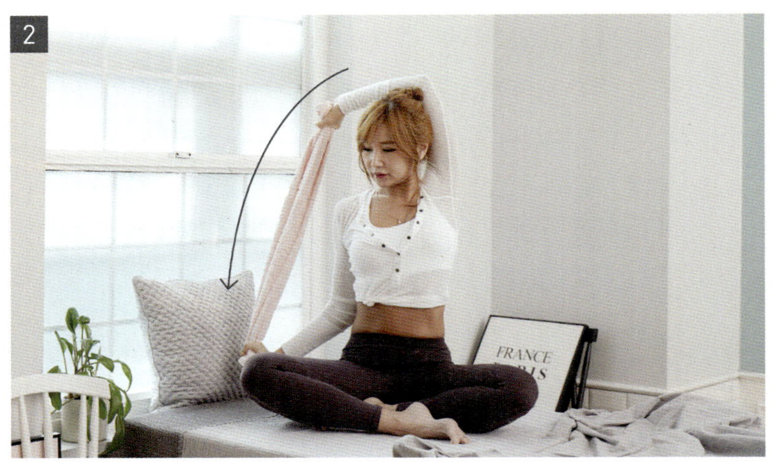

양손으로 수건을 잡아 만세한다.
오른팔을 반원을 그리듯이 내리고 수건을 양방향으로 팽팽하게 잡아당기며
왼쪽 팔꿈치를 접어 5초간 유지한다.
반대쪽도 같은 방법으로 스트레칭한다.

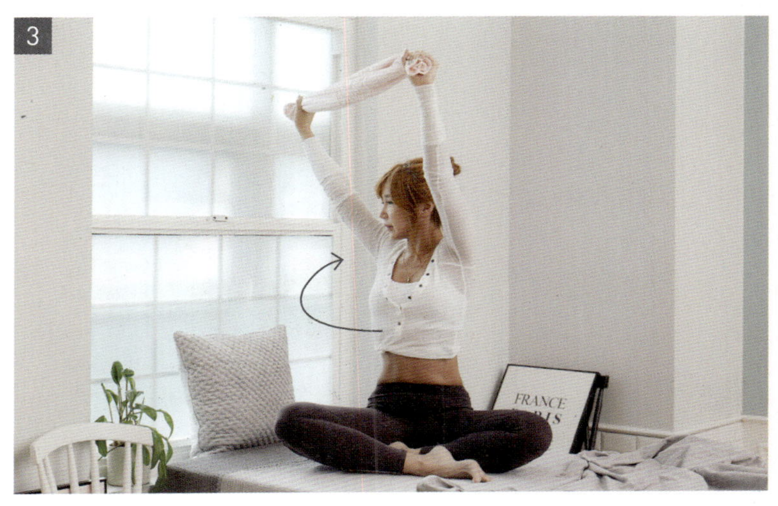

양손으로 수건을 잡아 만세한다.
그 자세 그대로 오른쪽으로 상체를 틀었다가 정면으로 돌아온다.
반대쪽도 같은 방법으로 스트레칭한다.

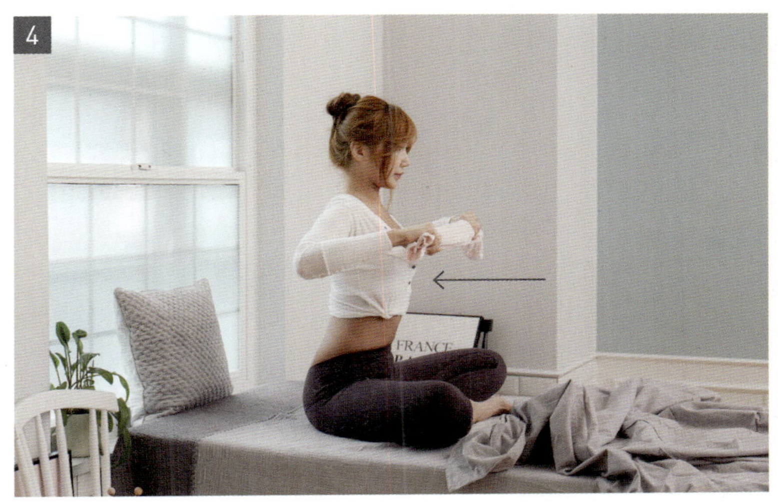

양손으로 수건을 잡고 앞으로 나란히 한다.
가슴을 활짝 편 상태로 양팔의 팔꿈치를 구부려 팔을 몸 쪽으로 가져왔다가 제자리로 돌아간다.

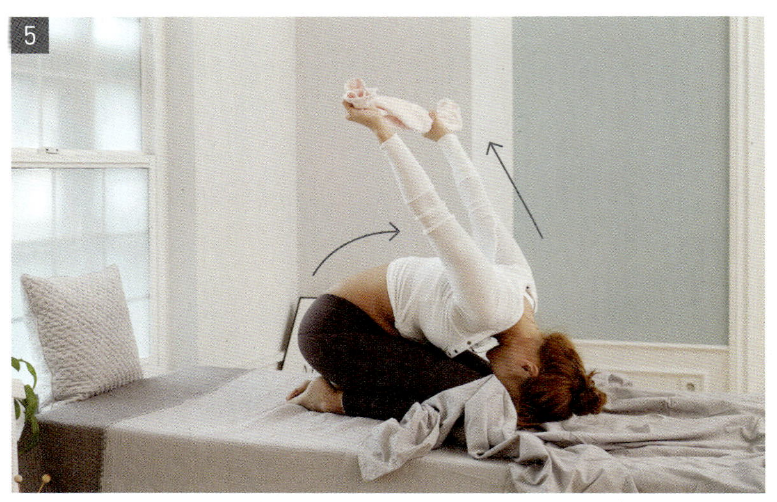

양팔을 몸 뒤에 두고 양손으로 수건을 잡는다.
이마가 바닥에 닿을 때까지 상체를 천천히 앞으로 숙이고 양팔은 하늘을 향해
들어 올렸다가 제자리로 돌아온다.

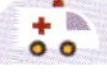 **Dr. Taeven's Tip** 외측 상과염(테니스 엘보)

테니스를 많이 치면 발생하는 질환이라는 이유로 '테니스 엘보'라고 불리지만, 운동을 전혀 하지 않는 일반 여성들에게도 생길 수 있다. 적당한 무게의 덤벨을 손등이 하늘을 향하게 해 들어 올렸을 때, 팔꿈치 관절 바깥쪽(외측 상과)에 통증이 발생하고 힘이 들어가지 않는 느낌이 들면 증상을 의심해볼 수 있다. 예방과 증상 완화를 위해 가급적 무거운 물건을 들지 않으며, 손목을 위아래로 움직여주는 스트레칭을 수시로 한다. 팔을 앞으로 펴 위에서 아래로 천천히 내리는 동작 또한 통증 빈도를 줄이는 데 도움이 된다.

○ 허리 스트레칭

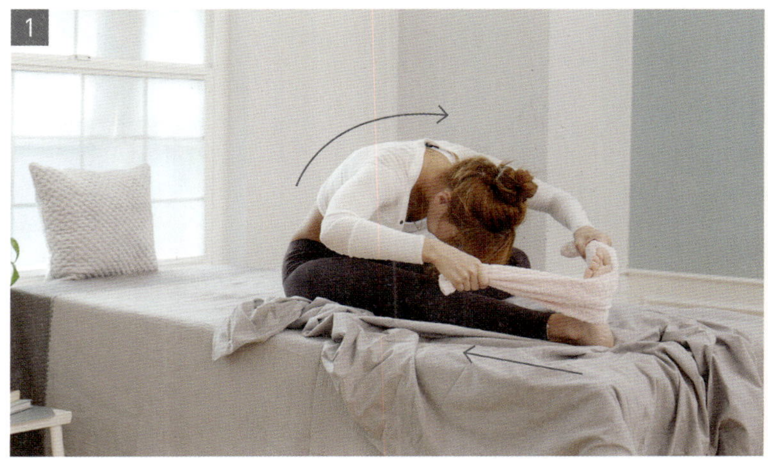

한쪽 다리는 앞으로 뻗고 한쪽 다리는 접어 앉은 다음, 수건을 뻗은 다리 발바닥에 걸고
양끝을 잡는다. 발은 당기며 등을 둥글게 말아 5초간 유지했다가 제자리로 돌아온다.
반대쪽도 같은 방법으로 스트레칭한다.

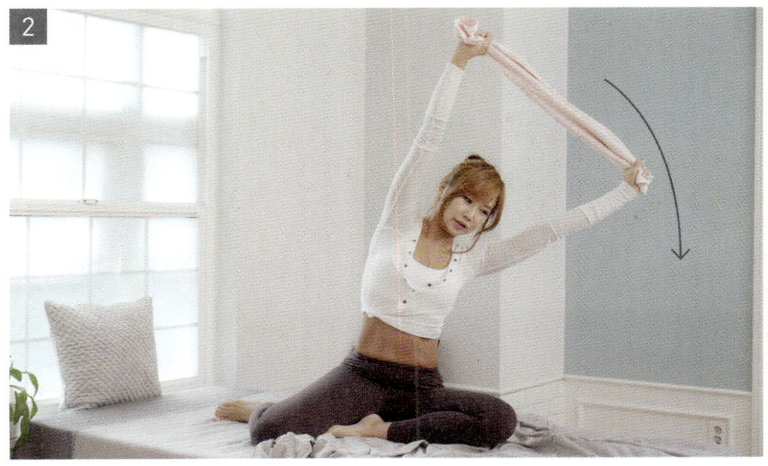

오른쪽 다리를 뒤로 접어 오른발을 오른쪽 엉덩이 옆에 둔 다음 왼쪽 다리를 접어
왼발을 오른쪽 다리 무릎 옆에 놓는다. 양손으로 수건을 잡고 만세한다. 그 자세
그대로 왼쪽으로 상체를 기울여 5초를 유지한 후 제자리로 돌아온다.
반대쪽도 같은 방법으로 스트레칭한다.

○ 하체 스트레칭

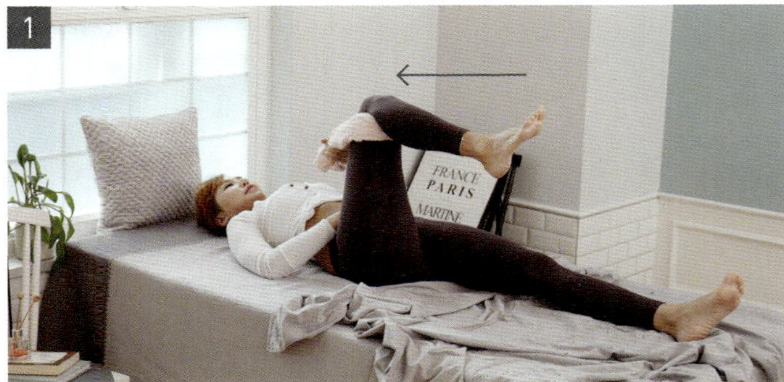

- 무릎을 억지로 펴지 말고
  조금씩 늘려준다.
- 반대쪽도 같은 방법으로 스트레칭한다.

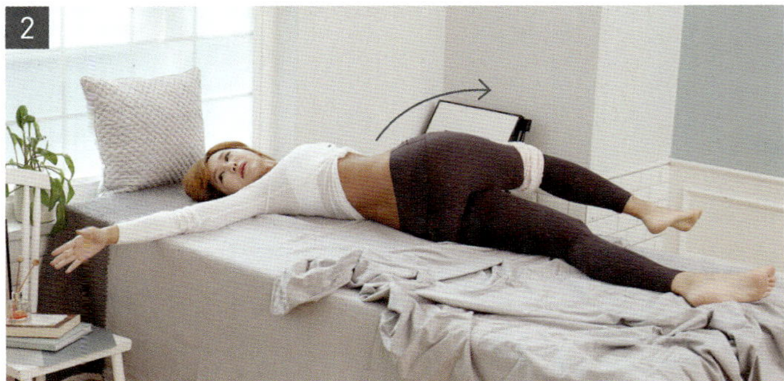

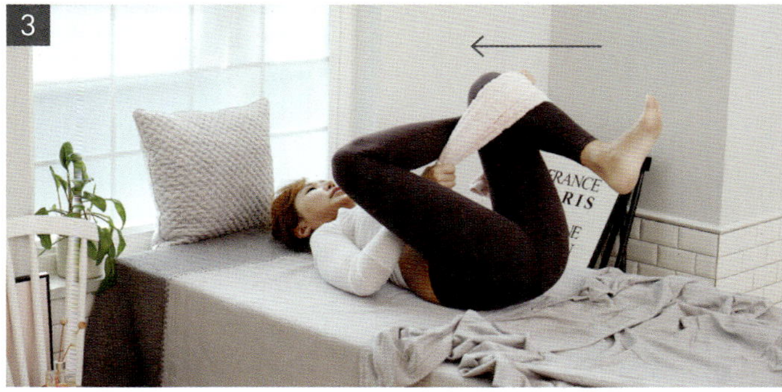

1 침대에 누워 왼쪽 다리를 바닥에 두고 오른쪽 다리를 90도로 올린다. 수건을 오른쪽 다리 무릎 쪽에 대고 양손으로 잡는다. 오른쪽 다리를 몸 쪽으로 최대한 당겨 5초간 유지한다.

2 그다음 오른쪽 다리를 왼쪽으로 넘기고 시선은 오른쪽을 향하며 5초간 유지한 후 제자리로 돌아간다.

3 왼쪽 다리를 90도로 접고 오른쪽 다리의 발목을 왼쪽 무릎에 갖다 댄다. 수건을 왼쪽 다리 무릎에 갖다 댄 다음, 그 자세 그대로 몸 쪽으로 최대한 당겨 5초간 유지했다가 제자리로 돌아간다.

○ 엉덩이 스트레칭

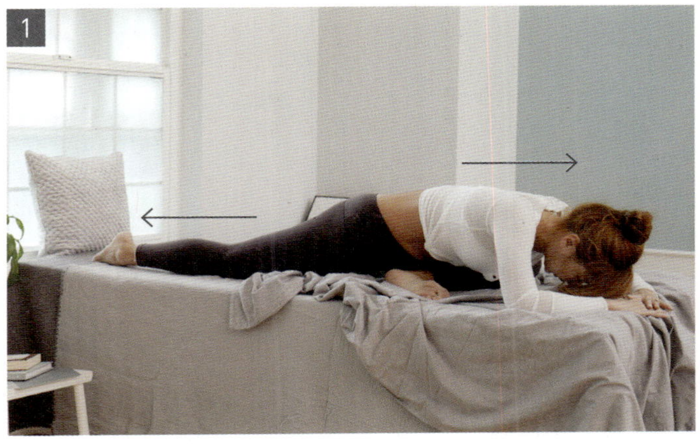

- 뒤로 펼친 다리와 접는 다리
  엉덩이 안쪽(이상근) 근육이 늘어나는
  느낌에 집중한다.

침대에 앉아 오른쪽 다리는 뒤로 쭉 펴고 왼쪽 다리는 앞으로 접어 앉는다.
이마가 바닥에 닿을 때까지 천천히 상체를 앞으로 숙여 5초간 유지한 후 제자리로 돌아간다.
반대쪽도 같은 방법으로 스트레칭한다.

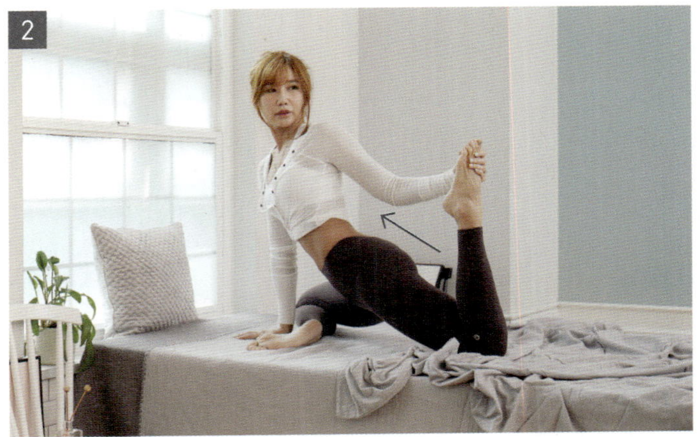

침대에 앉아 왼쪽 다리는 뒤로 쭉 펴고 오른쪽 다리는 앞으로 접는다.
상체를 틀어 왼손으로 왼쪽 발을 잡고 5초간 유지한 후 제자리로 돌아간다.
반대쪽도 같은 방법으로 스트레칭한다.

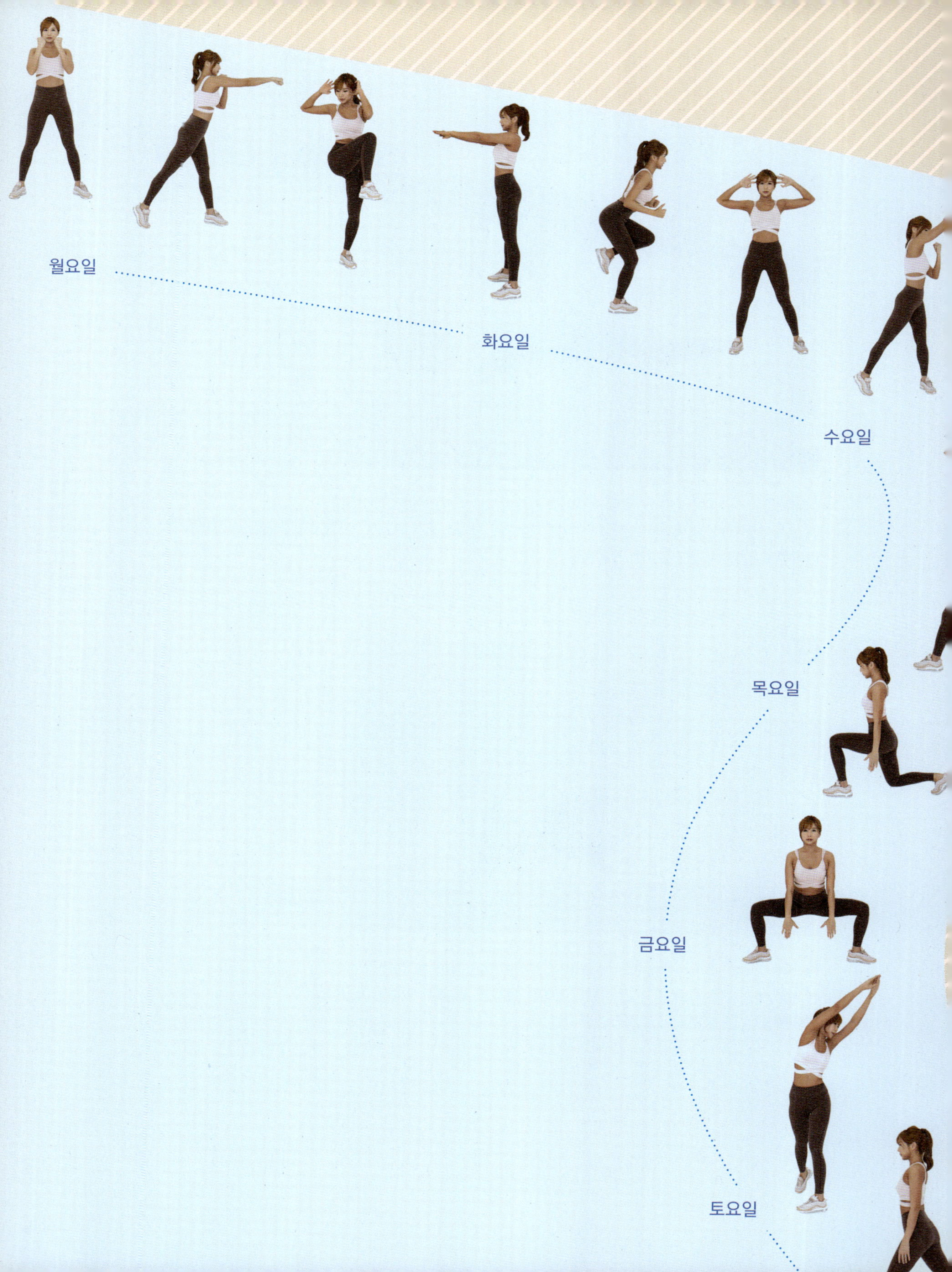

월요일
화요일
수요일
목요일
금요일
토요일

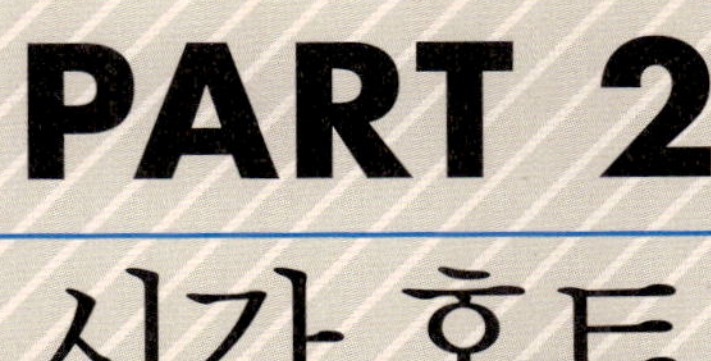

PART 2
시간 홈트

홈트는 다른 사람의 시선을 의식하지 않아도 되고 자유롭게 시간 활용을
할 수 있다는 게 가장 큰 장점인 것 같아요. 하지만 혼자서 운동을 하다 보면 자세가
잘못됐다거나 무리를 해서 부상을 당하기 쉬운 게 사실이죠.
홈트를 할 때는 다음 여섯 가지 사항에 꼭 주의하셔야 해요.

1. 충분한 스트레칭

2. 복부 긴장은 필수

3. 틈틈이 수분 섭취

4. 아프면 무조건 중단

5. 관절을 이용하지 않고 근육을 이용해 운동

6. 준비할 때 숨을 마시고, 내쉬면서 동작하기

이 파트에는 부위별로 집중해서 관리하고 싶다거나 확실하게 체중을
감량할 목표를 세운 분들에게 추천하는 운동 프로그램을 담았어요.
그리고 저의 트레이드마크인 천사와 악마의 전신 운동 프로그램을 함께 정리했답니다.
지금 당장 원하는 목표에 맞는 홈트 프로그램을 골라서 시작해보세요!

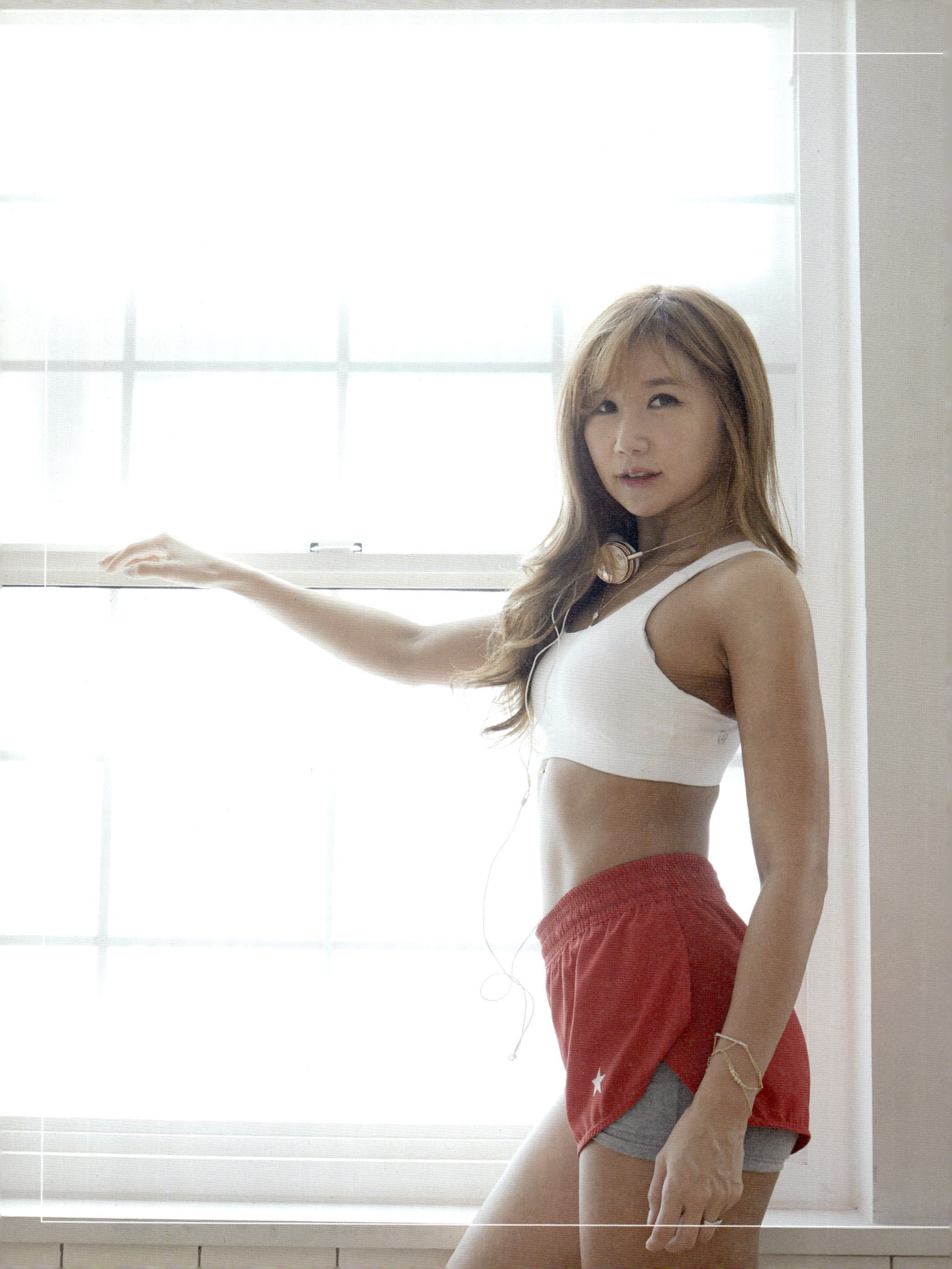

부위별 성형 운동
_ 타바타

다이어트는 최고의 성형이라고들 하죠. 성형 수술은 비용이 많이 들어가지만 제가 만든 홈트는 성형만큼의 효과를 주면서도 비용이 전혀 들지 않아요. 부위별로 성형한 것 같은 효과를 내는 김뽀마미 홈트로 전신 리폼을 경험하길 바랄게요.

하루 4분 부위별 성형 운동은 너무 바빠서 운동을 엄두도 못 내는 사람들을 위한 가성비 최고의 운동이에요. 4분만 투자해도 최대 효과를 볼 수 있는 고강도 트레이닝이죠. 부위별 4분 운동으로 여리여리한 상체, 11자 복근, 탄탄한 코어, 애플힙, 늘씬한 다리 라인을 만들 수 있어요. 제 SNS에서는 통칭 '타바타 운동'이라고 불리죠.

4분의 기적 프로그램을 따라하는 방법을 말씀드리자면, 하나의 운동을 20초 동안 쉬지 않고 한 다음 10초를 쉬고 다음 운동으로 넘어가면 돼요. 프로그램 하나당 총 8가지 운동으로 구성되어 있기 때문에 이렇게 하면 4분 정도가 소요되는 거죠. 고강도 운동 후에 10초간 휴식을 취하면 급격히 움직이던 세포가 안정을 취하기 위해 지방을 계속 태워 칼로리를 소비시켜 준답니다.

그럼 이제 본격적으로 시작해볼까요?

여리여리 상체 리프팅 운동 

Routine 1 | (20s) 잽 스쿼트(오른쪽) _ 상하체 근육 강화

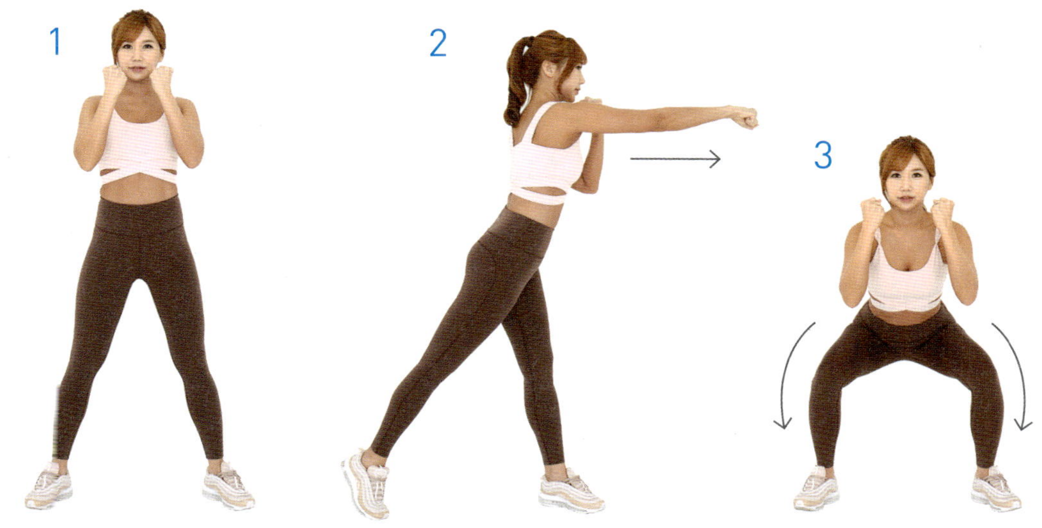

1 다리를 어깨너비로 벌리고 양손을 주먹 쥐어 얼굴 앞에 둔다.

2 오른쪽 주먹을 왼쪽으로 뻗었다 빠르게 제자리로 가져온다.
　ㄴ 주먹을 뻗을 때 몸통도 같은 방향으로 비튼다.

3 엉덩이를 뒤로 밀며 앉았다 일어선다.
　ㄴ 무릎이 발가락 끝 밖으로 나가지 않도록 한다.

Routine 2 | (20s) 잽 스쿼트(왼쪽) _ 상하체 근육 강화

Routine 1의 잽 스쿼트를 반대 방향에서 진행한다.

Routine 3 🕐20s 잽 점핑 _ 상하체 근육 강화

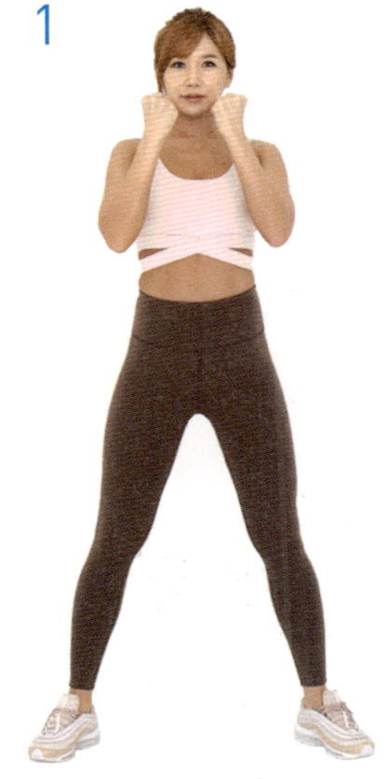

1 다리를 어깨너비로 벌리고 양손을 주먹 쥐어 얼굴 앞에 둔다.

2 오른쪽 주먹을 왼쪽으로 뻗었다 빠르게 제자리로 가져온다.

└ 주먹을 뻗을 때 몸통도 같은 방향으로 비튼다.

3 왼쪽 주먹을 오른쪽으로 뻗었다 빠르게 제자리로 가져온다.

└ 복부 힘을 유지해 손목 관절에 무리가 가지 않도록 한다.

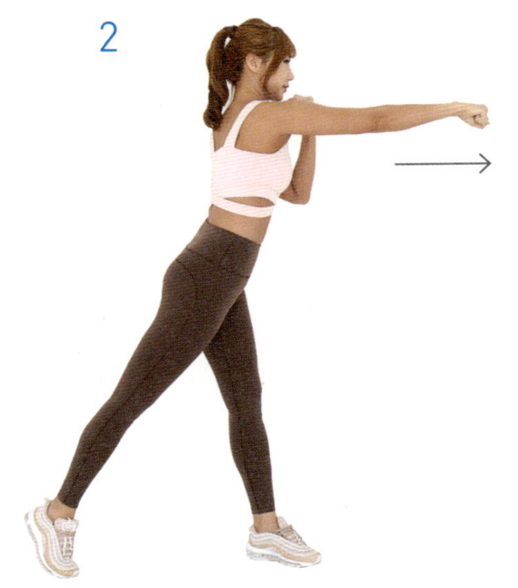

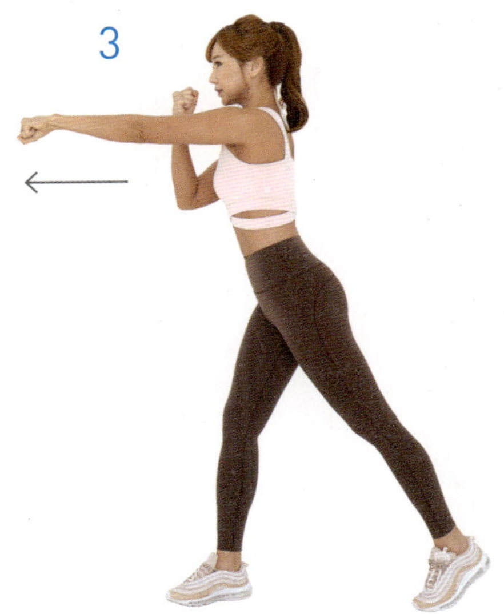

Point
- 주먹을 앞으로 밀었다 당긴다는 느낌으로 운동한다.
- 동작 이동 시 살짝 뛰듯이 운동한다.

하루 4분
부위별 **성형**

Routine 4 ⏱ 스쿼트 어퍼컷 _ 상하체 근육 강화

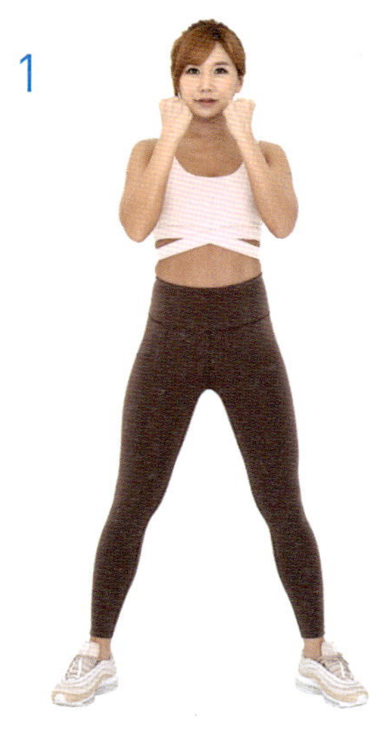

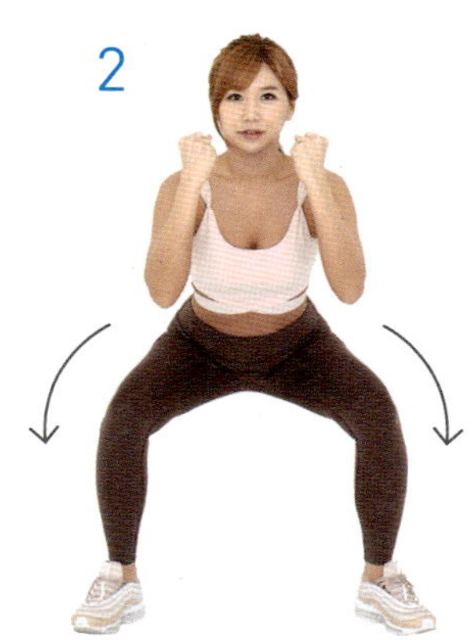

1 다리를 어깨너비로 벌리고 양손을 주먹 쥐어 가슴 앞에 둔다.

2 엉덩이를 뒤로 밀며 앉았다 일어선다.

┗ 무릎이 발가락 끝 밖으로 나가지 않게 한다.

Point

- 주먹을 밀었다 당긴다는 느낌으로 운동한다.
- 엉덩이에 힘을 주고 스쿼트해야 힙업 효과가 있다.
- 옆구리를 최대한 쭉 이완시킨다.

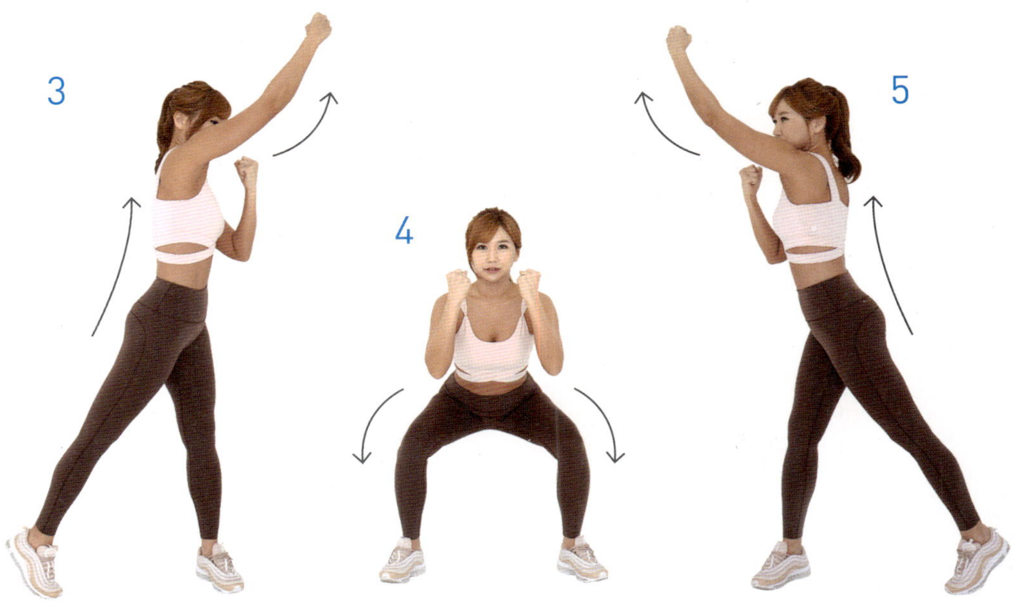

3 오른쪽 주먹을 왼쪽 위로 뻗었다 빠르게 제자리로 가져온다.

4 엉덩이를 뒤로 밀며 앉았다 일어선다.

5 왼쪽 주먹을 오른쪽 위로 뻗었다 빠르게 제자리로 가져온다.

Routine 5 | ⏱(20s) 돌핀 푸시업 _허리, 팔, 어깨 근육 강화

1

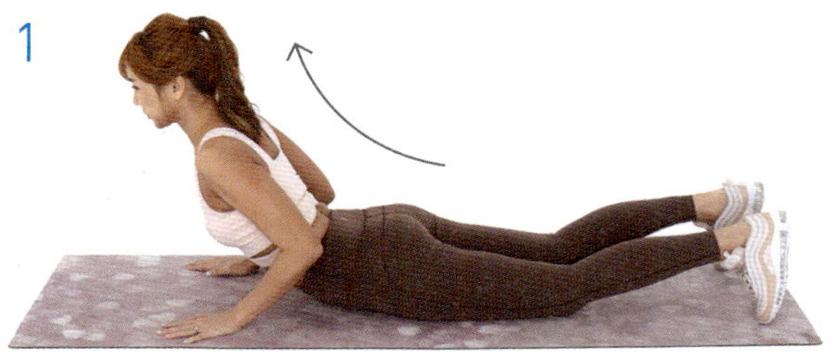

바닥에 엎드린 다음 팔꿈치를 접어 양팔을 가슴 옆에 둔다.
양 손바닥으로 가슴 양옆 바닥을 밀며 상체를 들어 올린다.

2

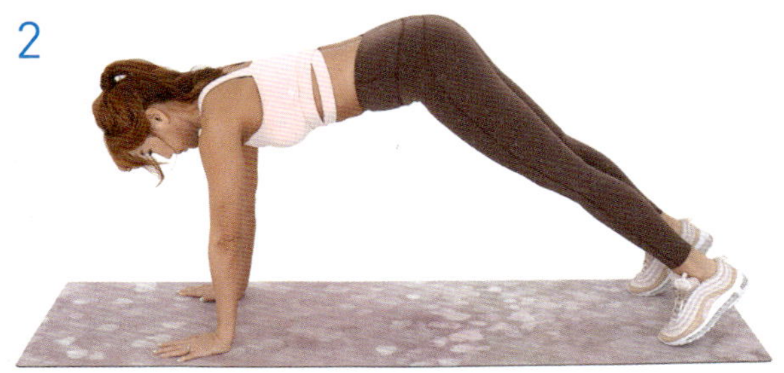

팔꿈치를 쭉 펴서 상체를 완전히 들고 엉덩이를 들어 올린다.

3

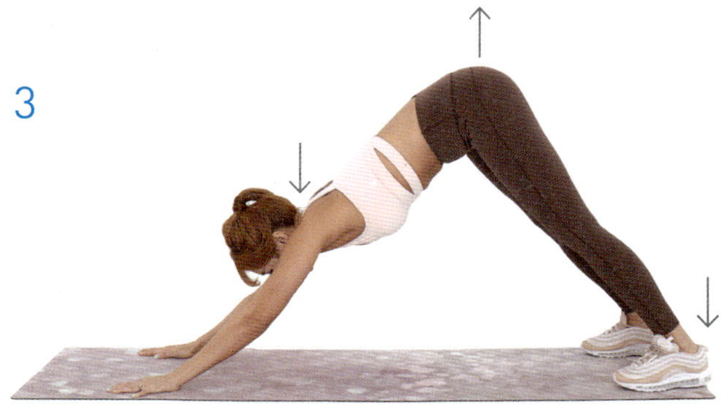

삼각형 모양이 나오도록 엉덩이를 최대한 높이 들었다가
엉덩이, 허리, 상체 순으로 내려와 제자리로 돌아온다.

Point
- 전신 스트레칭 효과를 볼 수 있다.

Routine 6 🕒(20s) 상체 리프트 1 _ 등 근육 강화

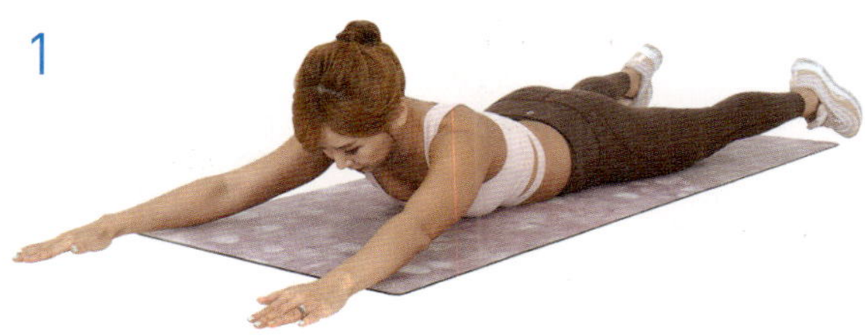

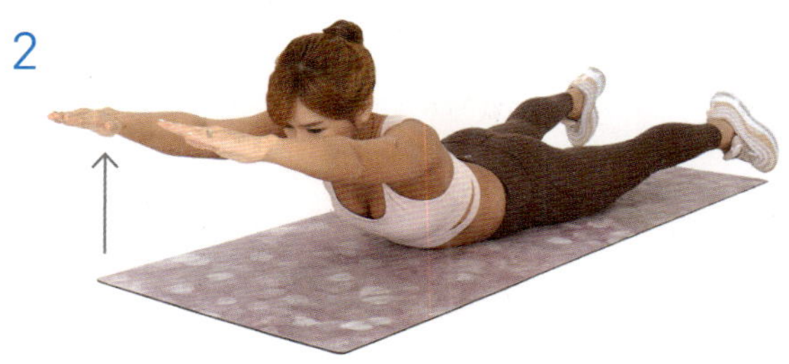

1 바닥에 엎드려 양손을 머리 위로 뻗는다.

ㄴ, 다리를 어깨너비로 벌리고 움직이지 않게 고정시킨다.

2 그 자세 그대로 복부에 힘을 주어 상체를 들어 올린 후 제자리로 돌아온다.

Point
- 복부 힘을 유지해 목이 과도하게 꺾이거나 어깨가 올라가지 않게 한다.

| Routine 7 | (20s) 상체 리프트 2 _ 등 근육 강화 |

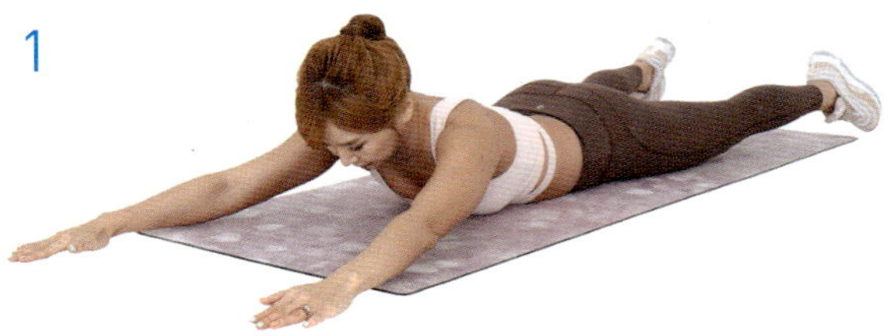

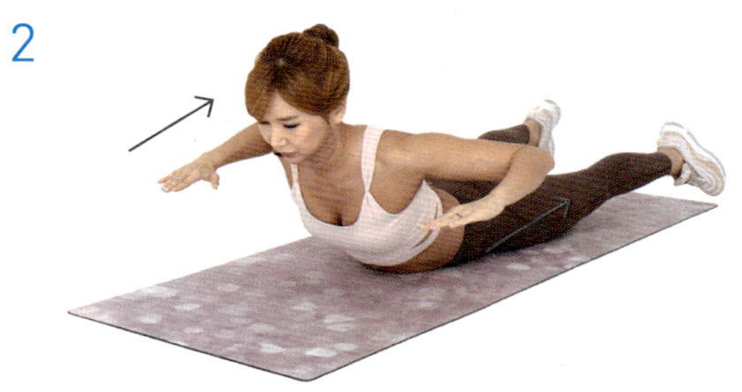

1 바닥에 엎드려 양손을 머리 위로 뻗는다.

2 복부에 힘을 주어 상체를 들어 올린 후 양 팔꿈치를 접어 가슴 쪽으로 가져왔다가 제자리로 돌아온다.

 └ 팔이 W자 모양이 되게 한다.

Point
- 양쪽 날개뼈가 만날 듯이 등 근육을 조인다.

Routine 8 · 20s 변형 플랭크 _ 상하체 근육 강화

1

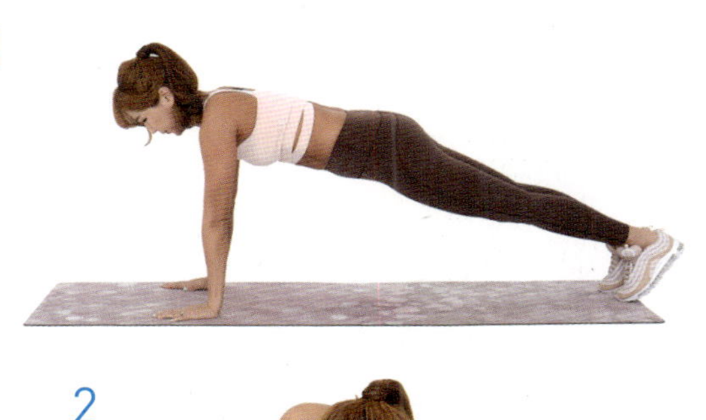

2

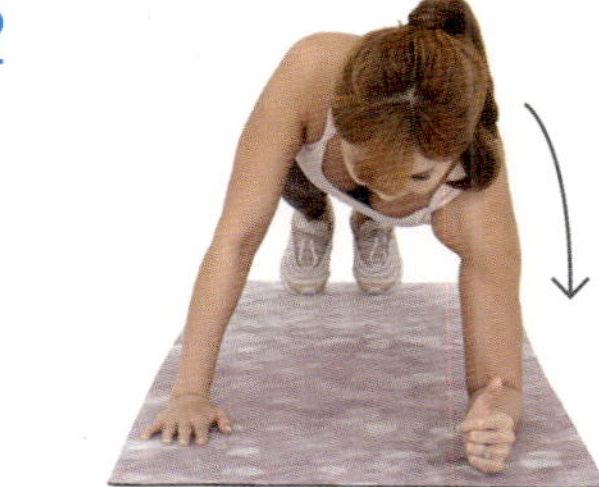

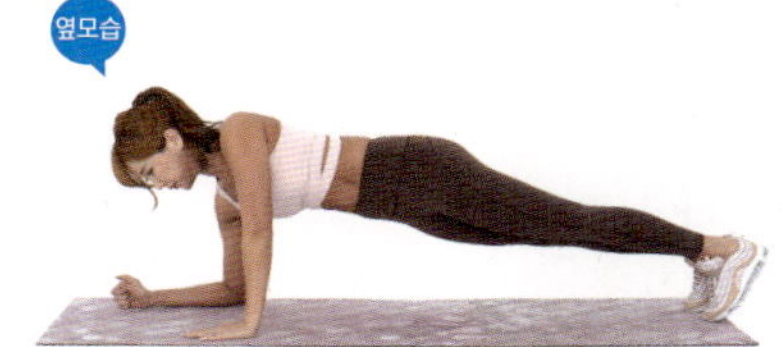

3

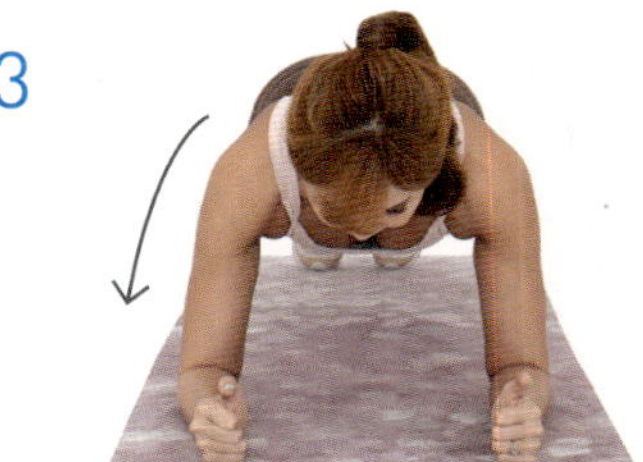

1 어깨 아래 손목이 오게 양손을 짚고 엎드려 플랭크 자세를 취한다.

2 한쪽 팔로 바닥을 누르며 체중을 이동시킨다.

3 나머지 다른 한쪽 팔로 바닥을 누르며 양팔에 체중이 오도록 한다.
  다시 한 손바닥씩 바닥을 누르며 처음 자세로 돌아온다.

Point
- 전신에 힘을 줘 오르내린다.
- 플랭크 자세를 취할 때 엉덩이가 위로 솟거나 아래로 처지지 않게 주의한다.

11자 복근 성형 운동 

<table><tr><td>Routine 1</td><td>⏱(20s) 느린 크런치 _ 복부 근육 강화</td></tr></table>

1

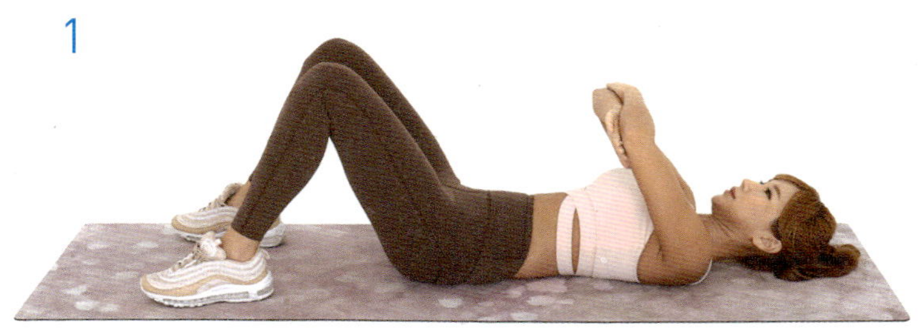

바닥에 누운 다음 양쪽 무릎을 세우고 양발을 골반 너비로 벌린다.
두 손은 가슴 앞으로 가져와 교차시켜 팔꿈치를 잡는다.

ㄴ, 허리가 뜨지 않게 복부에 힘을 준다.

2

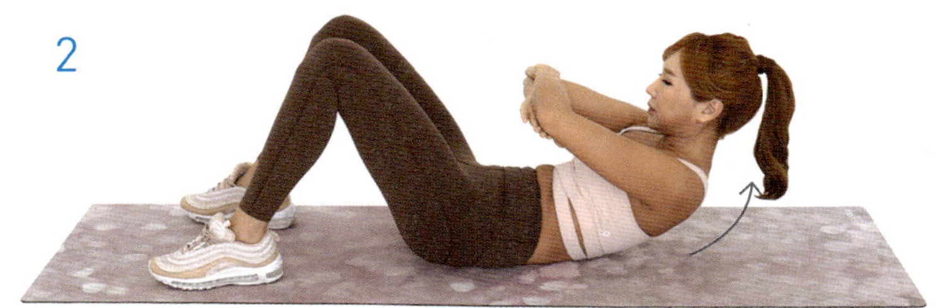

상체를 들어 브래지어 라인까지 올라왔다가 제자리로 돌아간다.

<table><tr><td>Routine 2</td><td>⏱(20s) 빠른 크런치 _ 복부 근육 강화</td></tr></table>

Routine 1의 느린 크런치를 동일하게 진행한다. 단 상체를 들었다 내릴 때, 바닥에 머리가
닿지 않은 상태까지 내려간 후 상체를 다시 들어 올리는 동작을 연속으로 반복한다.

Routine 3 🕐(20s) **트위스트 토 터치 _ 복근 강화**

1

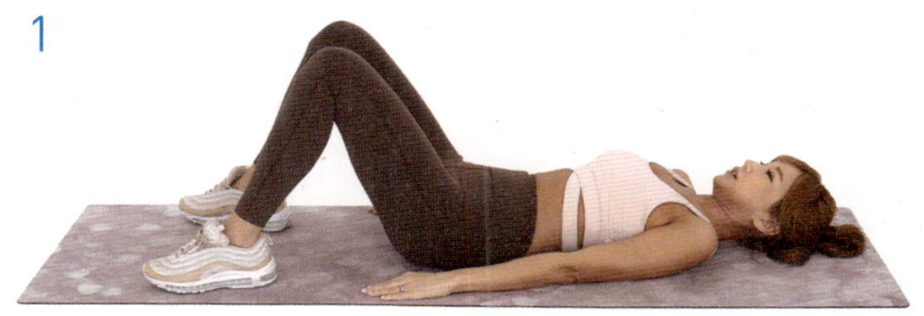

바닥에 누운 다음 양쪽 무릎을 세우고 양발을 골반 너비로 벌린다.

2

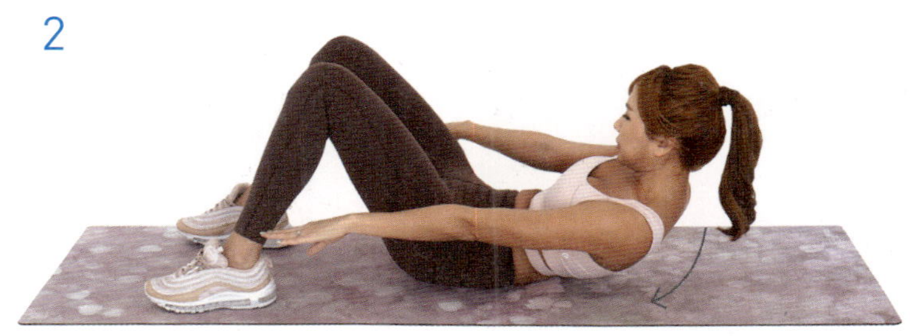

양팔을 앞으로 나란히 하고 상체를 브래지어 라인까지 들어 올린다.
몸통을 좌우로 움직이며 오른손으로 오른쪽 발목, 왼손으로 왼쪽 발목을 친다.
ㄴ, 손바닥이 아래를 보게 한다.

Point

- 바닥에 눕는 자세를 할 때는 허리가 들리지 않도록 주의한다.

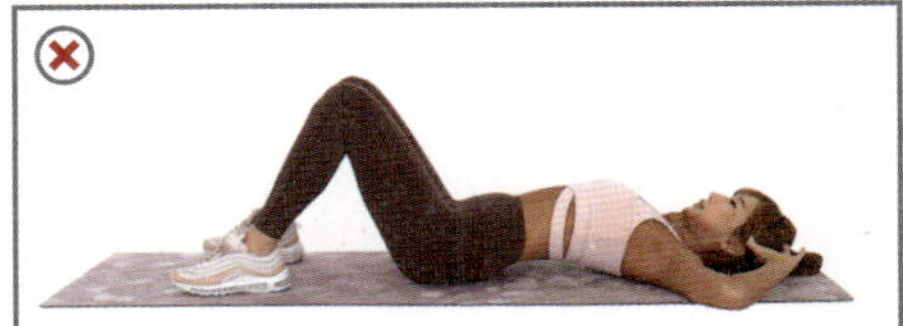

Routine 4

(20s) 크리스 크로스 _ 복부 근육 강화

1

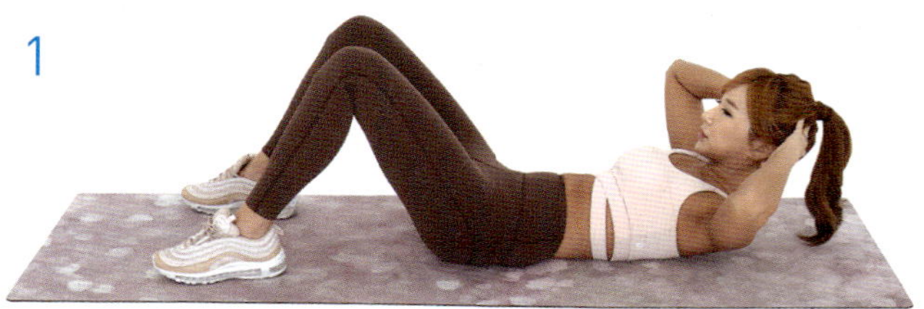

2

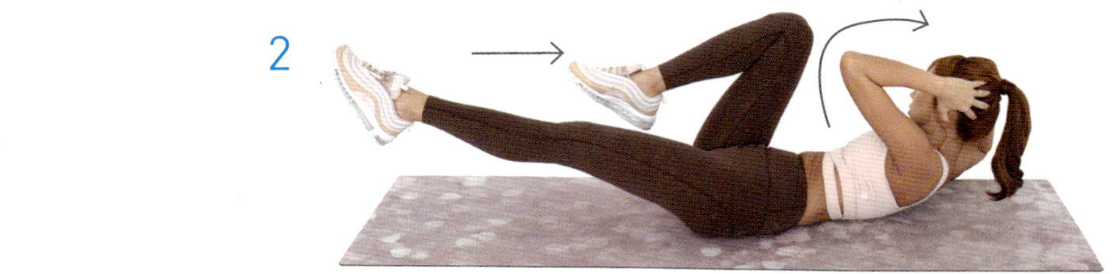

3

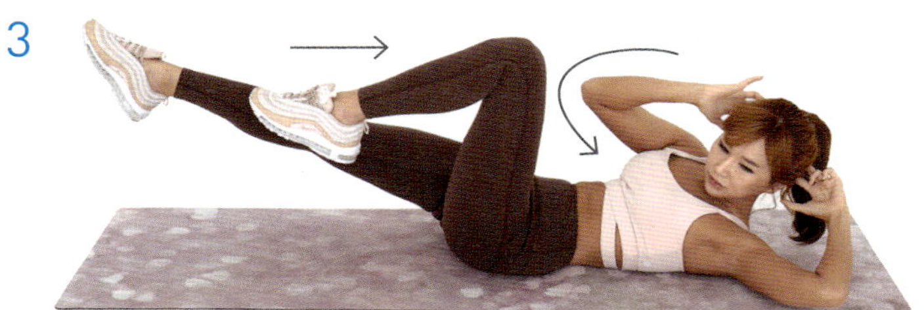

1 바닥에 누운 다음 양쪽 무릎을 세우고 양발을 골반 너비로 벌린다. 양손은 머리 양옆에 대고 상체를 들어 올린다.

    ↳ 양 팔꿈치를 최대한 펼쳐 가슴을 활짝 연다.

2 오른쪽 무릎과 왼쪽 팔꿈치가 닿을 듯이 옆구리를 비틀면서 오른쪽 다리를 들어 올린다.

3 오른쪽 다리를 아래로 내리는 동시에 왼쪽 무릎과 오른쪽 팔꿈치가 닿을 듯이 상체를 틀고 왼쪽 다리를 들어 올린다.

Point

- 상체를 들어 올린 상태를 유지하며 동작하는 게 가장 좋으나, 목에 힘이 과하게 들어간다면 바닥에 내려갔다 올라오는 형태로 바꿔도 괜찮다.

Routine 5 🕐20s 한 다리 들어 권총 쏘기(오른쪽) _ 상하 복부 근육 강화

1

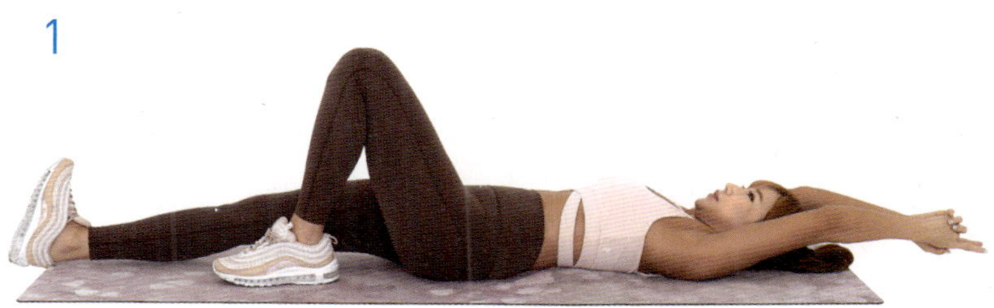

바닥에 누운 다음 오른쪽 다리는 쭉 뻗고 왼쪽 다리는 접어 세운다.
손으로 권총 모양을 만들어 머리 위로 뻗는다.

2

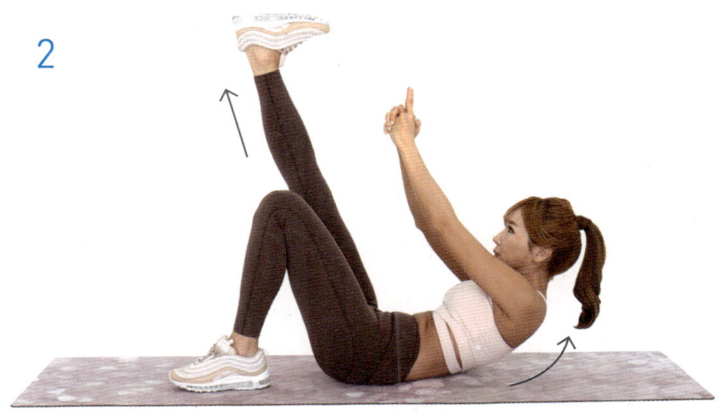

상체와 오른쪽 다리가 만날 듯이 들어 올렸다가 제자리로 돌아온다.

Routine 6 🕐20s 한 다리 들어 권총 쏘기(왼쪽) _ 상하 복부 근육 강화

Routine 5의 한 다리 들어 권총 쏘기를 반대 방향에서 진행한다.

(20s) 권총 쏘기 _ 복부, 허벅지 안쪽 근육 강화

1

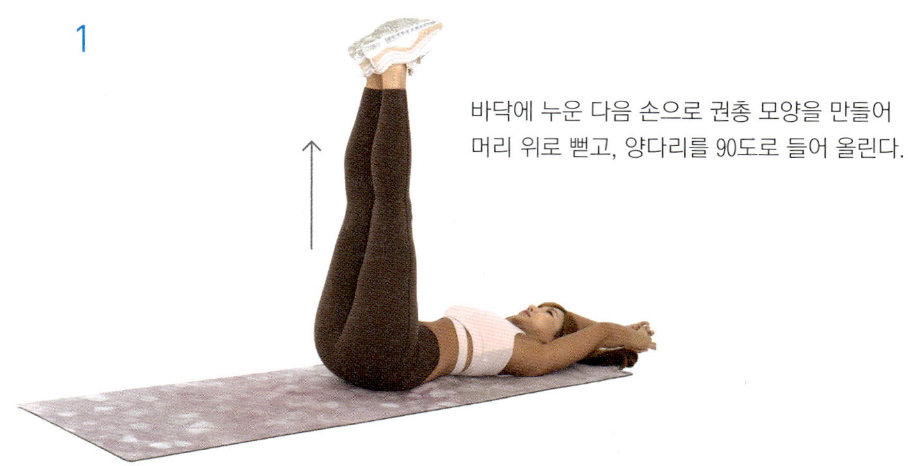

바닥에 누운 다음 손으로 권총 모양을 만들어
머리 위로 뻗고, 양다리를 90도로 들어 올린다.

2

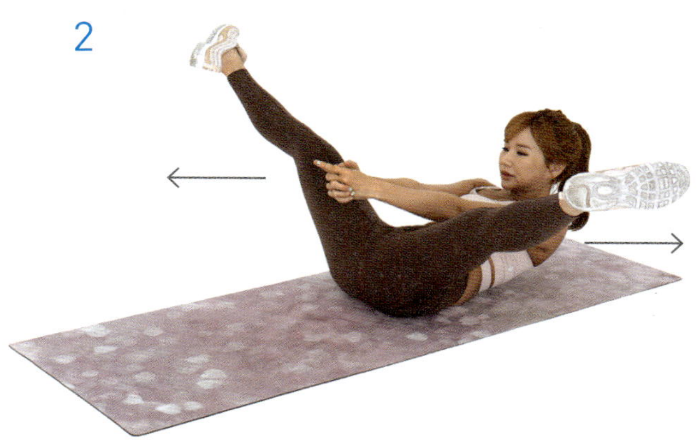

상체를 들어 올리며 다리를 최대한 벌리고
다리 사이로 손이 오도록 한 다음,
다시 상체를 내리며 다리를 모은다.

Point
• 허벅지 안쪽 힘을 느끼며 다리를 움직인다.

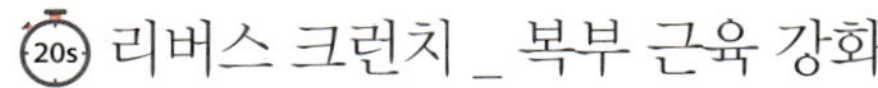

Routine 8 ⏱ 리버스 크런치 _ 복부 근육 강화

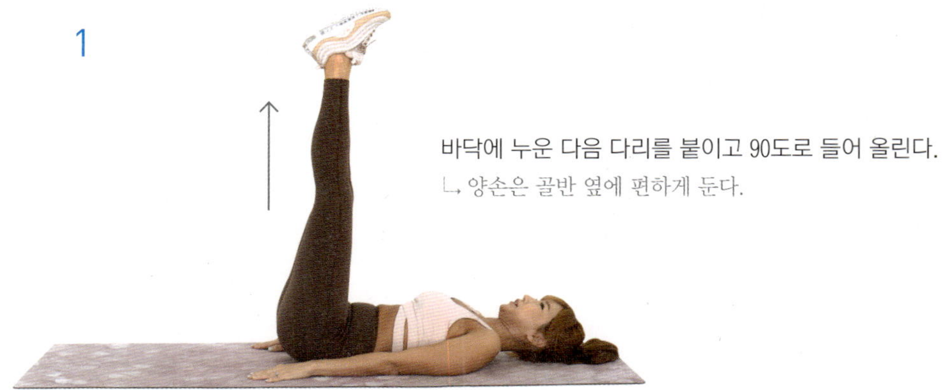

1

바닥에 누운 다음 다리를 붙이고 90도로 들어 올린다.
┗ 양손은 골반 옆에 편하게 둔다.

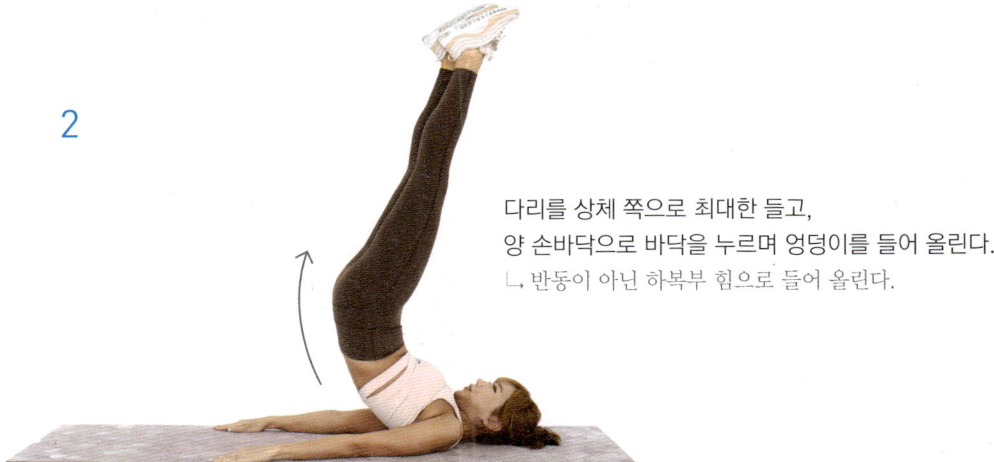

2

다리를 상체 쪽으로 최대한 들고,
양 손바닥으로 바닥을 누르며 엉덩이를 들어 올린다.
┗ 반동이 아닌 하복부 힘으로 들어 올린다.

Dr. Taeven's Tip 척추 앞굽음증

아래허리 굽이가 정상 범위보다 증가하거나 골반의 과도한 앞쪽 기울기가 동반되는 증상을 일컫는다. 이는 엉덩관절 굽힘근이 짧아지거나, 골반의 앞쪽 움직임 및 햄스트링과 복근이 약해지거나, 허리뼈 폄근이 짧아짐으로써 발생한다. 대표적인 증상은 요통인데, 하지의 교차되는 근육들이 짧아졌거나 길어졌을 때 활동을 수행하는 능력이 줄어들면서 통증이 생긴다. 누워 있는 자세에서 양손을 깍지 껴 한쪽 무릎에 올려놓고 몸 쪽으로 잡아당긴 다음 10초 유지하는 스트레칭은 엉덩관절 굽힘근을 이완시키고 골반 앞쪽 기울기를 완화시키는 데 도움이 된다.

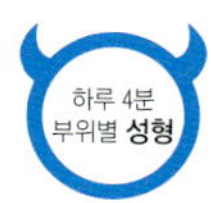

전신 지방 흡입 코어 운동

| Routine 1 | (20s) 마운틴 클라이머 _ 팔뚝, 어깨, 복부, 허리 군살 제거 |

1

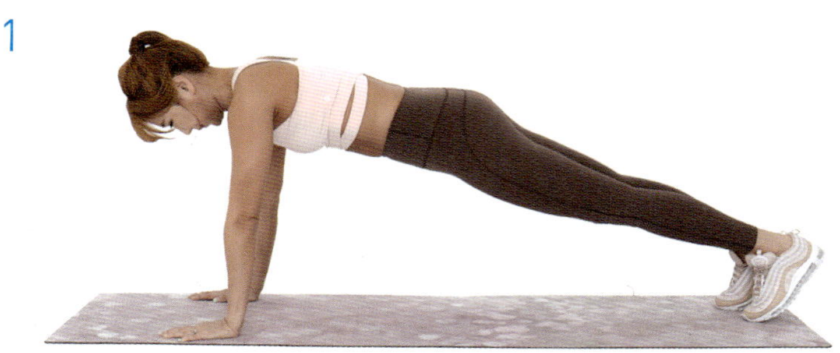

어깨 바로 아래 손목이 오도록 엎드려 플랭크 자세를 취한다.

2

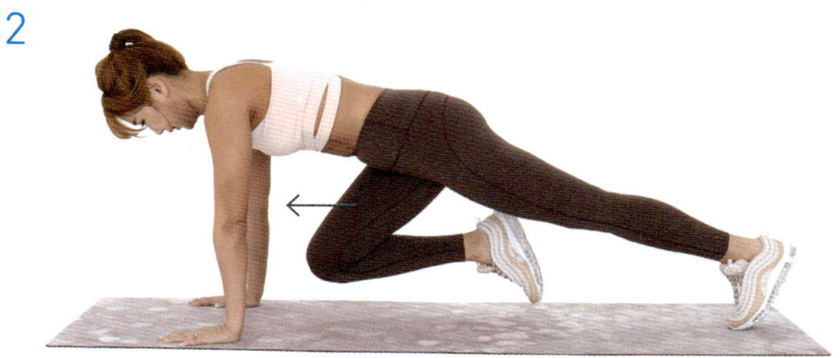

오른쪽 무릎을 가슴 쪽으로 당겼다가 제자리로 돌아온 후,
왼쪽 무릎을 가슴 쪽으로 당겼다가 제자리로 돌아온다.
┗ 하복부에 힘을 주고 바닥을 쓸 듯 무릎을 당긴다.

Point
- 억지로 속도를 높이면 어깨가 흔들릴 수 있으니 주의한다.

Routine 2 ⏱20s 엘보 플랭크 _ 복부 근육 강화

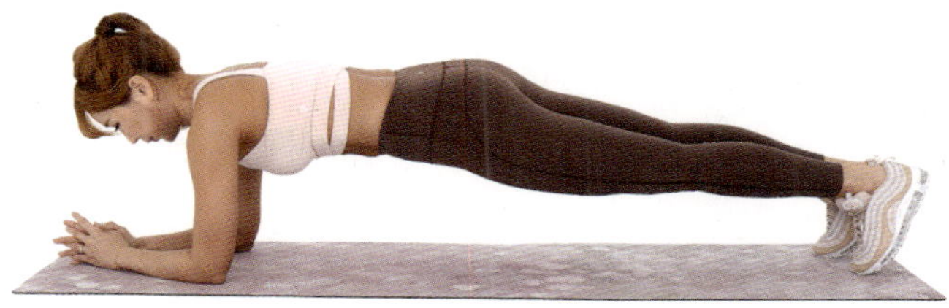

팔꿈치를 바닥에 놓고 엎드려 엘보 플랭크 자세를 취한다. 20초 동안 유지한다.

ㄴ 어깨 아래 팔꿈치가 오게 하고, 복부와 엉덩이에 힘을 줘 허리가 꺾이지 않게 한다.

Point
- 지탱하는 팔꿈치에 몸을 기대지 않는다.

Dr. Taeven's Tip **바른 자세의 중요성**

현대인들의 근골격계 질환은 특별한 외상이 있지 않는 한 대부분이 평상시 자세와 관련된다. 그렇기 때문에 바른 자세는 매우 중요하다. 바른 자세를 유지하는 데에는 뼈와 관절, 인대와 근육의 균형이 필요하다. 그런데 평소 잘못된 자세로 인해 신체 각 부위에 긴장이 생기면서 움직임에 힘이 들어가는 경우가 많고, 이는 몸의 균형을 깨뜨려 바른 자세를 갖기 힘들게 함으로써 악순환이 반복된다.

각자의 몸 상태에 적합한 자세를 찾고 스트레칭과 운동을 꾸준히 함으로써 추후에 생길 수 있는 잘못된 습관, 무리한 신체 사용, 외상 등을 예방하자.

<table><tr><td>Routire
3</td><td>⏱20s 원 레그 플랭크(오른쪽) _ 복부, 하체 근육 강화</td></tr></table>

1

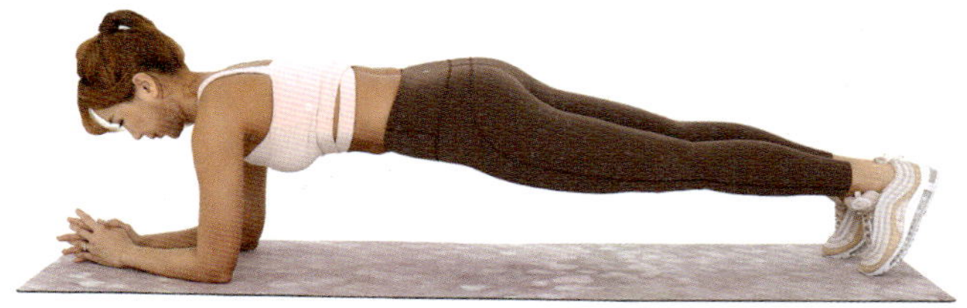

팔꿈치를 바닥에 놓고 엎드려 엘보 플랭크 자세를 취한다.

2

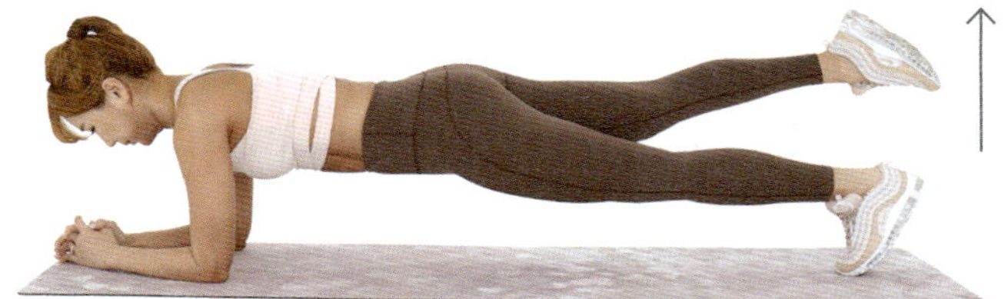

몸을 일직선으로 만들고 오른쪽 다리를 들어 올렸다가 제자리로 돌아간다.

<table><tr><td>Routire
4</td><td>⏱20s 원 레그 플랭크(왼쪽) _ 복부, 하체 근육 강화</td></tr></table>

Routine 3의 원 레그 플랭크를 반대 방향에서 진행한다.

Routine 5 ⏱ 트위스트 플랭크 _ 상하체 근육 강화

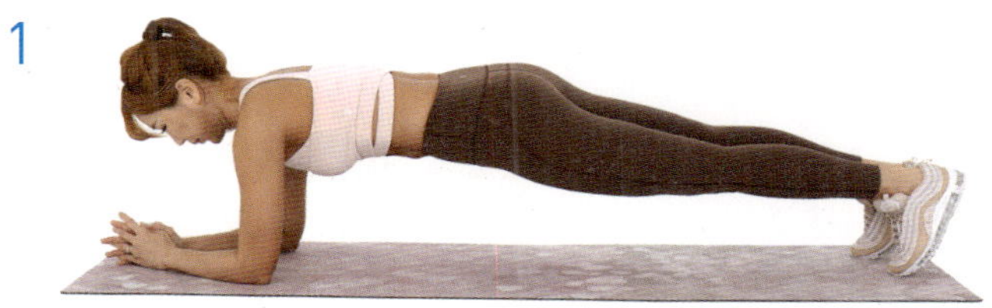

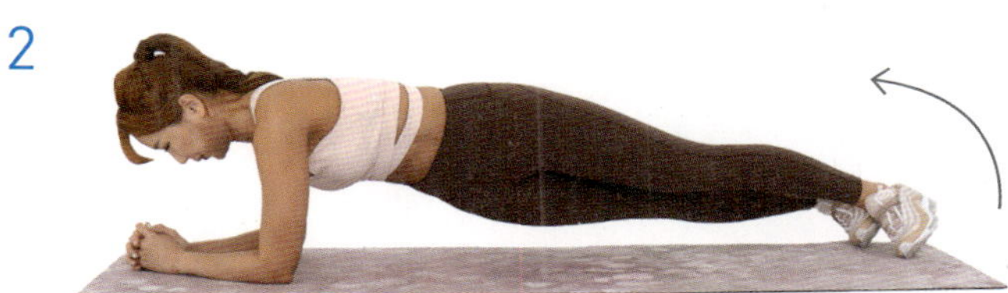

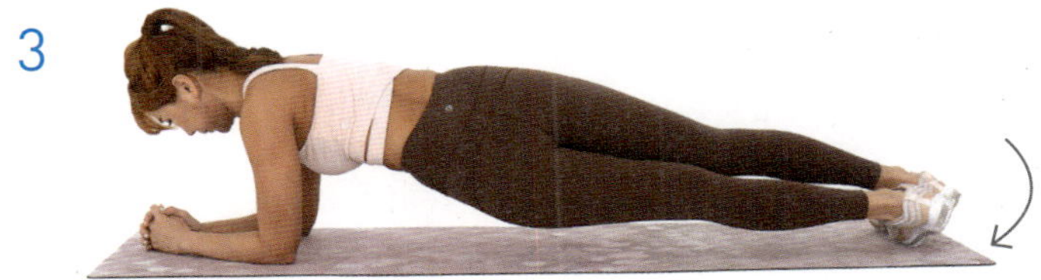

1 팔꿈치를 바닥에 놓고 엎드려 엘보 플랭크 자세를 취한다.

2 오른쪽 엉덩이 옆이 바닥에 닿을 듯이 몸을 오른쪽으로 비틀었다가 제자리로 돌아온다.

3 왼쪽 엉덩이 옆이 바닥에 닿을 듯이 몸을 왼쪽으로 비틀었다가 제자리로 돌아온다.

    ┗ 복부와 엉덩이에 힘을 줘 몸을 일직선으로 유지한다.

Point
- 동작 하나하나를 정확하게 해야 복부와 엉덩이에 제대로 된 자극을 줄 수 있다.

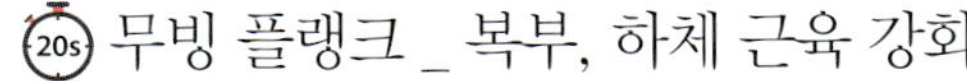

Routine 6 ⏱(20s) 무빙 플랭크 _ 복부, 하체 근육 강화

1

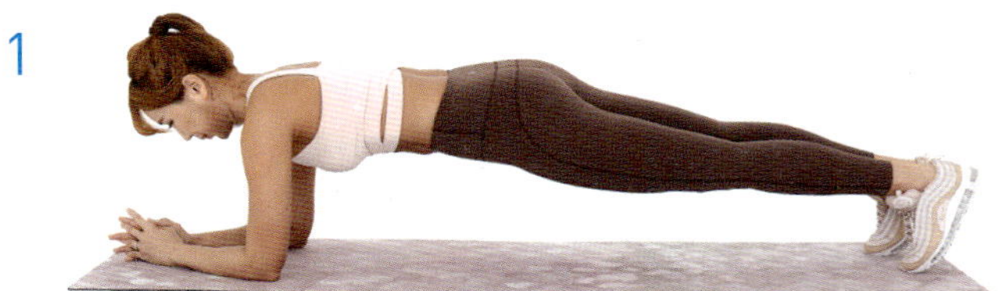

2

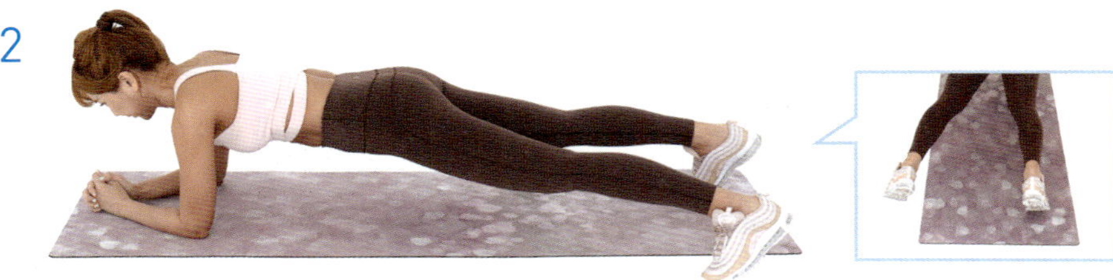

3

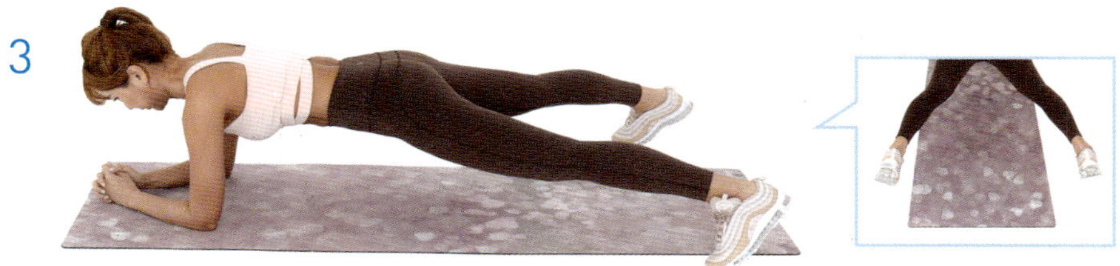

1 팔꿈치를 바닥에 놓고 엎드려 엘보 플랭크 자세를 취한다.

2 복부와 엉덩이에 힘을 주고 한 다리씩 바깥쪽으로 보낸다.

3 다시 한 발씩 제자리로 돌아간다.

Point
- 다리를 이동시키다 보면 엉덩이가 솟거나 아래로 처질 수 있으니 주의한다.

| Routine 7 | (20s) 사이드 플랭크(오른쪽) _ 상하체 근육 강화 |

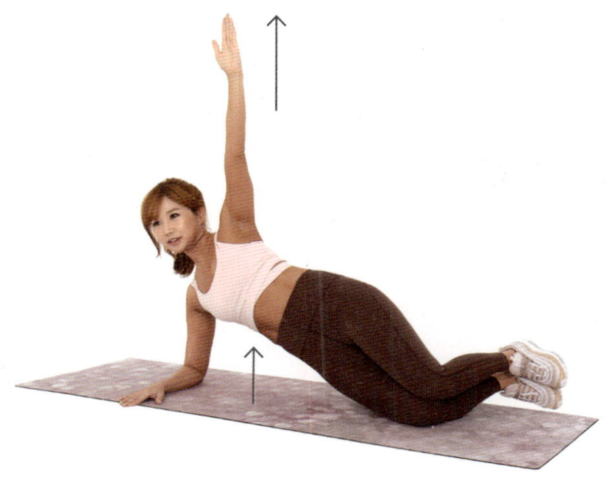

옆으로 길게 눕고 오른쪽 팔꿈치와 손바닥을 바닥에 붙인다.
골반과 상체를 들어 올리면서 왼손을 위로 쭉 펴 올린다.
ㄴ 어깨 아래 팔꿈치가 오게 하고 머리를 오른쪽 어깨에 기대지 않는다.

| Routine 8 | (20s) 사이드 플랭크(왼쪽) _ 상하체 근육 강화 |

Routine 7의 사이드 플랭크를 반대 방향에서 진행한다.

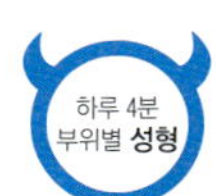

빵빵한 힙 보톡스 운동

<table>
<tr><td>Routine
1</td><td>🕐 (20s) 힙 니업(오른쪽) _ 옆구리, 엉덩이 근육 강화</td></tr>
</table>

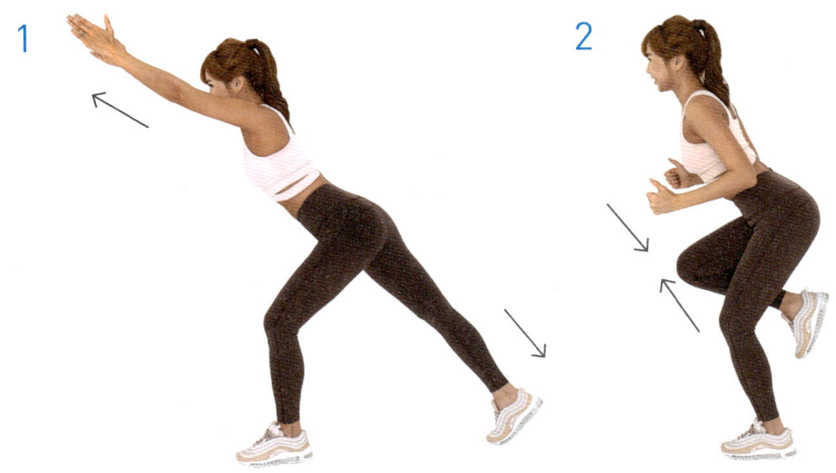

1 다리를 어깨너비로 벌리고 선 다음, 오른쪽 다리를 어깨너비 세 배 정도 뒤로 보내고 상체를 숙인다. 양손을 머리 위 대각선 앞으로 뻗는다.

  ㄴ 지탱하는 왼쪽 무릎을 살짝 구부려 무리가 가지 않게 한다.

2 오른쪽 다리를 복부 쪽으로 당겼다가 제자리로 돌아간다.

  ㄴ 복부에 힘을 줘 지탱하는 다리로만 체중이 실리게 하고 엉덩이가 움직이지 않도록 고정시킨다.

<table>
<tr><td>Routine
2</td><td>🕐 (20s) 힙 니업(왼쪽) _ 옆구리, 엉덩이 근육 강화</td></tr>
</table>

Routine 1의 힙 니업을 반대 방향에서 진행한다.

Routine 3 ⏱20s 도그킥(오른쪽) _ 엉덩이, 고관절 근육 강화

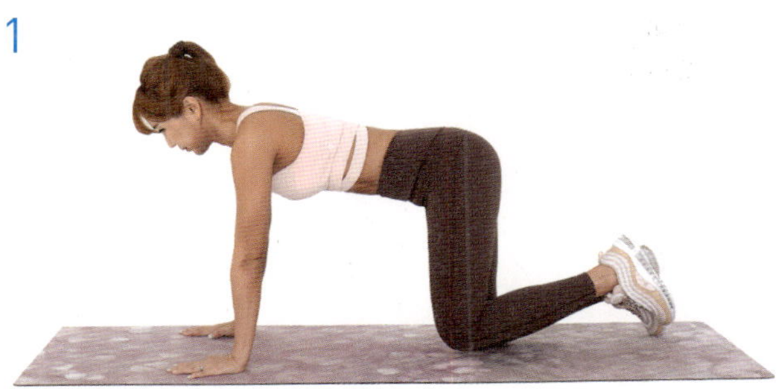

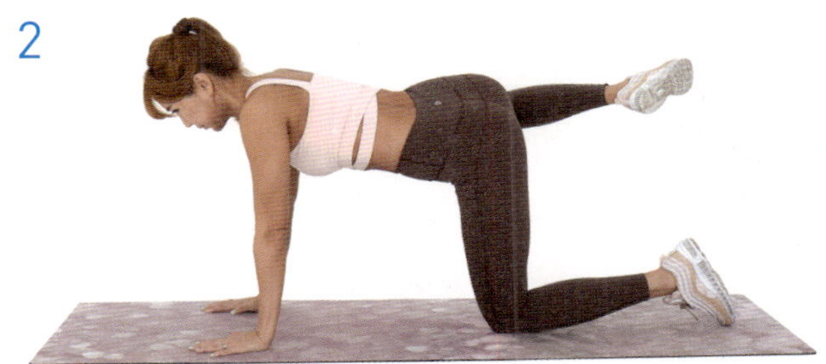

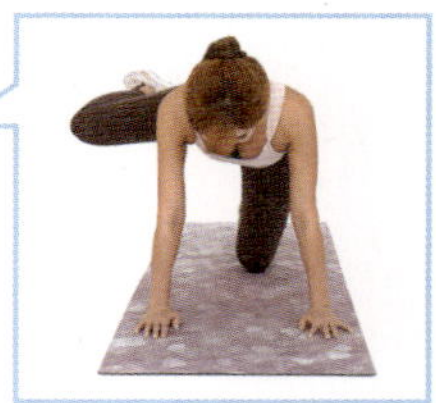

1 어깨 아래에 손목, 엉덩이 아래에 무릎이 오도록 해서 네발기기 자세를 취한다.

ㄴ 복부 힘으로 허리를 평평하게 유지해 몸통이 흔들리지 않아야 한다.

2 오른쪽 뒤꿈치가 뒤를 보게 발목을 꺾으며 오른쪽 다리를 골반 높이까지 들어 올린 다음, 제자리로 돌아온다.

ㄴ 무릎을 들어 올린다고 생각하고 엉덩이 근육을 써야 한다.

Routine 4 ⏱20s 도그킥(왼쪽) _ 엉덩이, 고관절 근육 강화

Routine 3의 도그킥을 반대 방향에서 진행한다.

| Routine 5 | ⏱20s 덩키킥(오른쪽) _ 엉덩이, 고관절 근육 강화 |

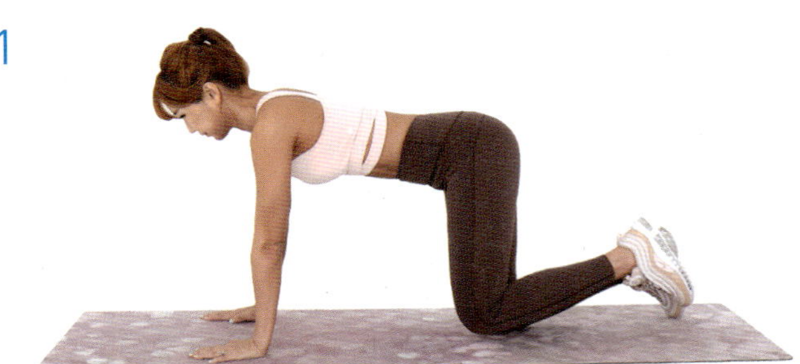

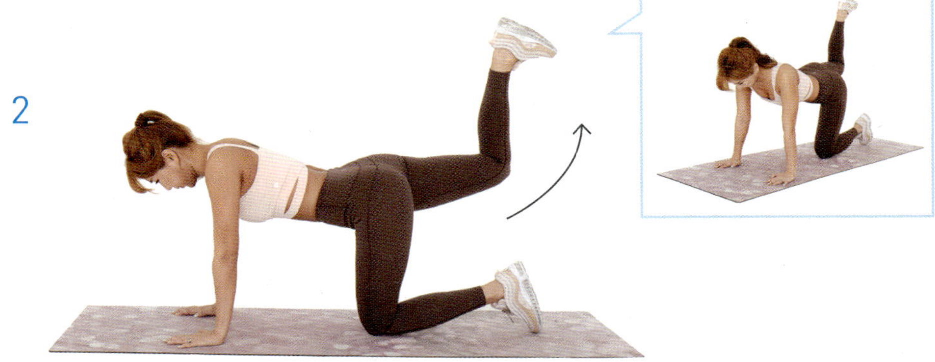

1 어깨 아래에 손목, 엉덩이 아래에 무릎이 오도록 해서 네발기기 자세를 취한다.

2 오른쪽 다리를 천장을 향해 들어 올렸다가 제자리로 돌아온다.

 ↳ 오른 발바닥으로 천장을 누른다는 느낌에 집중한다.

 ↳ 무릎을 들어 올린다고 생각하고 엉덩이 근육을 써야 한다.

 ↳ 다리를 올릴 때 허리를 쓰지 않도록 주의하고 복부 힘으로 단단히 고정시킨다.

| Routine 6 | ⏱20s 덩키킥(왼쪽) _ 엉덩이, 고관절 근육 강화 |

Routine 5의 덩키킥을 반대 방향에서 진행한다.

Routine 7 🕐20s 원 레그 브릿지(오른쪽) _ 엉덩이, 복부, 등 근육 강화

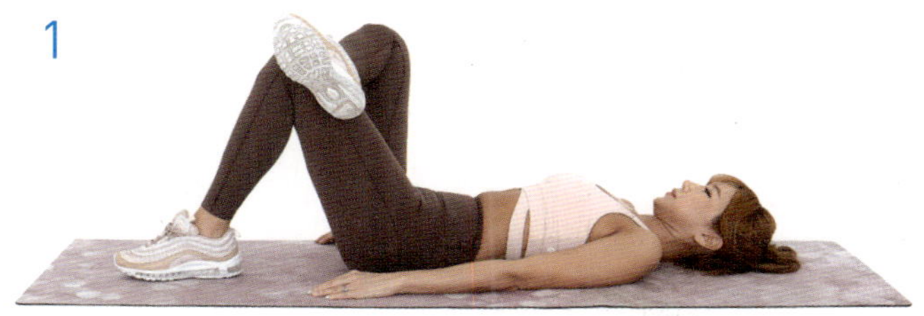

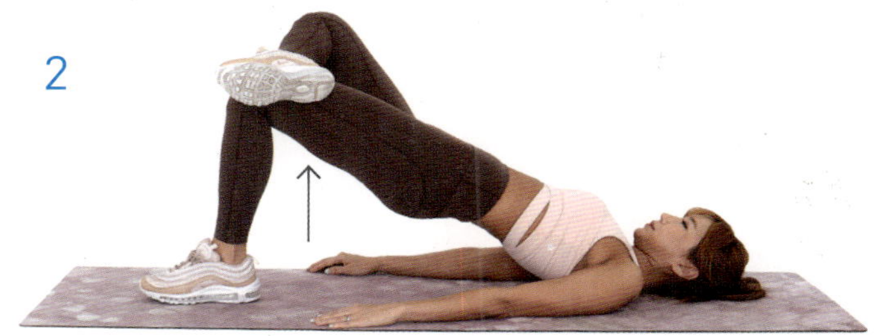

1 바닥에 누운 다음 양쪽 무릎을 세우고 양발을 골반 너비로 벌린다.
오른쪽 발목을 왼쪽 무릎에 얹는다.
ㄴ 양손을 골반 옆에 편하게 둔다.

2 척추를 하나하나 펴듯이 엉덩이를 들어 올렸다가 척추를 하나하나 펴듯이 엉덩이를 내린다.
ㄴ 몸 앞면이 평평해질 때까지 올라가고 골반이 삐뚤어지지 않게 고정시킨다.

Routine 8 🕐20s 원 레그 브릿지(왼쪽) _ 엉덩이, 복부, 등 근육 강화

Routine 7의 원 레그 브릿지를 반대 방향에서 진행한다.

하체 비만 다리 교정 운동 

⏱ **20s** 스쿼트 니업_ 상하체 근육 강화

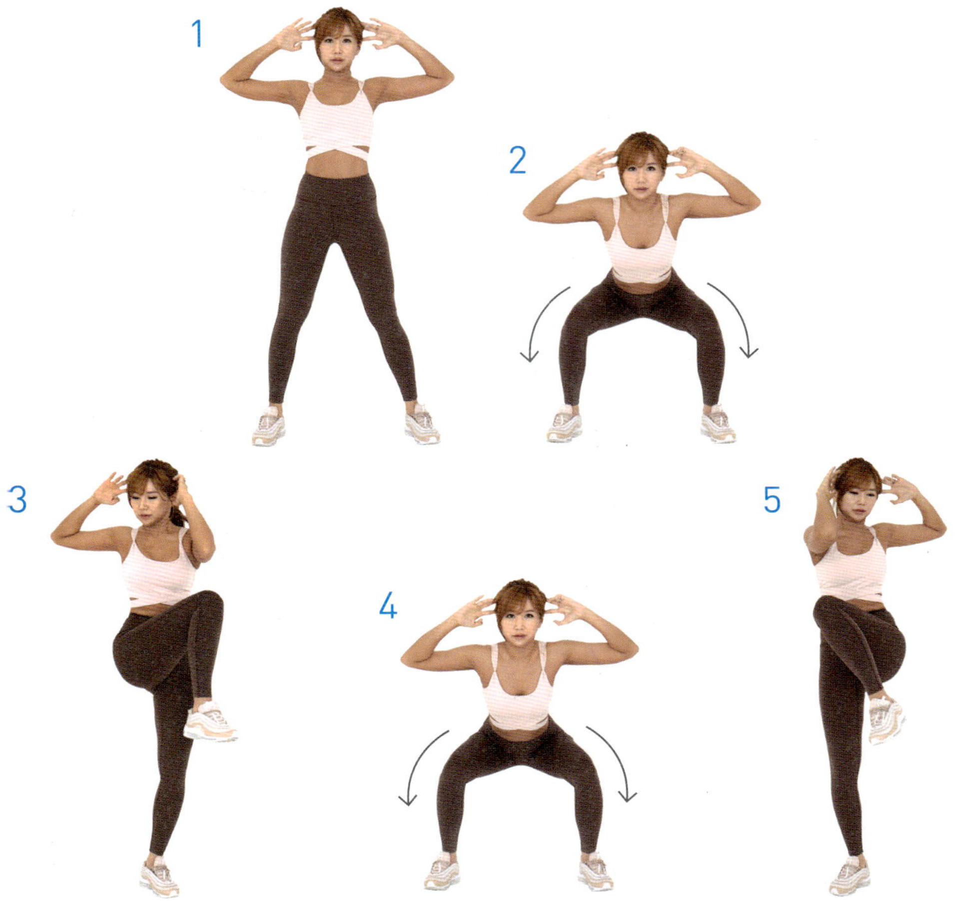

1

2

3

4

5

1 다리를 어깨너비로 벌리고 양손은 뒤통수에서 깍지를 낀다.
    └ 어깨에 힘을 빼고 가슴을 활짝 연다.

2 엉덩이를 최대한 뒤로 밀며 내려갔다가 제자리로 올라온다.

3 오른쪽 무릎과 왼쪽 팔꿈치가 만날 듯이 오른쪽 다리를 들어 올렸다가 제자리로 돌아온다.

4 엉덩이를 최대한 뒤로 밀며 내려갔다가 제자리로 올라온다.

5 왼쪽 무릎과 오른쪽 팔꿈치가 만날 듯이 왼쪽 다리를 들어 올렸다가 제자리로 돌아온다.

Routine 2 ⏱20s 스윙 스쿼트(오른쪽) _ 상하체 근육 강화

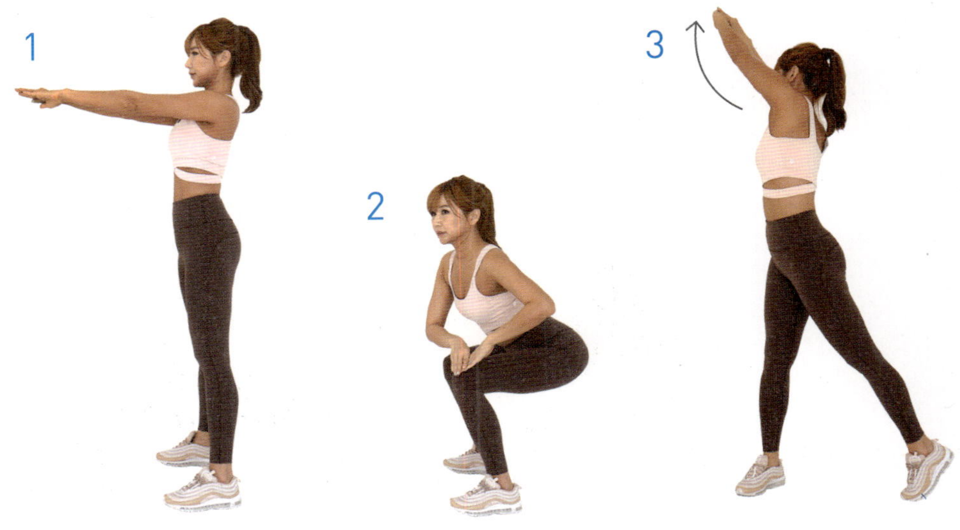

1 다리를 어깨너비로 벌리고 양손 엄지손가락을 붙여 앞으로 쭉 편다.

2 양손을 포개 왼쪽 무릎에 두고 엉덩이를 뒤로 밀며 내려간다.

3 엉덩이를 뒤로 밀며 올라오면서 양팔을 오른쪽 위로 들어 올린다.

 ↳ 골프채를 휘두르듯 옆구리를 비틀고 왼쪽 뒤꿈치가 들리게 하며 엉덩이 근육에 힘을 준다.

Routine 3 ⏱20s 스윙 스쿼트(왼쪽) _ 상하체 근육 강화

Routine 2의 스윙 스쿼트를 반대 방향에서 진행한다.

Routine 4 ⏱ **20s** 만세 와이드 스쿼트 _ 상하체 근육 강화

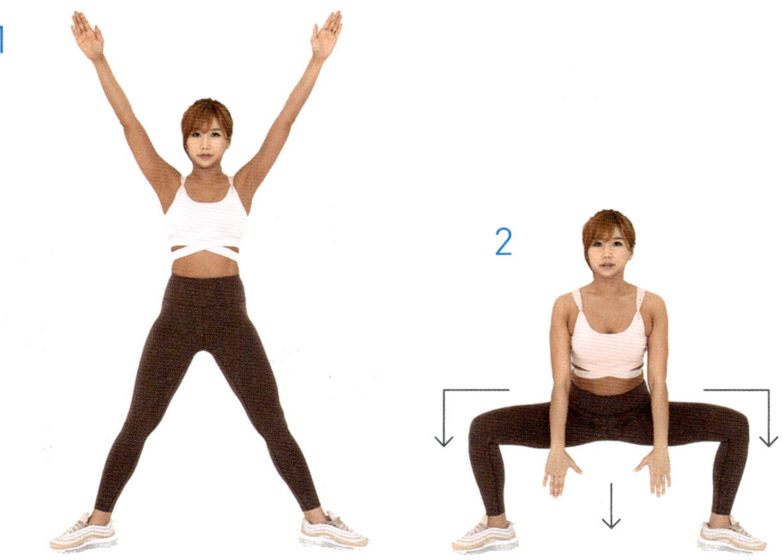

1 다리를 어깨너비보다 넓게 벌리고 양팔을 머리 위로 뻗는다.

↳ 양발 끝을 45도 정도로 벌린다.

2 엉덩이를 뒤로 밀며 내려가는 동시에 양팔이 내려와 바닥 쪽으로 내린다.

↳ 무릎이 엄지발가락을 향하도록 다리를 벌린다.

↳ 허리는 곧게 편다.

3 발바닥을 눌러 올라오는 동시에 양팔을 머리 위로 들어 올린다.

Point

· 허벅지 안쪽과 엉덩이에 힘을 준다.

| Routine 5 | 🕐 사이드 스쿼트 _ 엉덩이, 허벅지 근육 강화 |

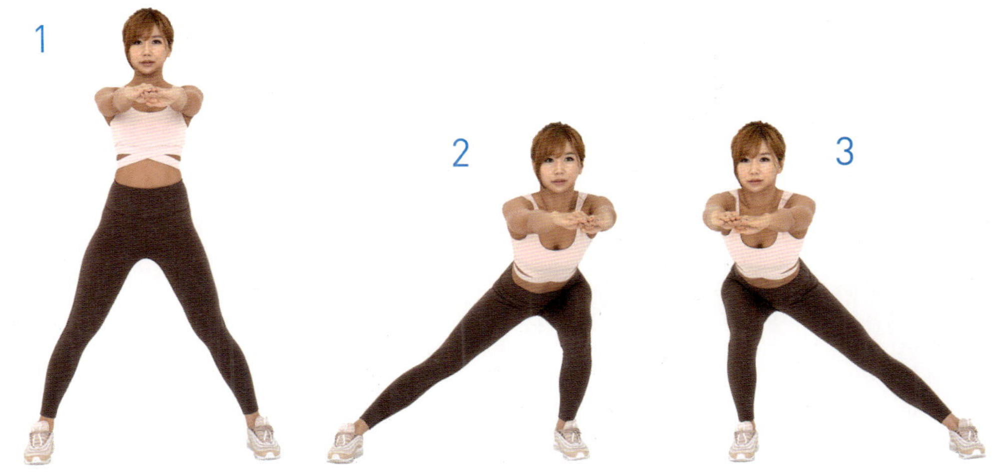

1 다리를 어깨너비보다 넓게 벌리고 양손을 포개 앞으로 뻗는다.

2 상체를 왼쪽으로 향하게 해서 체중을 왼발에 실으며 엉덩이를 뒤로 밀며 앉는다.
왼발 바닥을 지그시 눌러 제자리로 돌아온다.

3 상체를 오른쪽으로 향하게 해서 체중을 오른발에 실으며 엉덩이를 뒤로 밀며 앉는다.
오른발 바닥을 지그시 눌러 제자리로 돌아온다.

Point
- 엉덩이를 지나치게 뒤로 빼지 않도록 한다.
- 스쿼트는 운동 효과가 크지만 자세를 바르게 잡지 않으면 무릎에 무리가 갈 수 있으니 주의해야 한다.
- 발보다 무릎이 앞으로 나가지 않도록 한다.

| Routine 6 | ⏱ **20s** 런지(오른쪽) _ 엉덩이, 허벅지 근육 강화 |

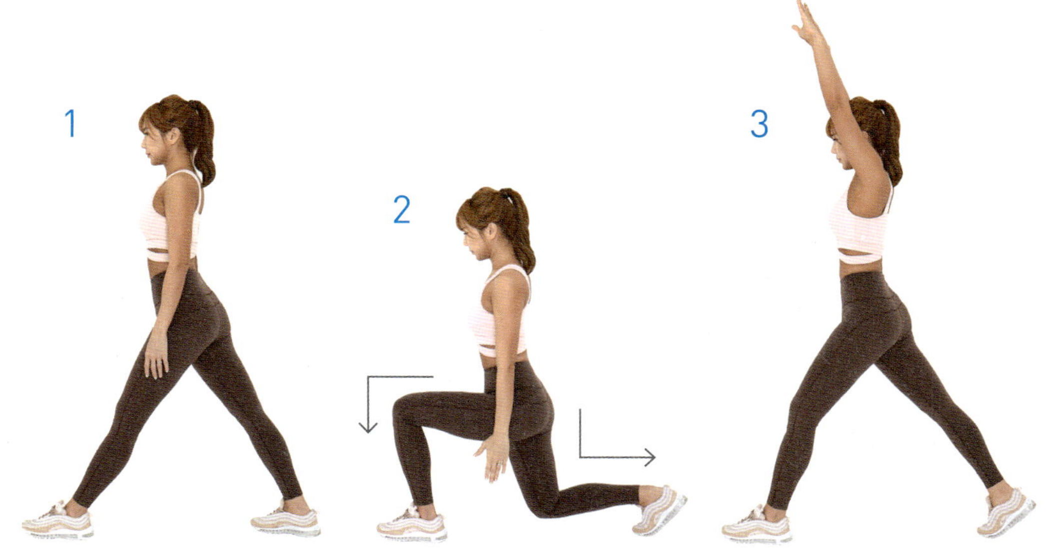

1 다리를 어깨너비로 벌리고 선 다음,

오른쪽 다리를 어깨너비 세 배 정도 뒤로 가져간다.

ㄴ 양팔은 골반 옆에 편하게 둔다.

2 왼쪽 다리는 ㄱ자, 오른쪽 다리는 ㄴ자 모양이 되게 다리를 구부려 내려간다.

ㄴ 왼쪽 무릎을 90도로 구부리고 오른쪽 무릎은 바닥에 닿기 직전까지 내린다.

3 오른발을 누르며 올라오는 동시에 양팔을 만세한다.

| Routine 7 | 런지(왼쪽) _ 엉덩이, 허벅지 근육 강화 |

Routine 6의 런지를 반대 방향에서 진행한다.

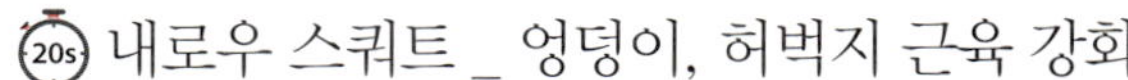

Routine 4 ⏱ 20s 내로우 스쿼트 _ 엉덩이, 허벅지 근육 강화

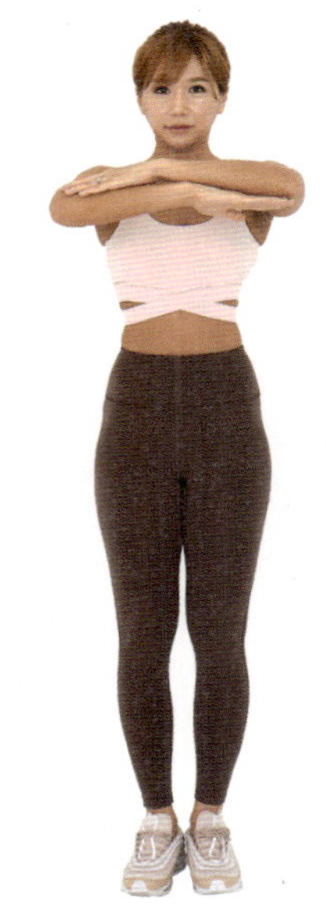

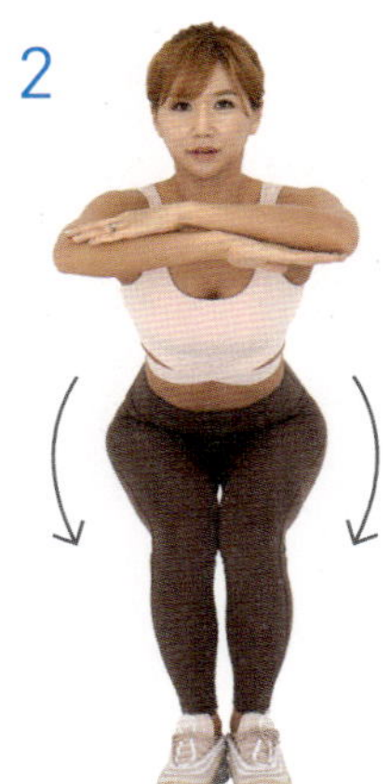

1 양다리를 붙여 바르게 서고 양팔을 X자로 포개어 가슴에 둔다.

  ㄴ 양발과 허벅지를 최대한 붙인다.

2 엉덩이를 뒤로 밀며 내려갔다가 다시 엉덩이를 뒤로 밀며 올라온다.

Point
- 허벅지 안쪽 힘을 유지해 다리가 벌어지지 않게 한다.
- 승마살을 없애는 데 좋은 운동이다.

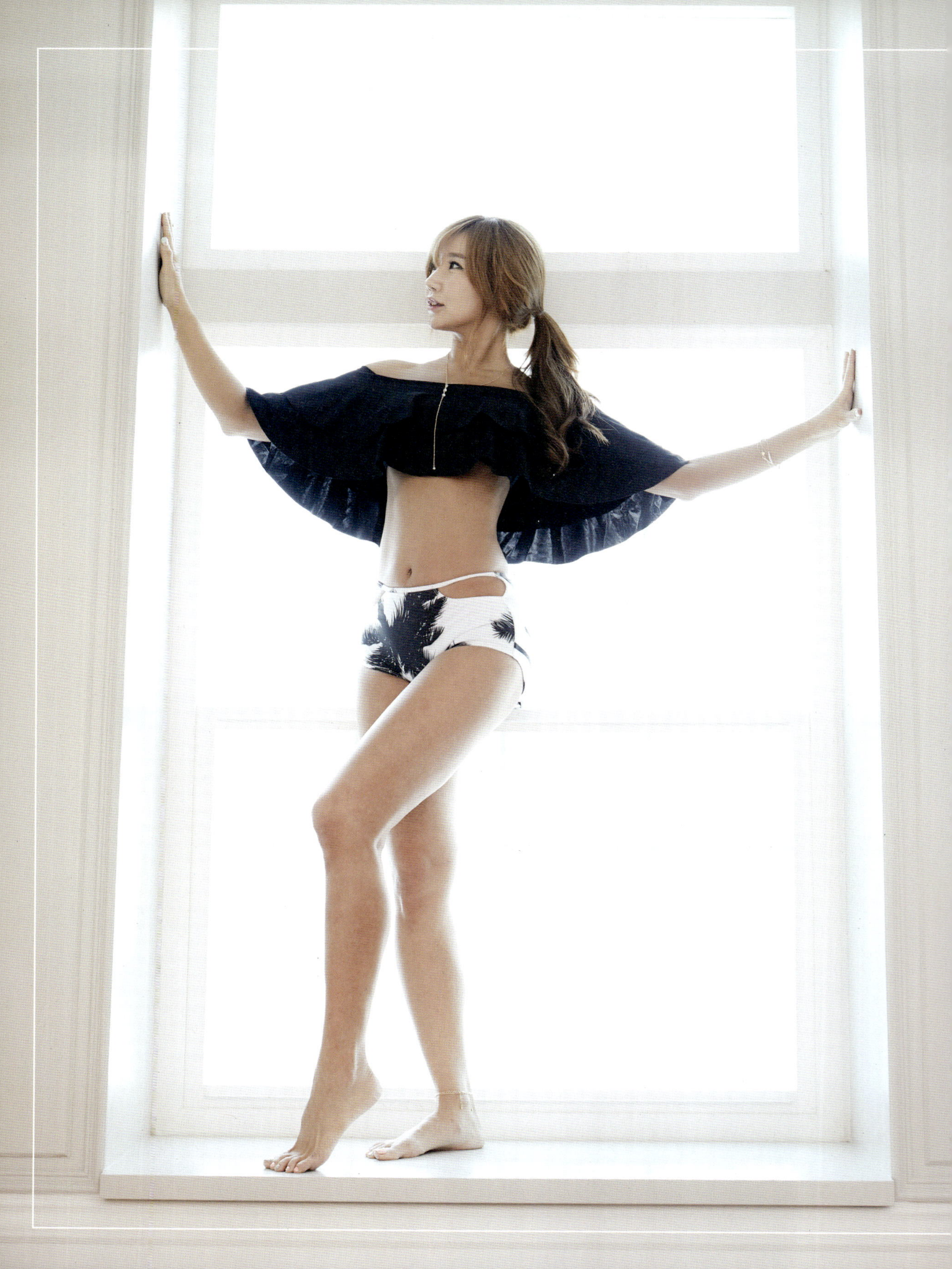

20분 유산소 운동
_ 공유이

많은 사람들이 유산소 운동을 하기 위해서는 운동 기구가 필요하다고 생각하죠. 하지만 집에서도 특별한 운동 기구 없이 얼마든지 유산소 운동을 할 수 있답니다. 제가 그동안 유튜브에 올렸던 여러 프로그램 중 특히 인기가 좋았던 것 중 하나가 바로 이 집에서 따라 하는 유산소 운동 프로그램이었는데요, 유튜브에서 빠르게 지나갔던 부분을 하나하나 핵심 동작만 모아서 자세히 설명하니 큰 도움이 되실 거예요.

저는 주로 아침 공복에 유산소 운동을 해요. 제 SNS에서는 이를 줄여 '공유이(공복 유산소 20분)'라고 부르죠. 우리 몸은 자는 동안 몸에 저장된 탄수화물을 이용해 에너지를 소비하는데 아침에 일어나면 탄수화물이 적어 에너지원으로 지방이 쓰인다고 해요. 그래서 공복에 유산소 운동을 하면 평균 20퍼센트 정도 더 효과가 있다고 합니다. 단, 20분이 넘어가면 근육 손실이 있을 수 있으니 20분을 넘기지 마세요. 그리고 공복 운동이 너무 힘들다, 아침에 여유가 없다 하는 분들은 무산소 운동 후에 마무리로 유산소 운동을 해주시면 돼요.

유산소 운동 프로그램은 한 동작 당 30회를 반복한답니다. 그 다음 쉬지 않고 제자리 걷기나 제자리 뛰기로 호흡을 고른 후 다음 동작 30회를 반복하는 식으로 이어지는 구성이에요.

월 · 목 기아 팔뚝 유산소 운동 시퀀스

1 **제자리 걷기**
20회

2 **점핑잭**
20회

3 **제자리 걷기**
20회

4 **점핑잭**
20회

5 **제자리 걷기**
20회

6 **천장 향해 주먹 뻗기**
30회씩 총 2세트

7 **제자리 걷기**
20회

8 **정면 향해 주먹 뻗기**
30회씩 총 2세트

9 **제자리 걷기**
20회

10 **대각선 바닥 향해 주먹 뻗기**
30회씩 총 2세트

11 **제자리 걷기**
20회

12 **수직 바닥 향해 주먹 뻗기**
30회씩 총 2세트

13 **제자리 걷기**
20회

14 **삼두 골반 운동**
30회씩 총 2세트

15 **제자리 걷기**
20회

16 **등 운동**
30회씩 총 2세트

17 **제자리 걷기**
20회

18 **트위스트 토 터치**
30회씩 총 2세트

19 **제자리 걷기**
20회

20 **맨손 데드 리프트**
30회씩 총 2세트

21 **제자리 걷기**
20회

22 **빠르게 제자리 뛰기**
20회

23 **제자리 걷기**
20회

24 **빠르게 제자리 뛰기**
20회

25 **제자리 걷기**
20회

26 **빠르게 제자리 뛰기**
20회

27 **제자리 걷기**
20회

28 **빠르게 제자리 뛰기**
20회

29 **제자리 걷기**
20회

30 **빠르게 제자리 뛰기**
20회

➡ 중요 핵심 동작 따라하기

● 점핑잭

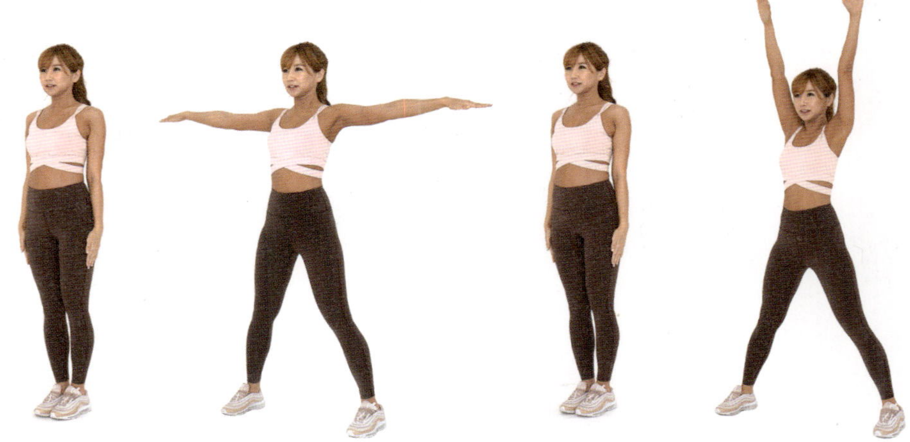

차려 자세로 팔다리를 모으고 바르게 선다. → 팔다리를 양옆으로 동시에 벌리며 뛴다.
→ 차려 자세로 돌아온다. → 양다리를 벌리는 동시에 양팔을 높이 쭉 뻗으며 뛴다.

● 천장 향해 주먹 뻗기

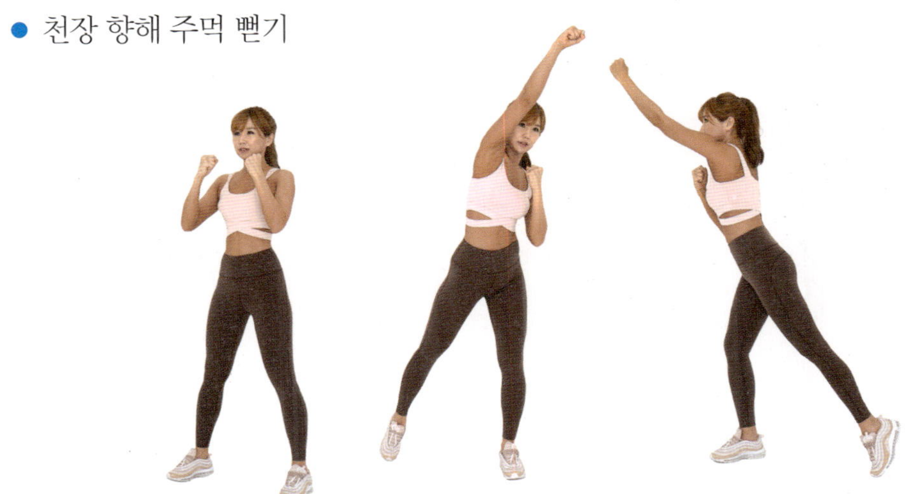

다리는 어깨너비로 벌리고 양손은 주먹을 쥐어 가슴 앞에 둔다.
→ 천장으로 오른쪽 주먹을 뻗었다가 가져온다. → 천장으로 왼쪽 주먹을 뻗었다가 가져온다.
ㄴ 한 세트가 끝나면 제자리 걷기 20회로 숨을 고르고 다시 반복한다.

● 정면 향해 주먹 뻗기

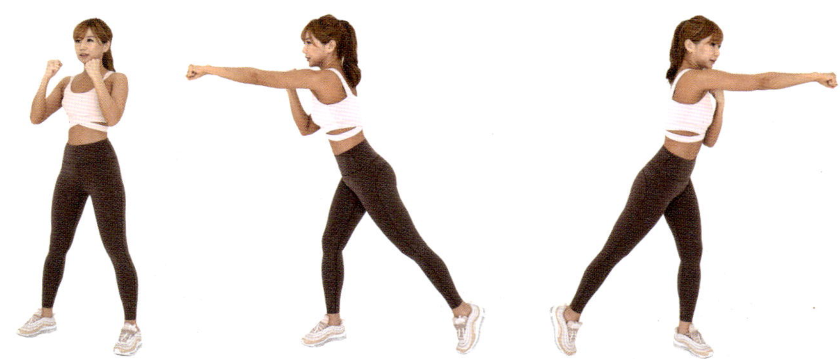

다리는 어깨너비로 벌리고 양손은 주먹을 쥐어 가슴 앞에 둔다.
→ 어깨 높이의 정면으로 오른쪽 주먹을 뻗었다가 가져온다.
→ 어깨 높이의 정면으로 왼쪽 주먹을 뻗었다가 가져온다.

ㄴ 한 세트가 끝나면 제자리 걷기 20회로 숨을 고르고 다시 반복한다.

● 대각선 바닥 향해 주먹 뻗기

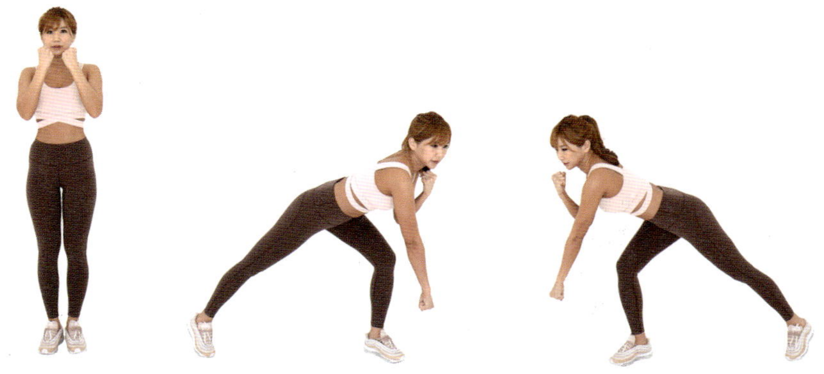

다리를 붙여서 똑바로 서고 양손은 주먹을 쥐어 가슴 앞에 둔다.
→ 왼쪽 대각선 바닥으로 오른쪽 주먹을 뻗었다가 가져온다.
→ 오른쪽 대각선 바닥으로 왼쪽 주먹을 뻗었다가 가져온다.

ㄴ 한 세트가 끝나면 제자리 걷기 20회로 숨을 고르고 다시 반복한다.

● 수직 바닥 향해 주먹 뻗기

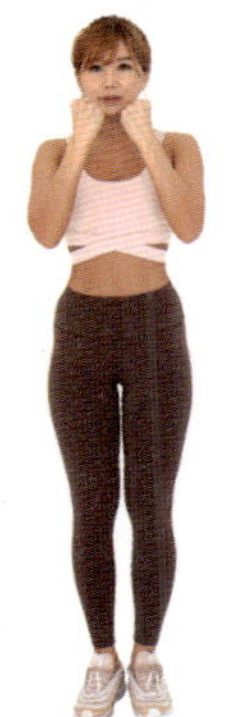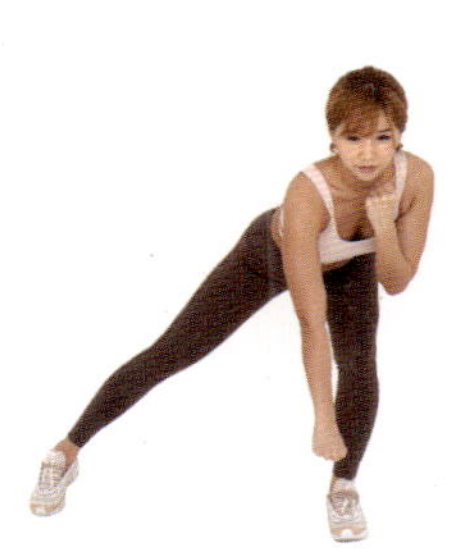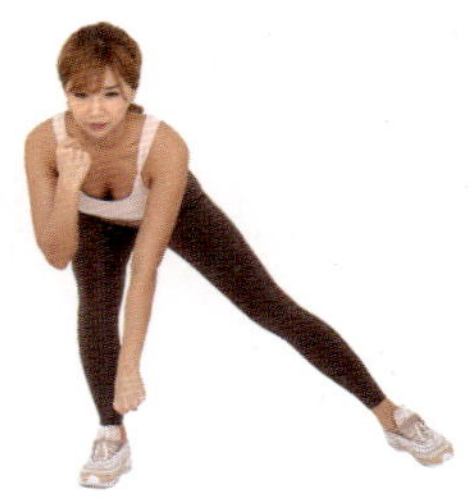

다리를 붙여서 무릎을 구부려 서고 양손을 주먹 쥐고 가슴 앞에 둔다.
→ 오른쪽 다리를 오른쪽으로 쭉 펴주면서 오른쪽 주먹을 수직 바닥으로 뻗었다가 가져온다.
→ 왼쪽 다리를 왼쪽으로 쭉 펴주면서 왼쪽 주먹을 수직 바닥으로 뻗었다가 가져온다.

ㄴ 한 세트가 끝나면 제자리 걷기 20회로 숨을 고르고 다시 반복한다.

● 삼두 골반 운동

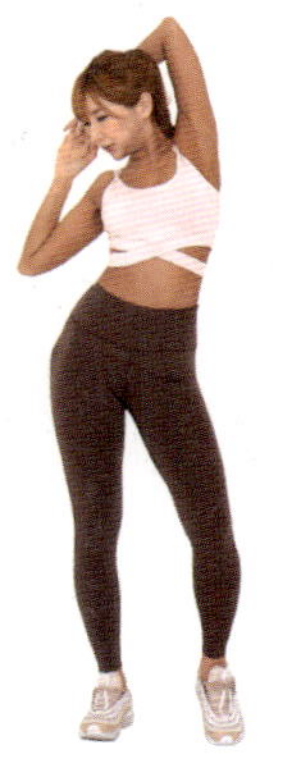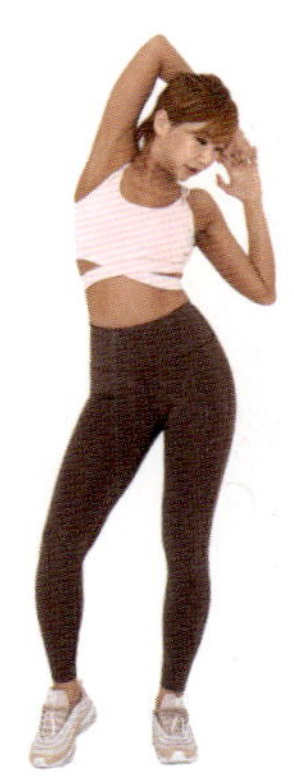

다리는 어깨너비로 벌려 서고 양팔을 머리 위로 올려 깍지를 낀 다음, 오른발에 체중을 실으면서
오른쪽 팔꿈치를 아래로 당겼다가 제자리로 돌아온다.
→ 왼발에 체중을 실으면서 왼쪽 팔꿈치를 아래로 당겼다가 제자리로 돌아온다.

ㄴ 한 세트가 끝나면 제자리 걷기 20회로 숨을 고르고 다시 반복한다.

ㄴ 양팔은 양방향으로 서로 당기듯 유지한다.

● 등 운동

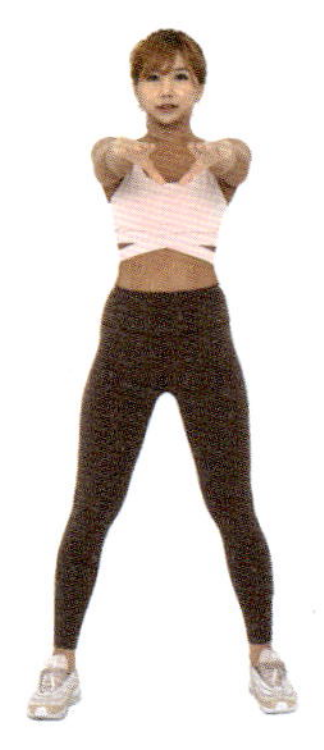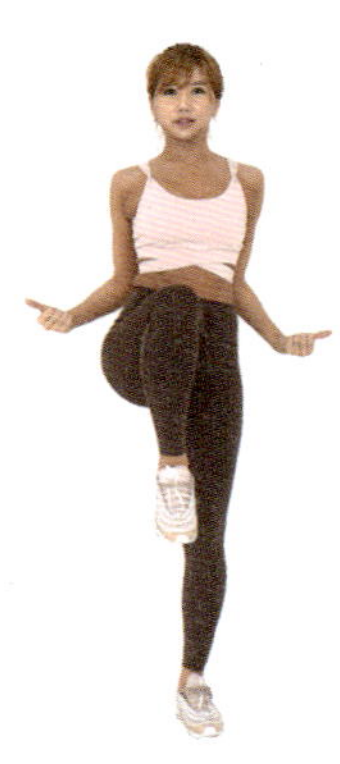

다리는 어깨너비로 벌려 서고 양팔을 앞으로 모아 뻗는다.

→ 양팔을 아래로 내리면서 상체를 활짝 펴 등을 뒤로 접어주고, 오른쪽 다리를 수직으로 들어 올린다.

→ 제자리로 돌아온다.

→ 양팔을 아래로 내리면서 상체를 활짝 펴 등을 뒤로 접어주고, 왼쪽 다리를 수직으로 들어 올린다.

∟ 한 세트가 끝나면 제자리 걷기 20회로 숨을 고르고 다시 반복한다.

● 트위스트 토 터치

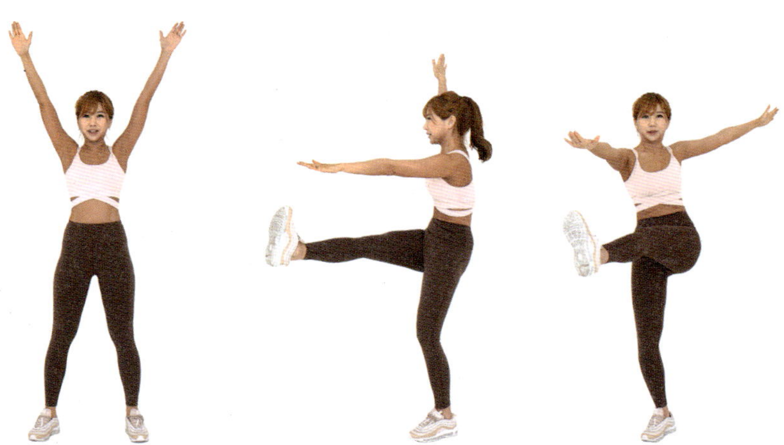

다리는 어깨너비로 벌려 서고 양팔을 만세한다.

→ 왼팔을 아래로 내리고 오른쪽 다리를 들어 올려 손끝과 발끝이 만나도록 한 다음, 제자리로 돌아온다.

→ 오른팔을 아래로 내리고 왼쪽 다리를 들어 올려 손끝과 발끝이 만나도록 한 다음, 제자리로 돌아온다.

∟ 한 세트가 끝나면 제자리 걷기 20회로 숨을 고르고 다시 반복한다.

● 맨손 데드 리프트

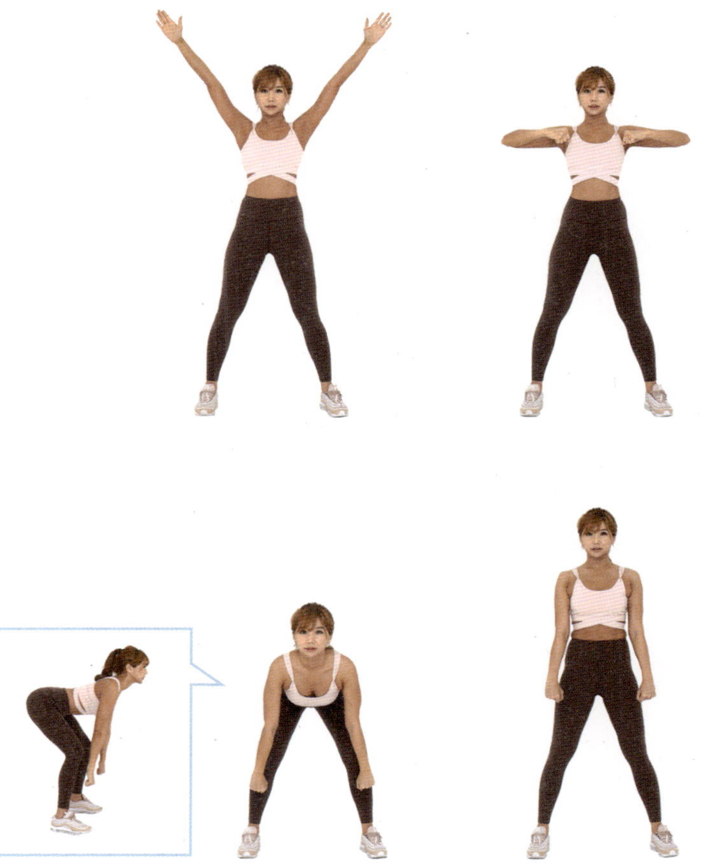

다리는 어깨너비로 벌려 서고 양팔을 만세한다.

→ 팔꿈치가 바깥쪽을 향하도록 접으며 양팔을 가슴까지 내린다.

→ 양 무릎을 구부리면서 무릎을 스치듯이 양팔을 아래로 펴 내린다.

→ 일어서며 양팔을 골반 높이까지 가져온다.

∟ 한 세트가 끝나면 제자리 걷기 20회로 숨을 고르고 다시 반복한다.

화·금 복부 체지방 제로 유산소 운동 시퀀스

① 제자리 걷기
20회

② 점핑잭
20회

③ 제자리 걷기
20회

④ 점핑잭
20회

⑤ 제자리 걷기
20회

⑥ 사이드 니업
30회씩 총 2세트

⑦ 제자리 걷기
20회

⑧ 트위스트 니업 1
30회씩 총 2세트

⑨ 제자리 걷기
20회

⑩ 트위스트 니업 2
30회씩 총 2세트

⑪ 제자리 걷기
20회

⑫ 트위스트 니업 3
30회씩 총 2세트

⑬ 제자리 걷기
20회

⑭ 니업
30회씩 총 2세트

⑮ 제자리 걷기
20회

⑯ 트위스트 토 터치
30회씩 총 2세트

⑰ 제자리 걷기
20회

⑱ 빠르게 제자리 뛰기
20회

⑲ 제자리 걷기
20회

⑳ 빠르게 제자리 뛰기
20회

㉑ 제자리 걷기
20회

㉒ 빠르게 제자리 뛰기
20회

㉓ 제자리 걷기
20회

㉔ 빠르게 제자리 뛰기
20회

㉕ 제자리 걷기
20회

㉖ 빠르게 제자리 뛰기
20회

㉗ 제자리 걷기
20회

→ 중요 핵심 동작 따라하기

● 사이드 니업

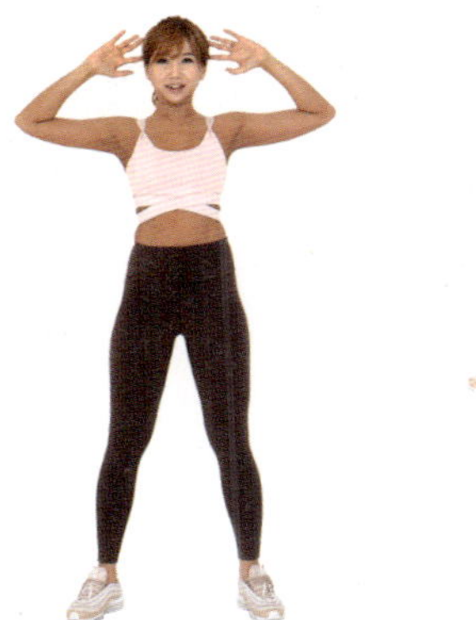 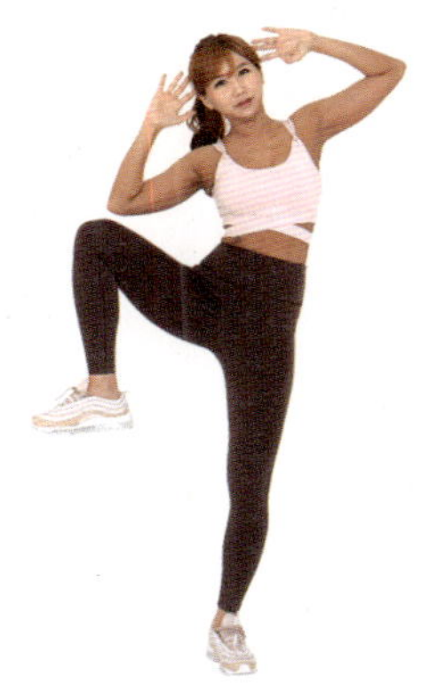 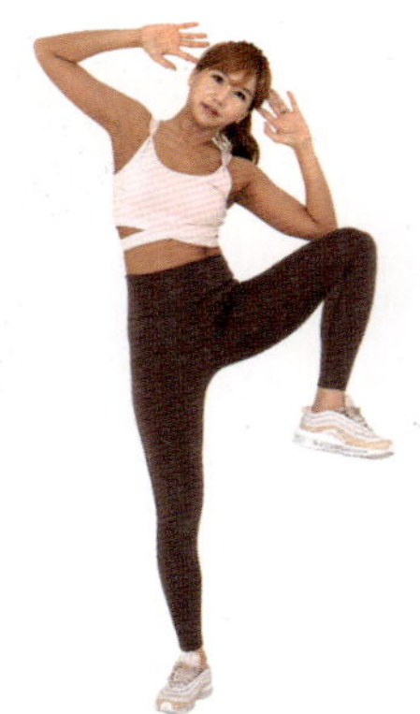

다리는 어깨너비로 벌려 서고 양손은 뒤통수에서 깍지를 낀다.

→ 상체를 오른쪽으로 숙이면서 오른쪽 무릎과 오른쪽 팔꿈치가 만날 듯이
　다리를 들어 올렸다가 제자리로 돌아온다.

→ 상체를 왼쪽으로 숙이면서 왼쪽 무릎과 왼쪽 팔꿈치가 만날 듯이 다리를 들어 올렸다가 제자리로 돌아온다.

ㄴ 한 세트가 끝나면 제자리 걷기 20회로 숨을 고르고 다시 반복한다.

● 트위스트 니업 1

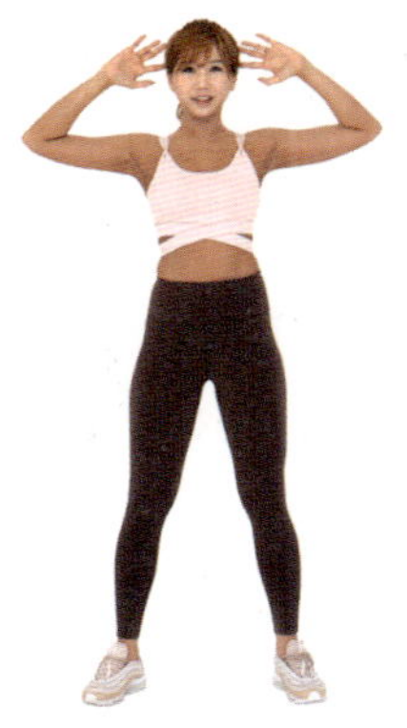 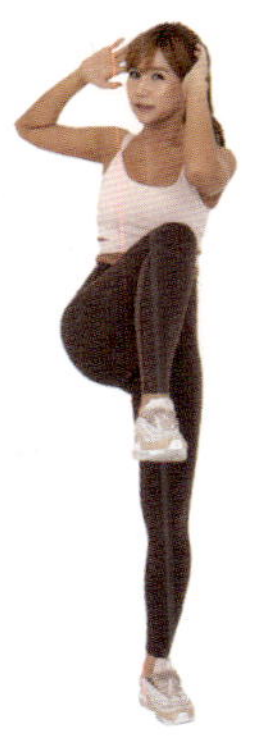 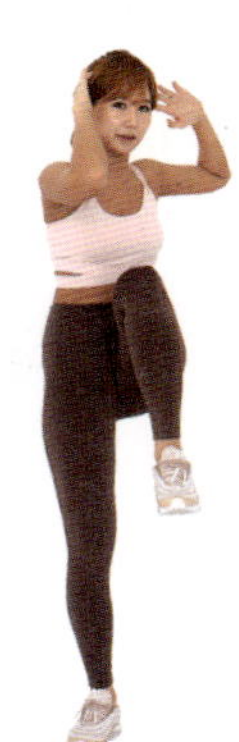

다리는 어깨너비로 벌려 서고 양손은 뒤통수에서 깍지를 낀다.

→ 상체를 틀어주면서 오른쪽 무릎이 왼쪽 팔꿈치에 닿을 듯이 대각선으로 들어 올린 후, 제자리로 돌아온다.

→ 상체를 틀어주면서 왼쪽 무릎이 오른쪽 팔꿈치에 닿을 듯이 대각선으로 들어 올린 후, 제자리로 돌아온다.

ㄴ 한 세트가 끝나면 제자리 걷기 20회로 숨을 고르고 다시 반복한다.

● 트위스트 니업 2

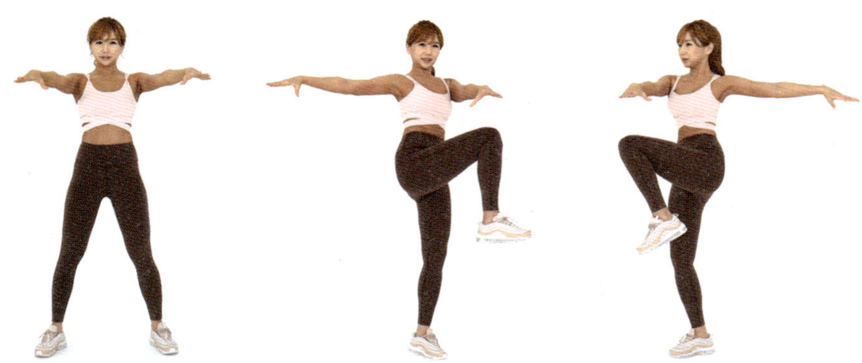

다리는 어깨너비로 벌려 서고 양팔은 앞으로 나란히 한다.

→ 오른쪽 다리를 골반 높이까지 들어 올리는 동시에 양팔을 오른쪽으로 보내며 몸통을 비튼 후,
   제자리로 돌아온다.

→ 왼쪽 다리를 골반 높이까지 들어 올리는 동시에 양팔을 왼쪽으로 보내며 몸통을 비튼 후,
   제자리로 돌아온다.

∟ 한 세트가 끝나면 제자리 걷기 20회로 숨을 고르고 다시 반복한다.

● 트위스트 니업 3

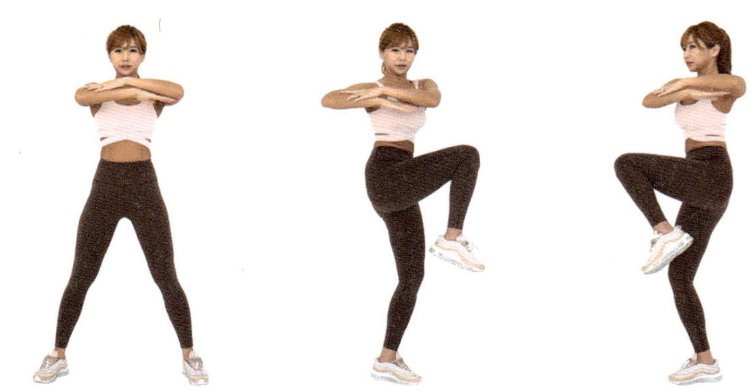

다리는 어깨너비로 벌려 서고, 양손은 포개어 어깨 높이로 들어 올린다.

→ 오른쪽 다리는 왼쪽을 향해 골반 높이까지 들어 올리고, 동시에 상체는 오른쪽을 향해 비튼 후,
   제자리로 돌아온다.

→ 왼쪽 다리는 오른쪽을 향해 골반 높이까지 들어 올리고, 동시에 왼쪽을 향해 비튼 후,
   제자리로 돌아온다.

∟ 한 세트가 끝나면 제자리 걷기 20회로 숨을 고르고 다시 반복한다.

● 니업

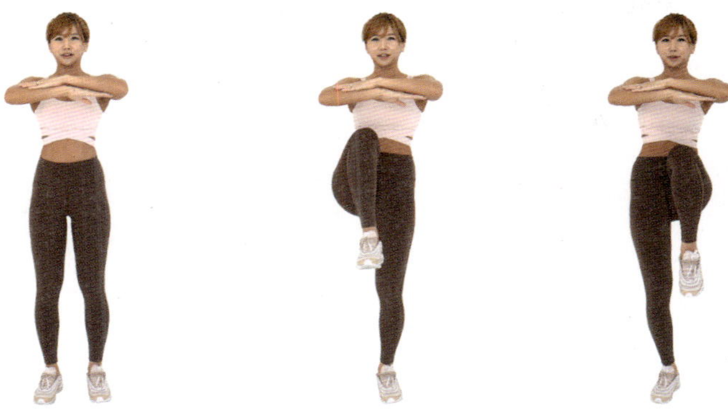

다리는 어깨너비로 벌려 서고, 양손은 포개어 어깨 높이로 들어 올린다.

→ 오른쪽 다리를 수직으로 골반 높이까지 들어 올렸다가 제자리로 돌아온다.

→ 왼쪽 다리를 수직으로 골반 높이까지 들어 올렸다가 제자리로 돌아온다.

┗ 한 세트가 끝나면 제자리 걷기 20회로 숨을 고르고 다시 반복한다.

● 트위스트 토 터치

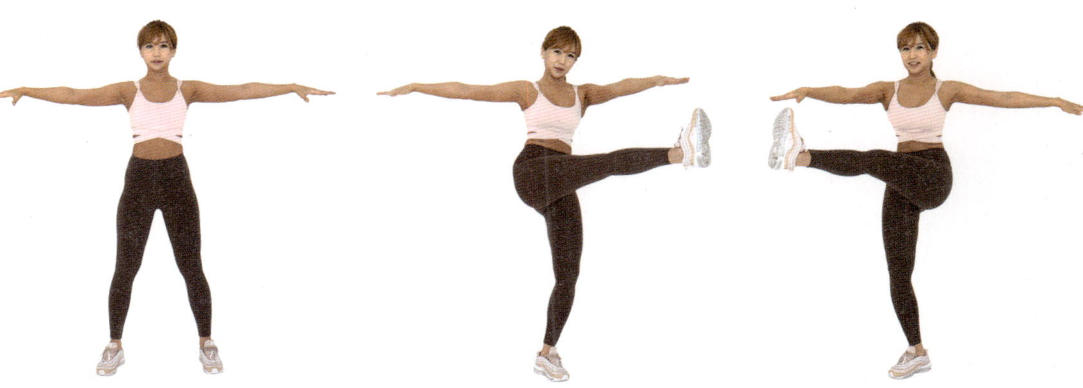

다리는 어깨너비로 벌려 서고 양팔을 양옆으로 뻗는다.

→ 오른쪽 다리를 골반 높이까지 들어 올린다. 동시에 상체를 틀며 왼팔을 뻗어 오른발 끝을 터치한 후, 제자리로 돌아온다.

→ 왼쪽 다리를 골반 높이까지 들어 올린다. 동시에 상체를 틀며 오른팔을 뻗어 왼발 끝을 터치한 후, 제자리로 돌아온다.

┗ 한 세트가 끝나면 제자리 걷기 20회로 숨을 고르고 다시 반복한다.

수 · 토 애플힙 칼로리컷 유산소 운동 시퀀스

1. 제자리 걷기
   20회

2. 점핑잭
   20회

3. 제자리 걷기
   20회

4. 점핑잭
   20회

5. 제자리 걷기
   20회

6. 변형 스쿼트 1
   10회씩 총 2세트

7. 제자리 걷기
   20회

8. 변형 스쿼트 2
   10회씩 총 2세트

9. 제자리 걷기
   20회

10. 한 다리 차 올리기
    10회씩 총 2세트

11. 제자리 걷기
    20회

12. 트위스트 니업
    30회씩 총 2세트

13. 제자리 걷기
    20회

14. 런지
    20회씩 총 2세트

15. 제자리 걷기
    20회

16. 와이드 스쿼트+런지
    각 10회씩 총 2세트

17. 제자리 걷기
    20회

18. 니업
    30회씩 총 2세트

19. 제자리 걷기
    20회

20. 사이드 스쿼트
    20회씩 총 2세트

21. 제자리 걷기
    20회

22. 빠르게 제자리 뛰기
    20회

23. 제자리 걷기
    20회

24. 빠르게 제자리 뛰기
    20회

25. 제자리 걷기
    20회

26. 빠르게 제자리 뛰기
    20회

➡ 중요 핵심 동작 따라하기

● 변형 스쿼트 1

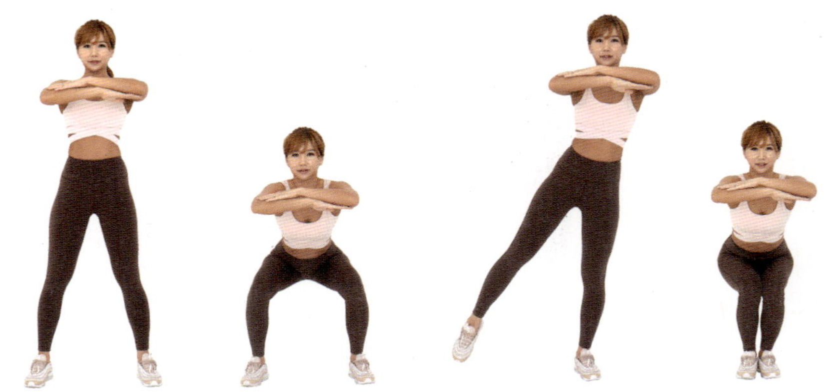

다리는 어깨너비로 벌려 서고, 양손은 포개어 어깨 높이로 들어 올린다. → 엉덩이를 뒤로 밀며 내려간다.
→ 올라오며 다리를 모은다. → 다리를 모은 채 엉덩이를 뒤로 밀며 내려간다. → 올라오며 다리를 벌린다.
ㄴ 한 세트가 끝나면 제자리 걷기 20회로 숨을 고르고 다시 반복한다.

● 변형 스쿼트 2

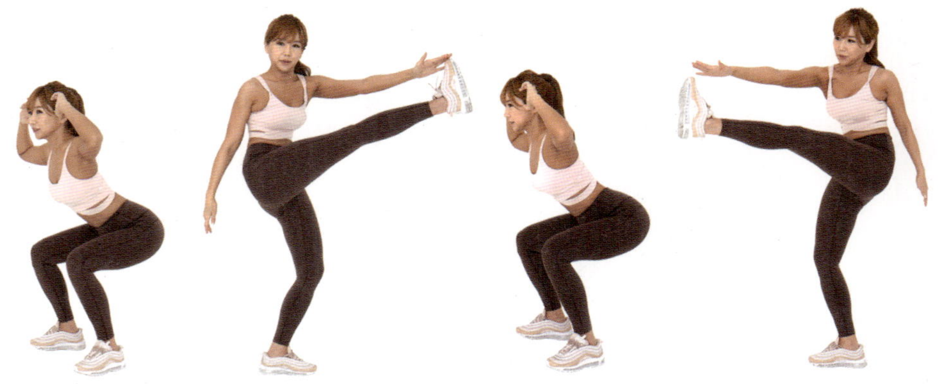

다리는 어깨너비로 벌려 서고, 양손을 머리 양옆에 둔 다음, 엉덩이를 뒤로 밀며 내려간다.
→ 올라오며 오른쪽 다리를 앞으로 뻗는 동시에 왼손으로 오른발을 터치한 후, 제자리로 돌아온다.
→ 엉덩이를 뒤로 밀며 내려간다.
→ 올라오며 왼쪽 다리를 앞으로 뻗는 동시에 오른손으로 왼발을 터치한 후, 제자리로 돌아온다.
ㄴ 한 세트가 끝나면 제자리 걷기 20회로 숨을 고르고 다시 반복한다.

● 한 다리 차 올리기

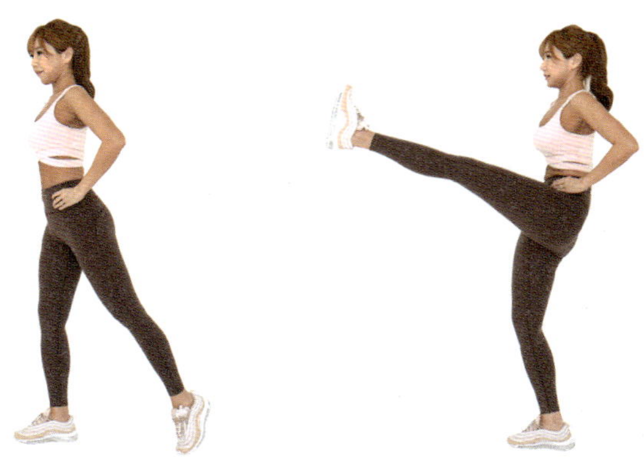

다리는 어깨너비만큼 앞뒤로 벌려 서고 양손으로 골반을 잡는다.
→ 오른쪽 다리를 쭉 펼친 채 최대한 높이 차 올렸다가 제자리로 돌아온다.
→ 왼쪽 다리를 쭉 펼친 채 최대한 높이 차 올렸다가 제자리로 돌아온다.
ㄴ 한 세트가 끝나면 제자리 걷기 20회로 숨을 고르고 다시 반복한다.

● 트위스트 니업

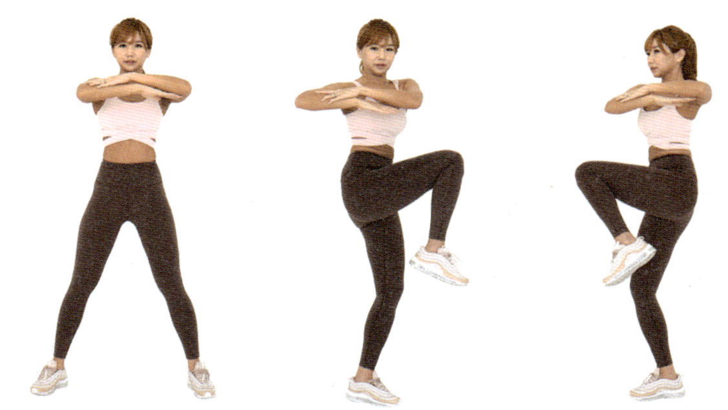

다리는 어깨너비로 벌려 서고, 양손은 포개어 어깨 높이로 들어 올린다.
→ 오른쪽 다리는 왼쪽을 향해 골반 높이까지 들어 올리고, 동시에 상체는 오른쪽을 향해 비튼 후,
　제자리로 돌아온다.
→ 왼쪽 다리는 오른쪽을 향해 골반 높이까지 들어 올리고, 동시에 상체는 왼쪽을 향해 비튼 후,
　제자리로 돌아온다.
ㄴ 한 세트가 끝나면 제자리 걷기 20회로 숨을 고르고 다시 반복한다.

● 런지

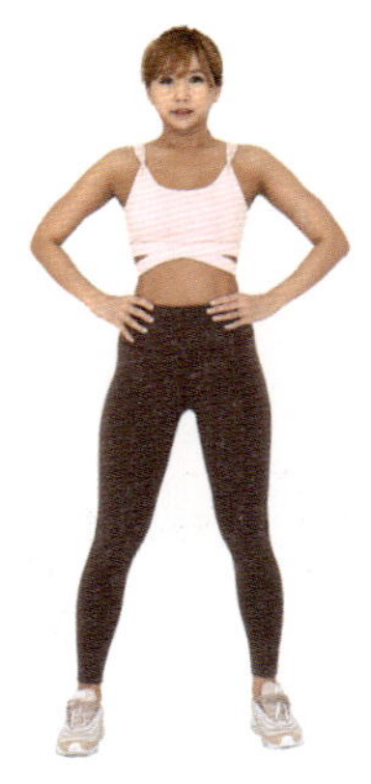 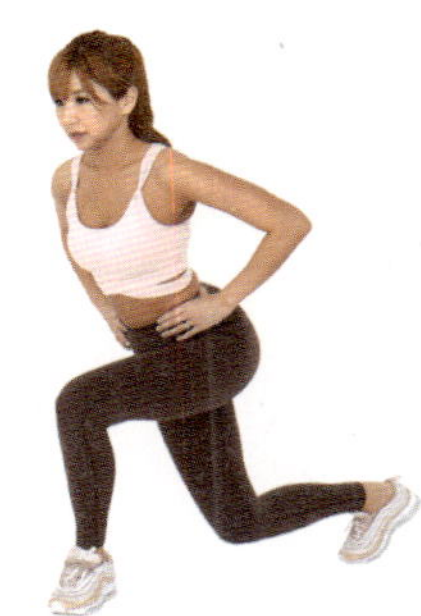 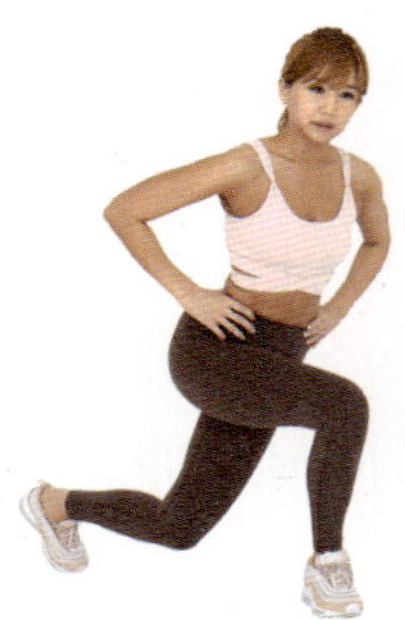

다리를 어깨너비로 벌리고 선다.
→ 오른쪽 다리를 뒤로 보낸 뒤 오른쪽 무릎이 바닥에 닿기 직전까지 내렸다가 올라오며 제자리로 돌아온다.
→ 왼쪽 다리를 뒤로 보낸 뒤 왼쪽 무릎이 바닥에 닿기 직전까지 내렸다가 올라오며 제자리로 돌아온다.
ㄴ 한 세트가 끝나면 제자리 걷기 20회로 숨을 고르고 다시 반복한다.

Dr. Taeven's Tip **무지 외반증**

엄지발가락이 바깥쪽으로 변형된 것을 말한다. 굽이 높거나 볼이 좁은 신발을 자주 신는 여성에게 나타나기 쉬운 질환으로, 유전적인 소인이 있어 어머니나 여동생과 비슷한 발 모양을 가질 가능성이 있다. 증상이 진행된 경우 엄지발가락 안쪽에 홍반, 부종, 압통이 생길 수 있고 무딤, 저림 등의 신경학적 증상이 동반될 수 있다. 초기 단계에 보조기를 사용할 수는 있으나 원상태로 회복시켜준다기보다 증상을 완화시키는 역할로 봐야 한다. 증상이 진행되어 걷기 힘들 정도라면 정확한 검사를 통해 발 변형 정도를 확인하고 다른 질환이 동반된 것은 아닌지 확인해야 한다. 평소 구두를 자주 신는다면 적당한 두께의 밑창이 있는 운동화로 교체해주고 발 전체의 혈액 순환을 높여주는 게 도움이 된다. 온찜질과 함께 발바닥에 골프공 같은 작은 공을 놓고 문지르는 형태로 자극해주고, 발가락 전체를 오므렸다 펴거나 엄지발가락을 이용해서 공중에 숫자 1부터 10까지 그리는 동작 등을 추천한다.

● 와이드 스쿼트+런지

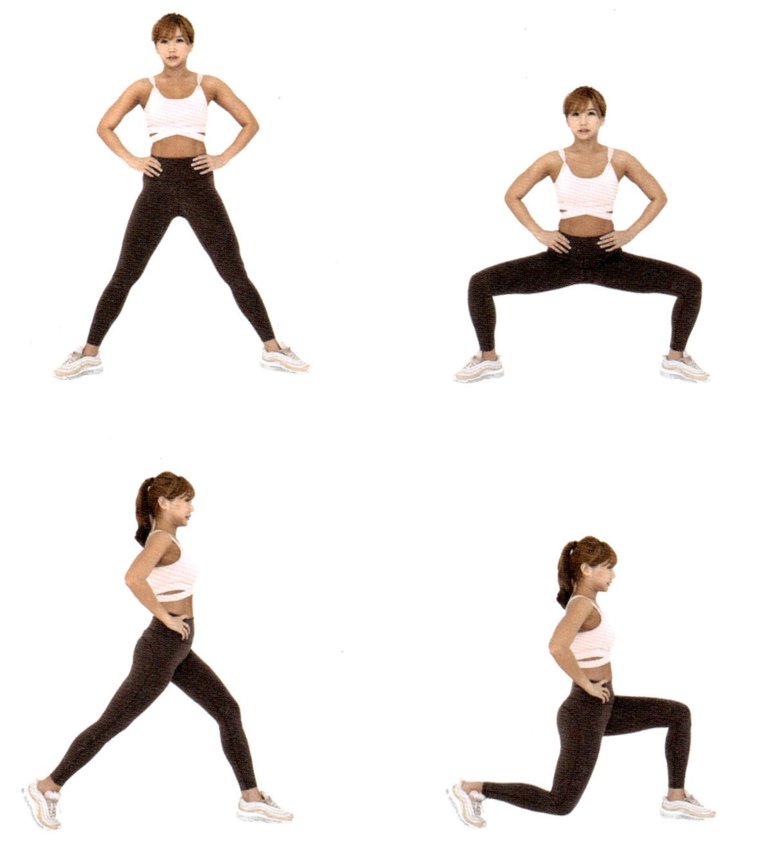

다리를 어깨너비보다 넓게 벌려 서고 양손은 허리춤에 댄다.
→ 양쪽 무릎을 최대한 사이드를 향하게 하면서 엉덩이를 밀며 내려간다.
→ 올라오며 몸통을 오른쪽으로 비틀고 오른쪽 다리를 왼쪽 다리 대각선 뒤로 가져가 런지한다.
→ 제자리로 돌아온다.
→ 양쪽 무릎을 최대한 사이드를 향하게 하면서 엉덩이를 밀며 내려간다.
→ 올라오며 몸통을 왼쪽으로 비틀고 왼쪽 다리를 오른쪽 다리 대각선 뒤로 가져가 런지한다.
ㄴ 한 세트가 끝나면 제자리 걷기 20회로 숨을 고르고 다시 반복한다.

● 니업

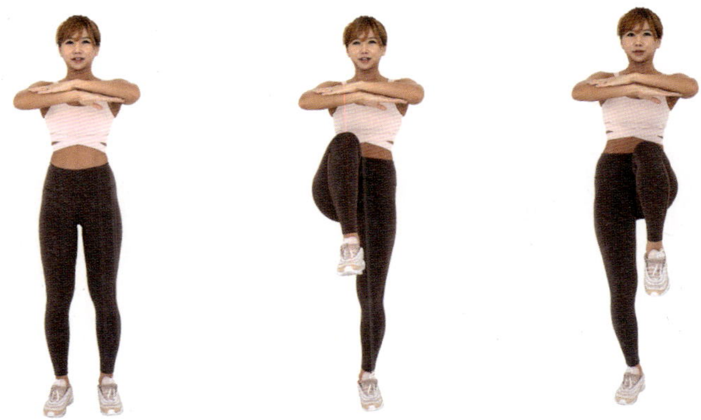

다리는 어깨너비로 벌려 서고, 양손은 포개어 어깨 높이로 들어 올린다.
→ 오른쪽 다리를 수직으로 골반 높이까지 들어 올렸다가 제자리로 돌아온다.
→ 왼쪽 다리를 수직으로 골반 높이까지 들어 올렸다가 제자리로 돌아온다.
ㄴ 한 세트가 끝나면 제자리 걷기 20회로 숨을 고르고 다시 반복한다.

● 사이드 스쿼트

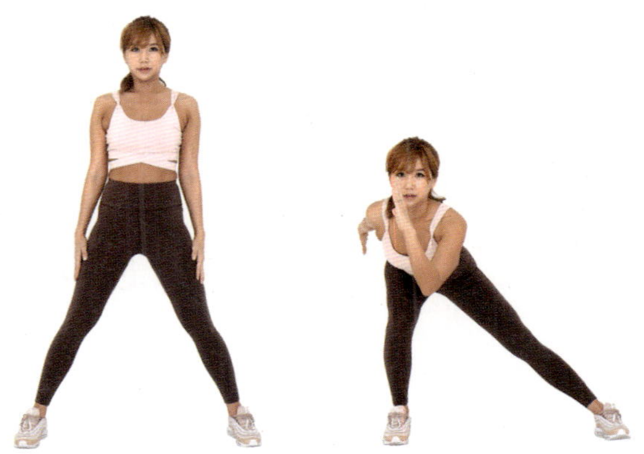

다리를 어깨너비보다 넓게 벌려 서고 양팔은 편안히 둔다.
→ 오른발에 체중을 싣고 엉덩이를 뒤로 밀며 내려갔다가 제자리로 돌아온다.
→ 왼발에 체중을 싣고 엉덩이를 뒤로 밀며 내려갔다가 제자리로 돌아온다.
ㄴ 체중을 실은 쪽의 팔은 뒤로 쭉 펴주고, 반대편 팔은 가슴 앞에 가져온다.
ㄴ 한 세트가 끝나면 제자리 걷기 20회로 숨을 고르고 다시 반복한다.

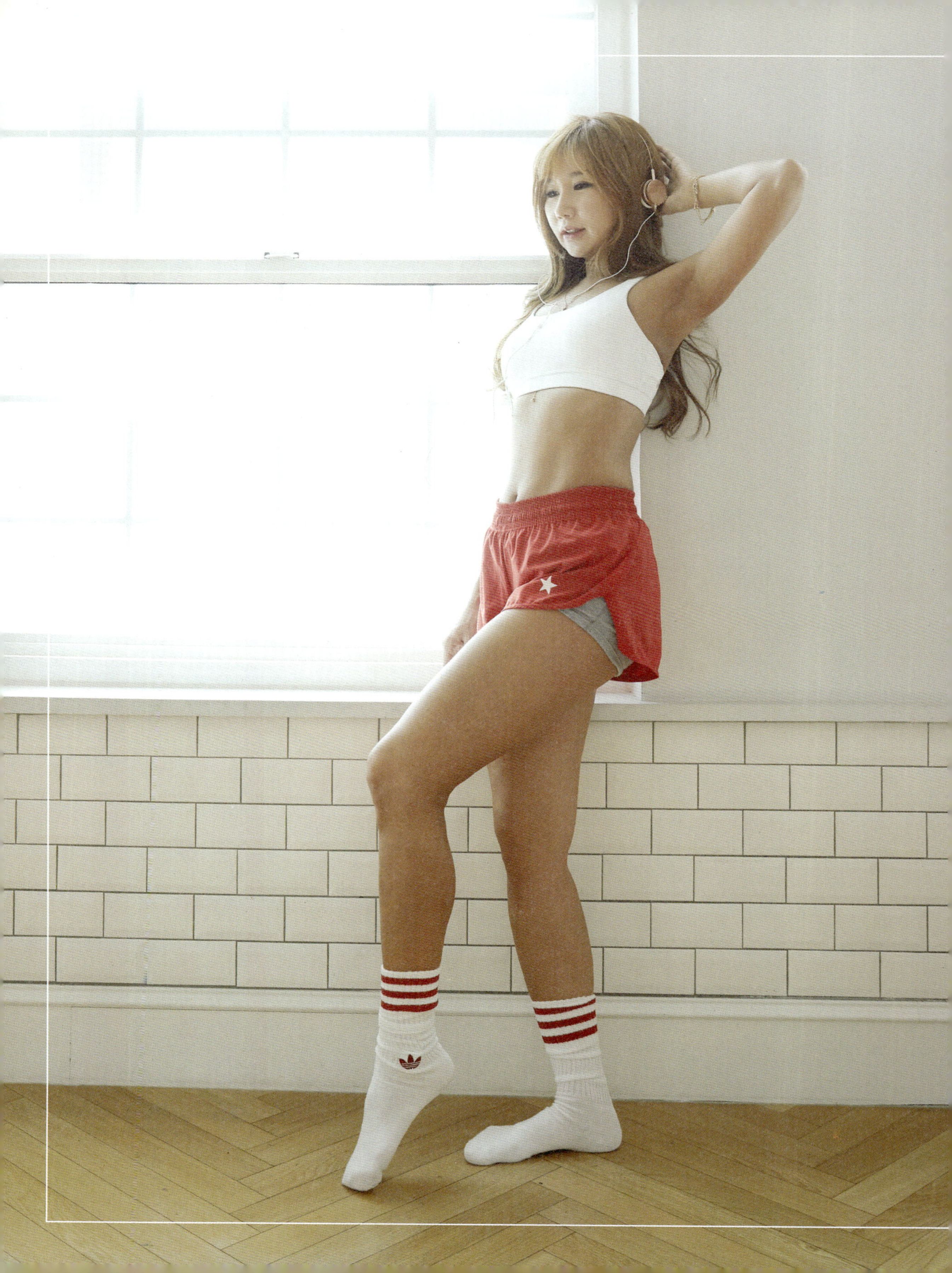

초급자를 위한

천사의 전신 운동

드디어 저의 트레이드마크인 전신 운동 프로그램을 소개할 차례네요. 처음에 〈악마의 전신 운동〉을 먼저 만들었는데 운동에 익숙지 않아 코어 힘이 없는 분들이 손목, 어깨, 허리가 아파 힘들다는 말을 많이 하셨어요. 그래서 무리 없이 코어 힘을 기를 수 있는 가벼운 운동 프로그램을 만들게 됐고, 악마의 전신 운동보다 좀 더 수월하고 덜 힘든 착한 운동이라 해서 '천사'라는 이름을 붙이게 됐답니다. 물론 이 또한 운동이기에 이름만 천사라며 힘들어하는 분들이 많기는 해요. ^^

전신 운동 프로그램은 몇 가지 동작을 연속적으로 진행하는 게 핵심이에요. 우선 기본적인 동작을 정확한 자세로 완전히 익힌 다음, 연속적으로 따라해 보세요.

천사의 전신 운동 시퀀스

1회 구성
점핑잭 5회 → 트위스트 플랭크 5회 → 돌핀 푸시업 → 다운도그 → 암워킹 → 니업 10회

- 10회를 연속적으로 한 뒤 잠시 숨을 고르고 다시 시작한다. 처음에는 이 과정을 총 3세트 반복하고 자신의 체력에 맞춰 횟수를 조금씩 늘인다.

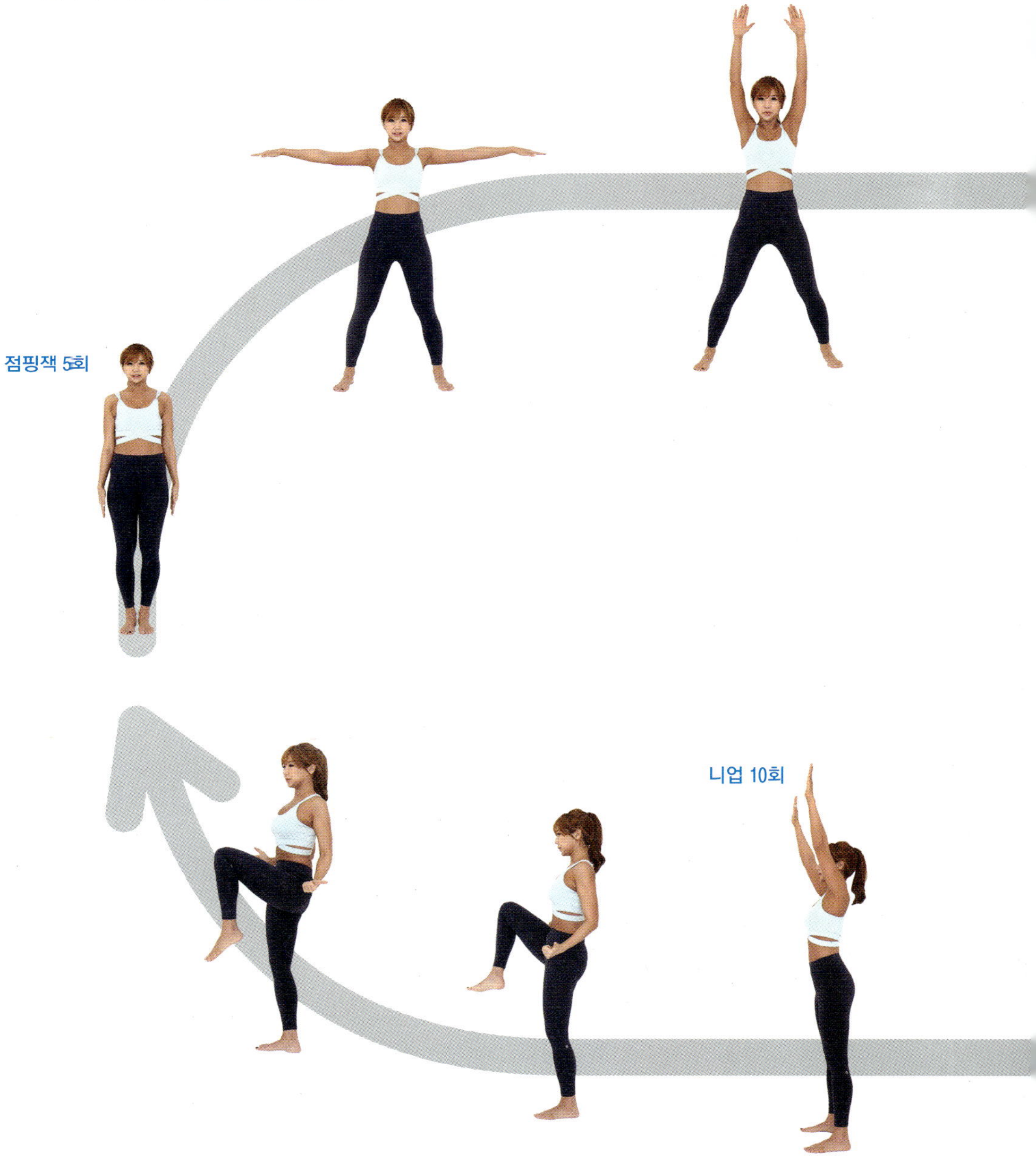

점핑잭 5회

니업 10회

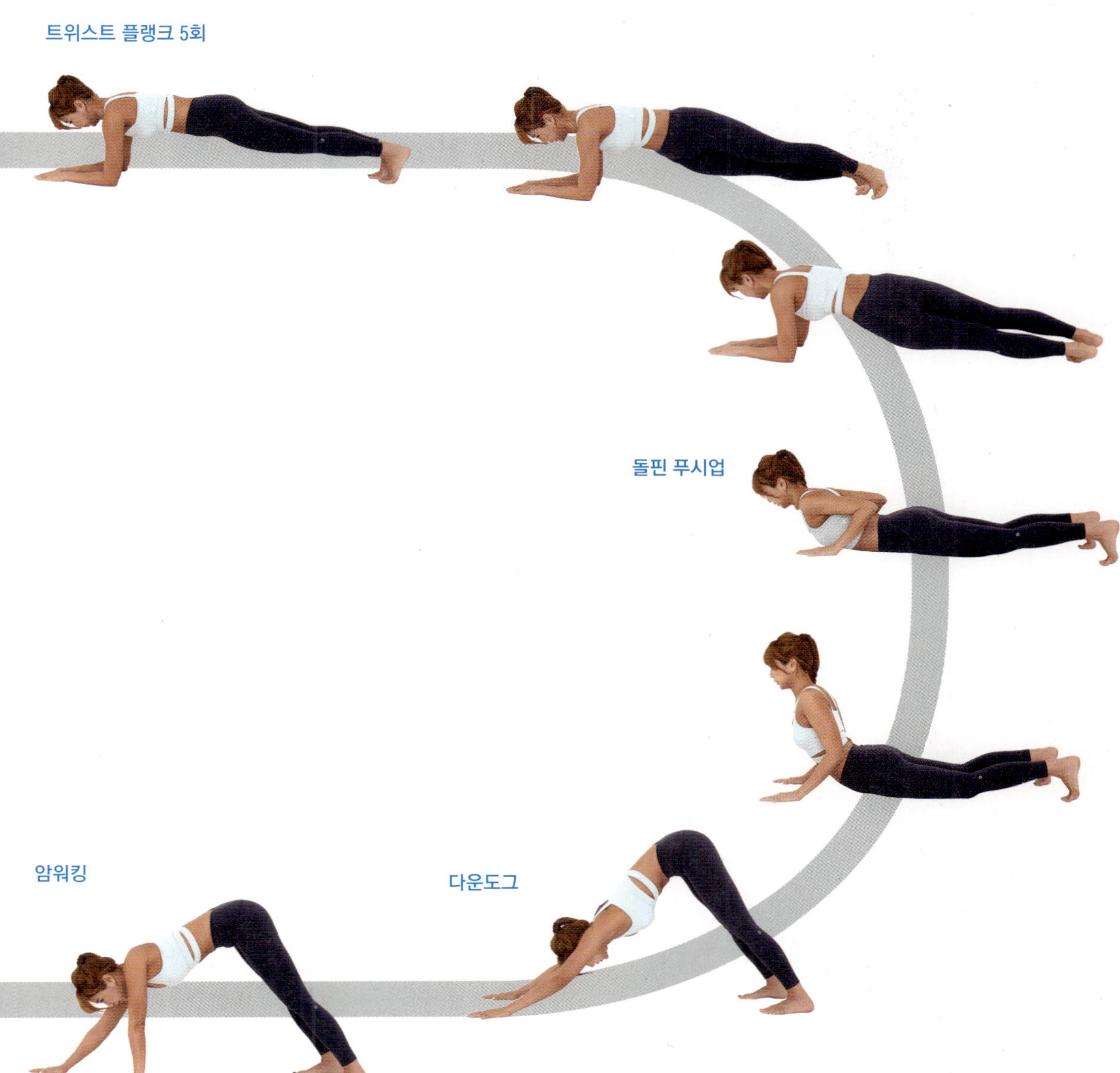

트위스트 플랭크 5회
돌핀 푸시업
암워킹
다운도그

개별 동작 연습하기

점핑잭 _ 상하체 근육, 심폐 기능 강화

1 차려 자세로 팔다리를 모으고 바르게 선다.

2 팔다리를 양옆으로 동시에 벌리며 뛰었다가 차려 자세로 돌아온다.

3 양다리를 벌리는 동시에 양 손바닥이 머리 위에서 닿게 하며 뛴 후 차려 자세로 돌아온다.

Point
- 복부에 힘을 주고 사뿐히 뛰면 발목과 무릎에 무리가 가지 않고 층간 소음도 방지해준다.

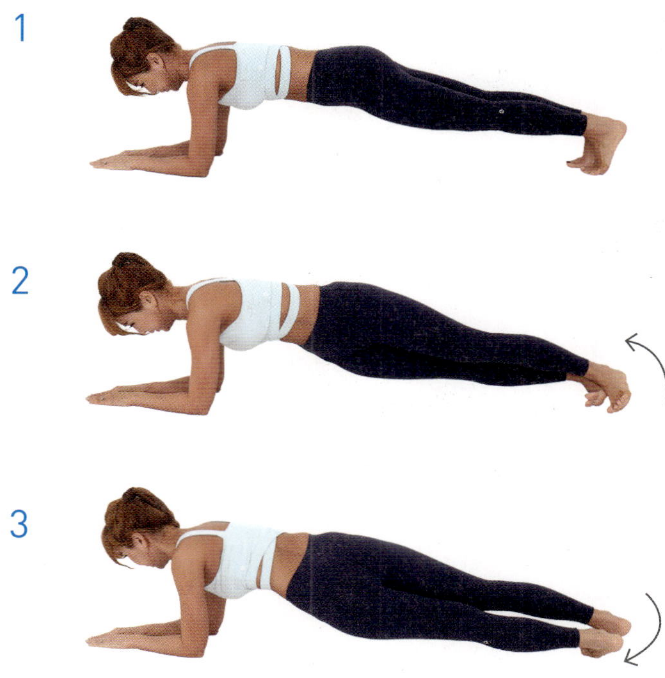

1 팔꿈치를 바닥에 대고 엎드려 상체를 드는 엘보 플랭크 자세를 취한다.

ㄴ 어깨 아래 팔꿈치가 오게 하고 양발은 붙인다.

2 오른쪽 엉덩이 옆이 바닥에 닿을 듯이 몸을 오른쪽으로 비틀었다가 제자리로 돌아온다.

ㄴ 복부와 엉덩이에 힘을 줘 몸통을 일직선으로 유지한다.

3 왼쪽 엉덩이 옆이 바닥에 닿을 듯이 몸을 왼쪽으로 비틀었다가 제자리로 돌아온다.

Point
- 허리의 반동이나 발을 이용하는 게 아니라 복부 힘으로 엉덩이를 움직여야 한다.

돌핀 푸시업 _ 허리, 팔, 어깨 근육 강화

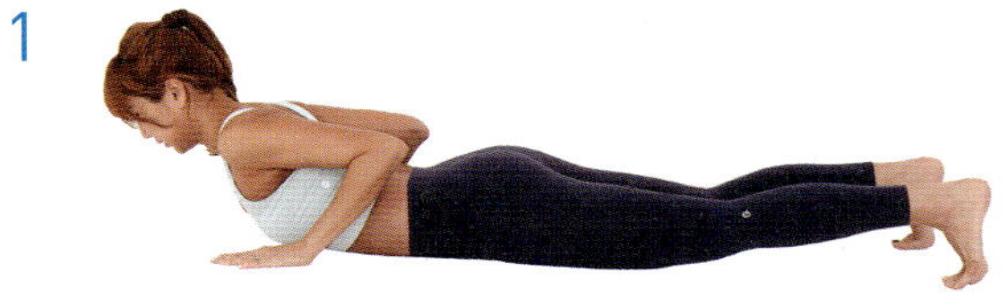

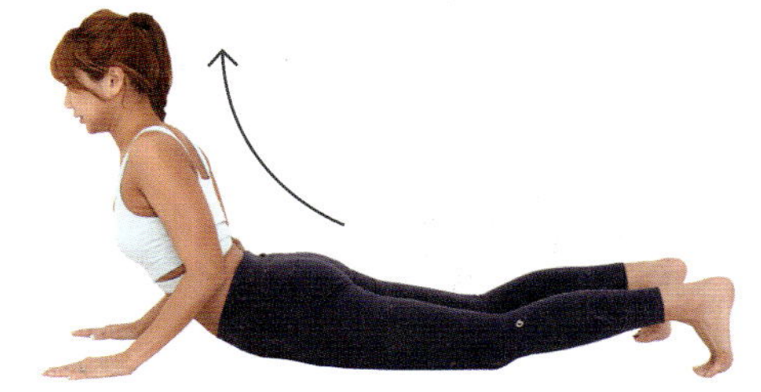

Point
- 팔꿈치를 최대한 몸통에 붙인다.

1 엘보 플랭크 자세에서 양발을 어깨너비로 벌린 후, 무릎-골반-가슴 순으로 내려온다.

2 양 손바닥으로 가슴 옆 바닥을 짚고 상체를 들어 올린다.
   ↳ 손바닥으로 바닥을 밀어내듯 올라온다.

다운독그 _ 등, 어깨, 햄스트링, 종아리 근육 이완

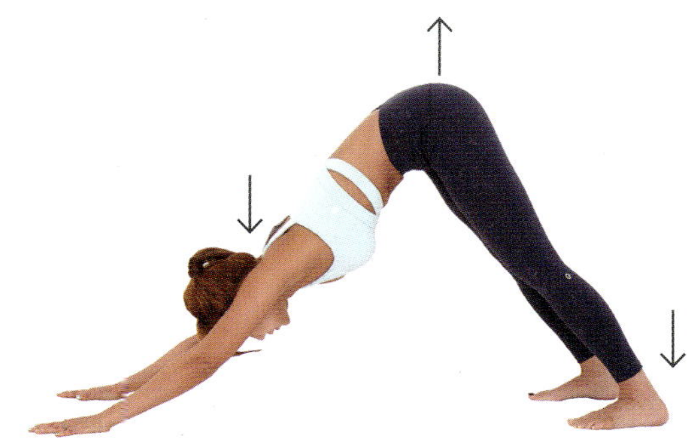

Point
- 발바닥 전체를 바닥에 밀착시킨다. 발바닥을 바닥에 붙이는 게 힘들면 무릎을 살짝 굽힌다.

상체를 들어 올린 상태에서 엉덩이를 최대한 들어 ㅅ자 모양을 만든다.
↳ 돌핀 프시업 2번 자세에서 자연스럽게 이어지는 동작이다.

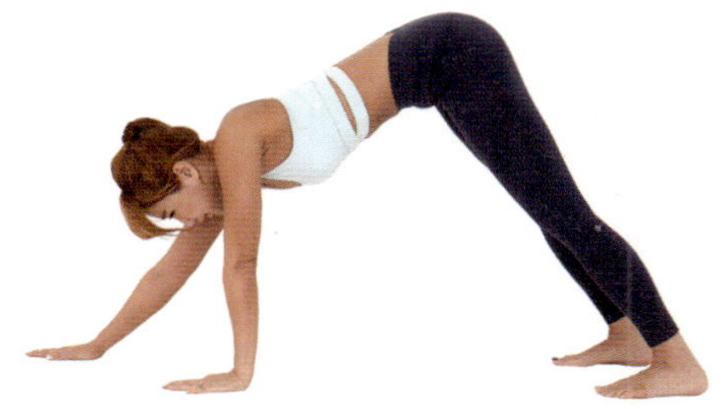

Point
- 복부 힘을 유지해 손목에 무리가 가지 않게 한다.
- 발바닥을 단단하게 고정시킨다.

다운도그 자세에서 바닥을 양손으로 번갈아 누르며 발끝까지 가져온다.
상체를 든 후 롤업으로 올라온다.

Point
- 복부 힘으로 무릎을 가슴까지 수직으로 들어 올린다.

1 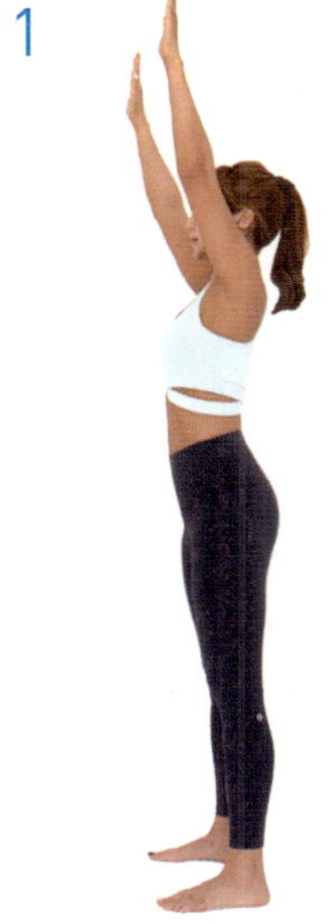

2 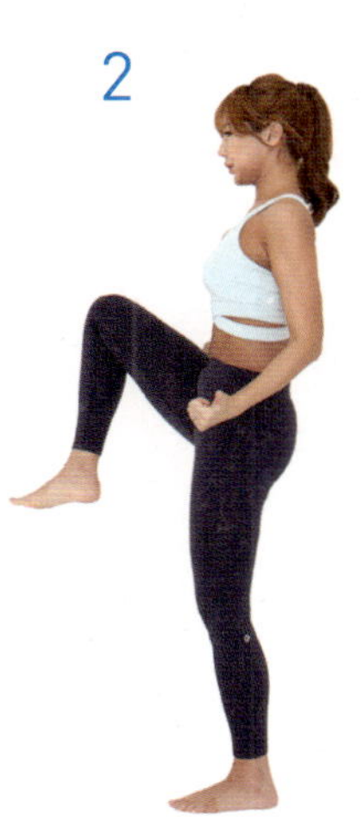

3 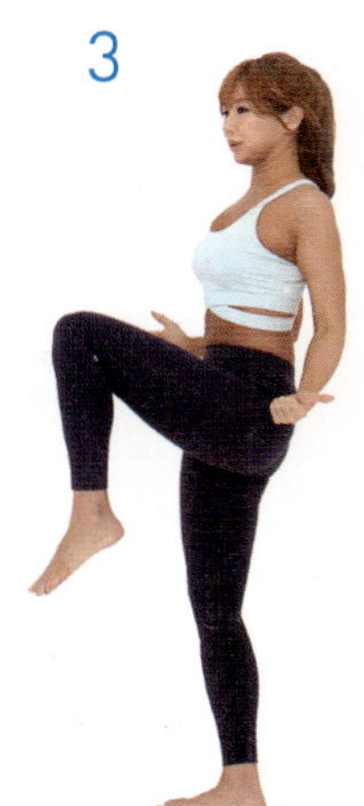

1 다리를 어깨너비로 벌리고 양팔은 만세한다.

  ↳ 양팔을 양귀 옆에 붙인다.

2 양손을 오른쪽으로 끌어내리는 동시에 오른쪽 무릎을 팔 사이로 들어 올린다.

3 양손을 왼쪽으로 끌어내리는 동시에 왼쪽 무릎을 팔 사이로 들어 올린다.

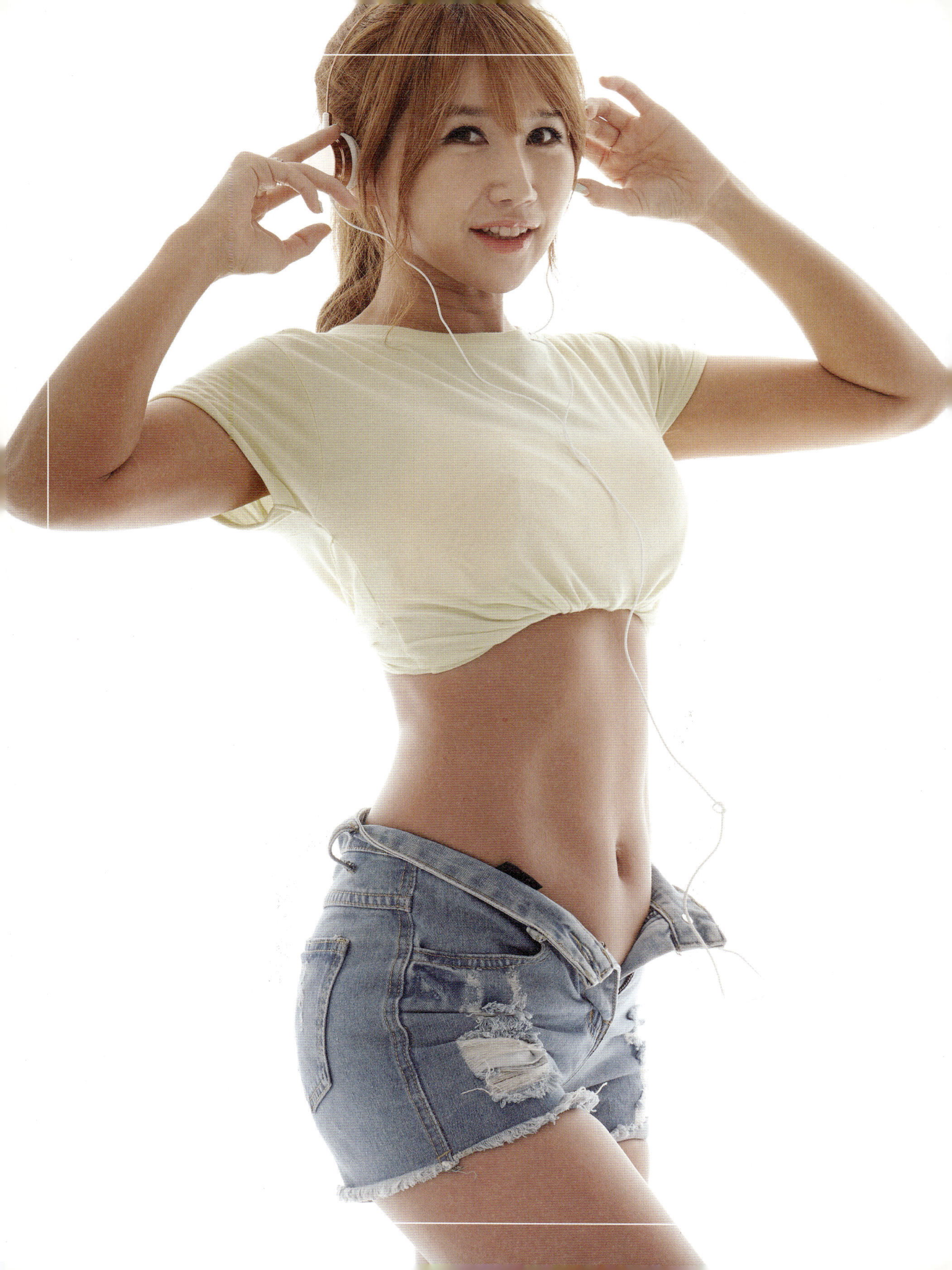

악마의 전신 운동
LEVEL 1

악마의 전신 운동은 유산소 운동과 근력 운동을 결합시킨 시퀀스에요. 앞에서도 이야기 드렸지만, 출산 후 다이어트를 위해 다양한 홈트 프로그램을 연구하다가 만들게 됐죠. 지금도 수많은 악마팀들이 저와 함께 악마의 전신 운동을 함께하고 계시고 다양한 성공 후기를 올려주셔서 큰 보람을 느껴요.

악마의 전신 운동은 1레벨에서 3레벨로 갈수록 운동 강도가 세진답니다. 일단 악마의 전신 운동 1레벨의 횟수를 10회 이상 거뜬하게 완료할 수 있을 때쯤에 다음 단계로 넘어가는 걸 추천할게요. 욕심 내지 말고 단계별로 운동해보세요.

- 악마의 전신 운동 레벨 1 : 유산소성 근력 운동과 체지방 제거에 강추!

- 악마의 전신 운동 레벨 2 : 움푹 패인 힙을 보완하고 처진 살을 탄력있게!

- 악마의 전신 운동 레벨 3 : 뚜렷한 복근과 애플힙 장착에 탁월!

악마의 전신 운동 Level 1 시퀀스

1회 구성
암워킹 → 마운틴 클라이머 10회 → 돌핀 푸시업 → 다운도그 → 암워킹 → 니업 10회

- 10회를 연속적으로 한 뒤 잠시 숨을 고르고 다시 시작한다. 처음에는 이 과정을 총 3세트 반복하고
  자신으 체력에 맞춰 횟수를 조금씩 늘인다.

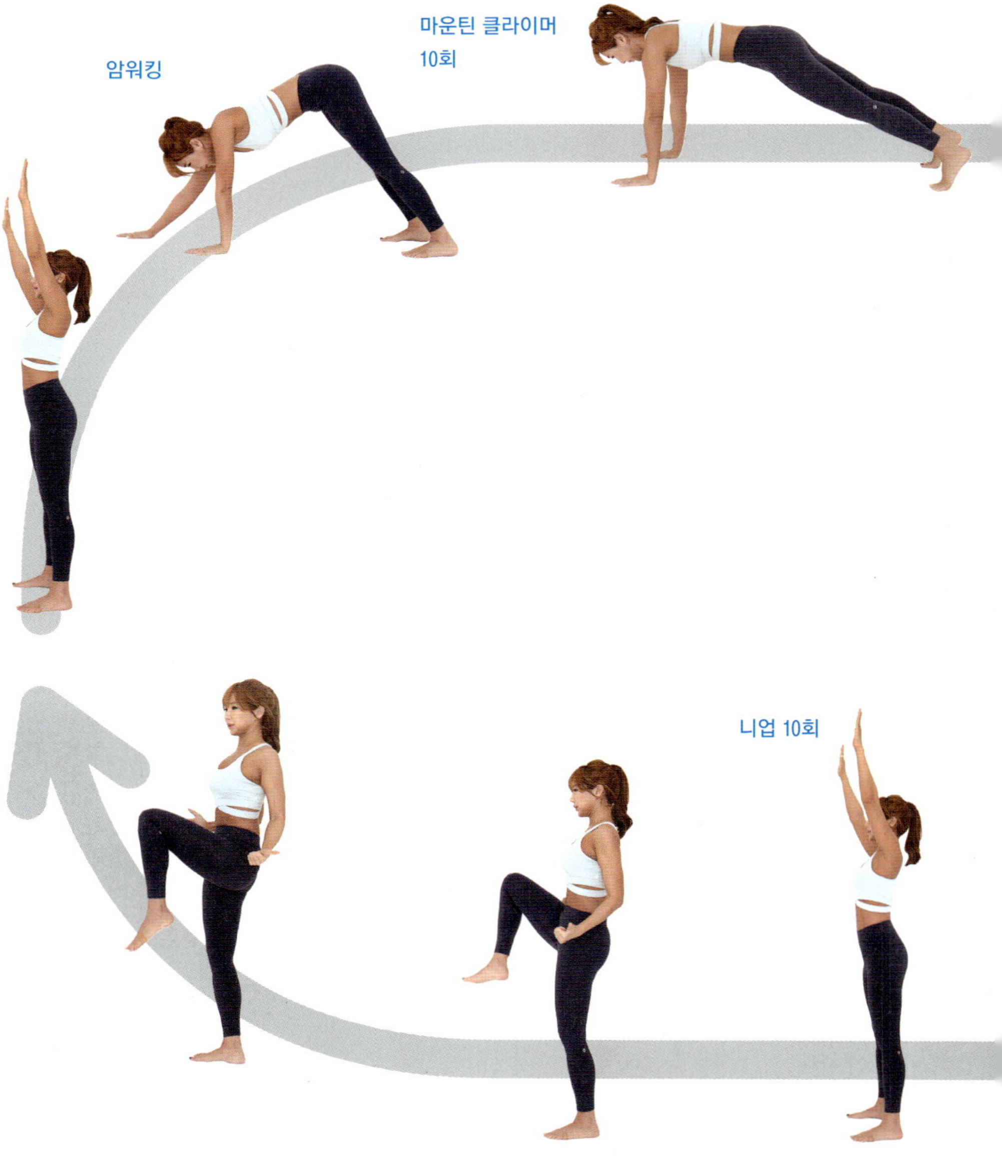

암워킹

**마운틴 클라이머
10회**

니업 10회

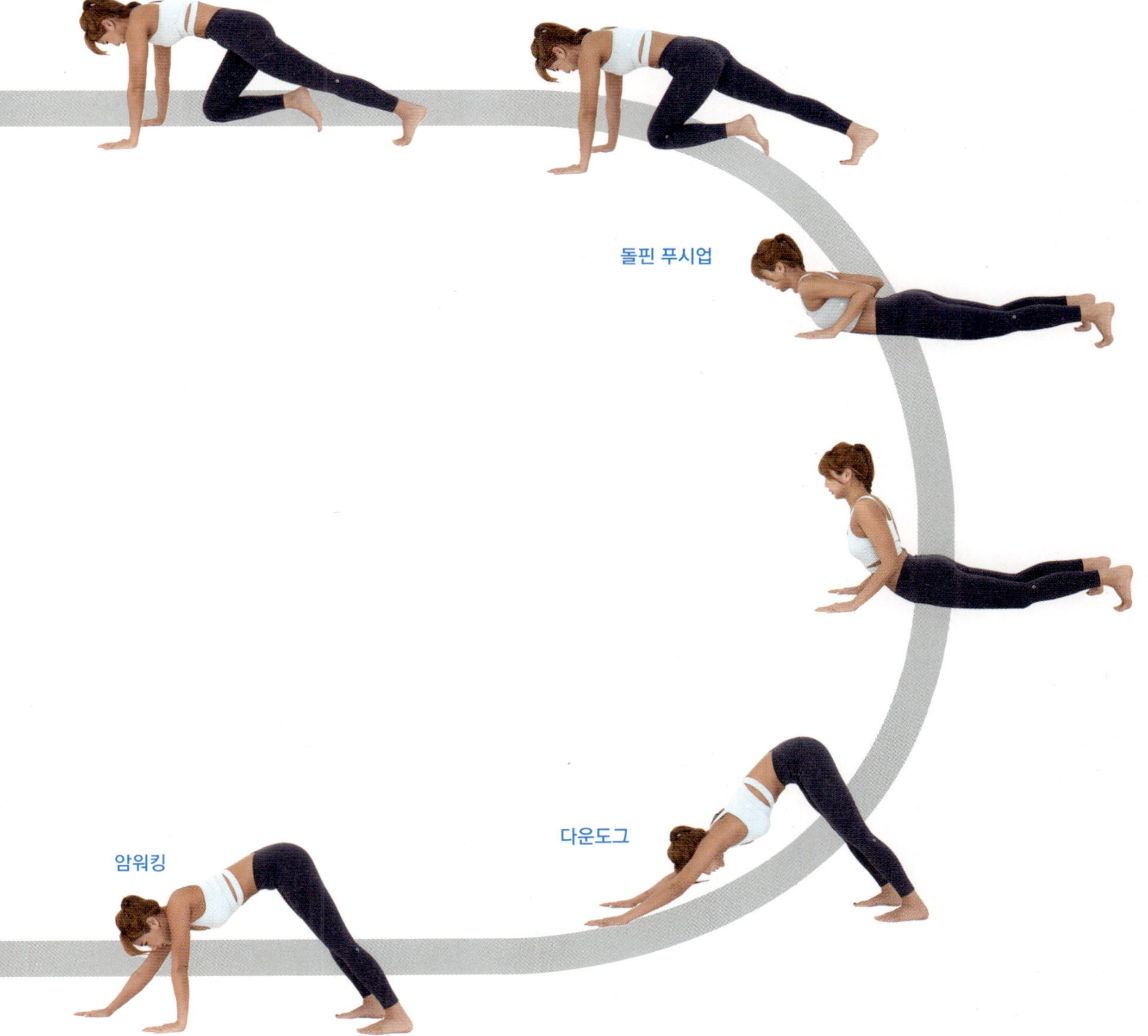
돌핀 푸시업
다운도그
암워킹

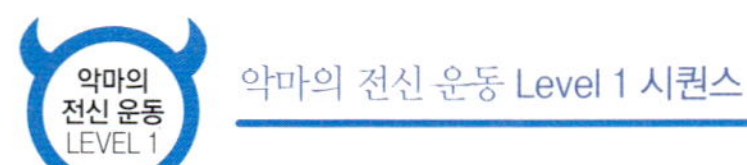

개별 동작 연습하기

암워킹 _ 팔, 가슴, 어깨 근육 강화

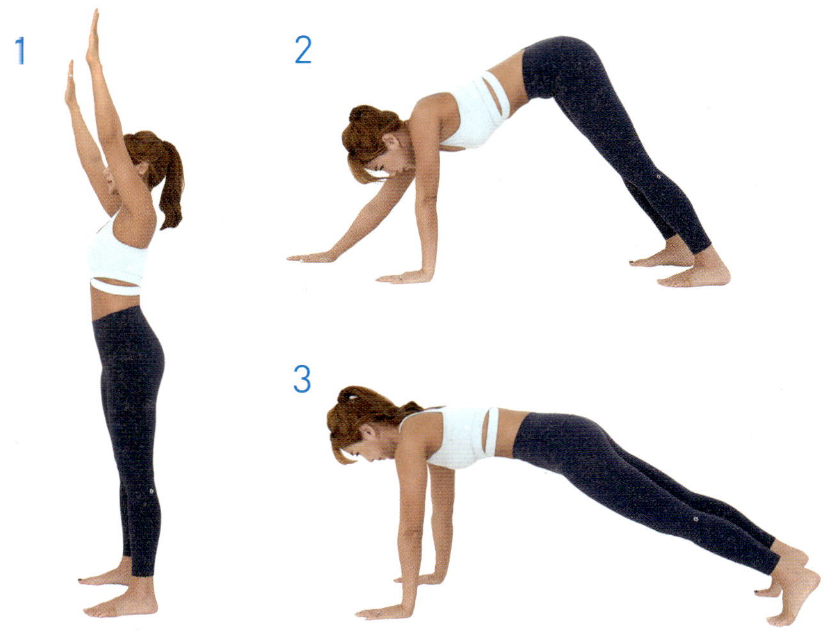

1 다리를 어깨너비로 벌려 서고 양팔은 만세한다.

2 상체를 숙여 손바닥으로 바닥을 짚는다.

3 양손을 번갈아 딛으며 앞으로 걸어가 플랭크 자세를 취한다.

Point
- 복부 힘을 유지해 손목에 무리가 가지 않게 한다.
- 발바닥을 단단하게 고정시킨다.

마운틴 클라이머 _ 팔뚝, 어깨, 복부, 허리 군살 제거

1

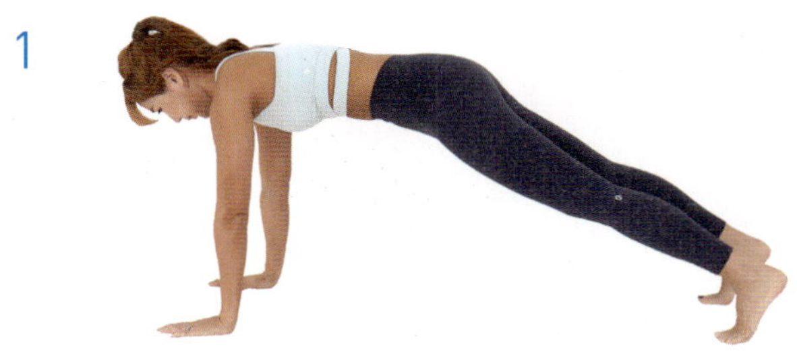

2

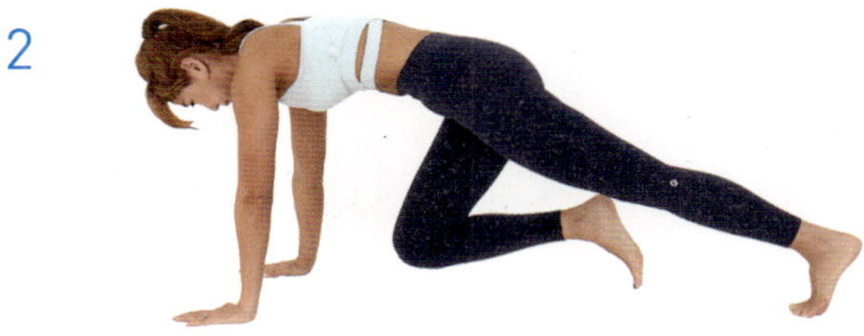

3

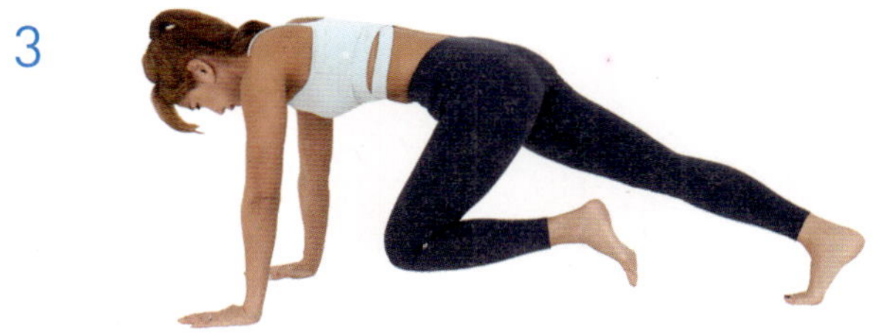

1 어깨 바로 아래 손목이 오도록 하고 엎드려 플랭크 자세를 취한다.

2 오른쪽 무릎을 가슴 쪽으로 당겼다가 제자리로 돌아온다.

3 왼쪽 무릎을 가슴 쪽으로 당겼다가 제자리로 돌아온다.

Point
- 억지로 속도를 높이면 어깨가 흔들릴 수 있으니 주의한다.
- 엉덩이가 솟지 않도록 한다.

돌핀 푸시업 _ 허리, 팔, 어깨 근육 강화

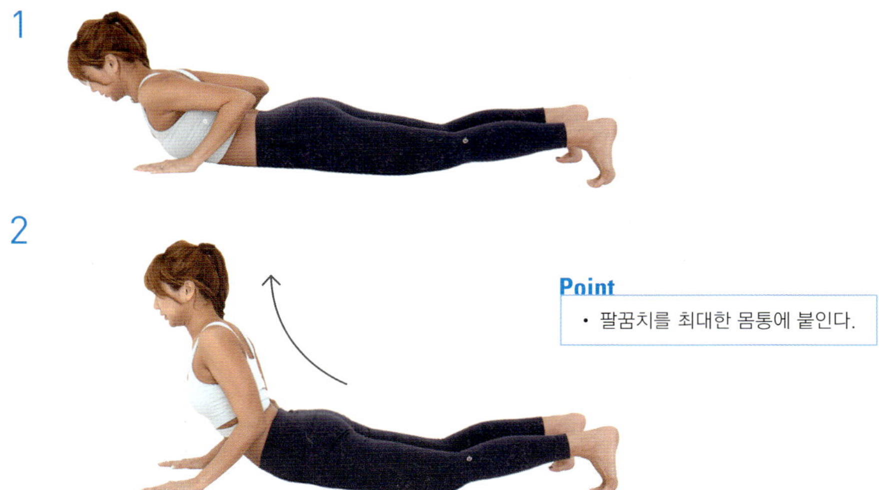

Point
• 팔꿈치를 최대한 몸통에 붙인다.

1 플랭크 자세에서 무릎-골반-가슴 순으로 내려온다.

2 양 손바닥으로 가슴 옆 바닥을 짚고 상체를 들어 올린다.
 ↳ 손바닥으로 바닥을 밀어내듯 올라온다.

다운도그 _ 등, 어깨, 햄스트링, 종아리 근육 이완

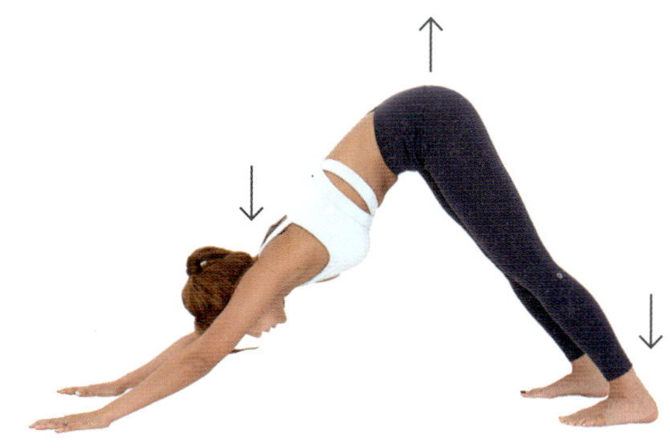

상체를 들어 올린 상태에서 엉덩이를 최대한 들어 ㅅ자 모양을 만든다.
 ↳ 돌핀 푸시업 2번 자세에서 자연스럽게 이어지는 동작이다.

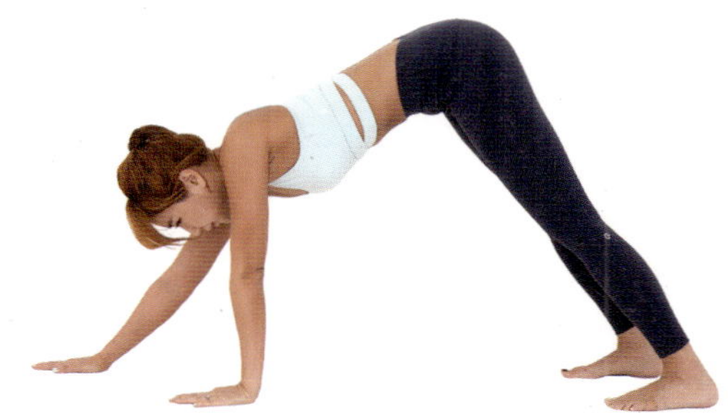

다운도그 자세에서 바닥을 양손으로
번갈아 누르며 발끝까지 가져온다.
상체를 든 후 롤업으로 올라온다.

Point
- 복부 힘을 유지해 손목에 무리가 가지 않게 한다.
- 발바닥을 단단하게 고정시킨다.

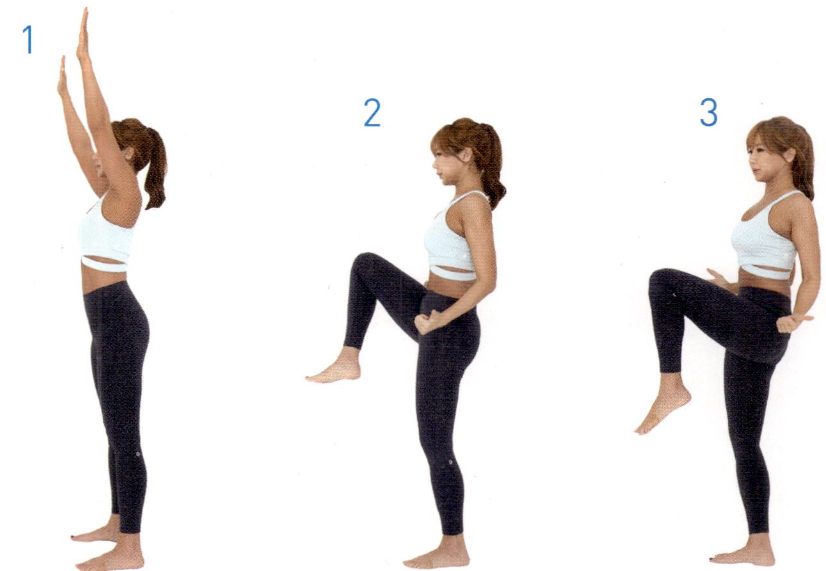

1 다리를 어깨너비로 벌리고 양팔은 만세한다.

  ┗ 양팔을 양귀 옆에 붙인다.

2 양손을 오른쪽으로 끌어내리는 동시에 오른쪽 무릎을 팔 사이로 들어 올린다.

3 양손을 왼쪽으로 끌어내리는 동시에 왼쪽 무릎을 팔 사이로 들어 올린다.

Point
- 복부 힘으로 무릎을 가슴까지 수직으로 들어 올린다.

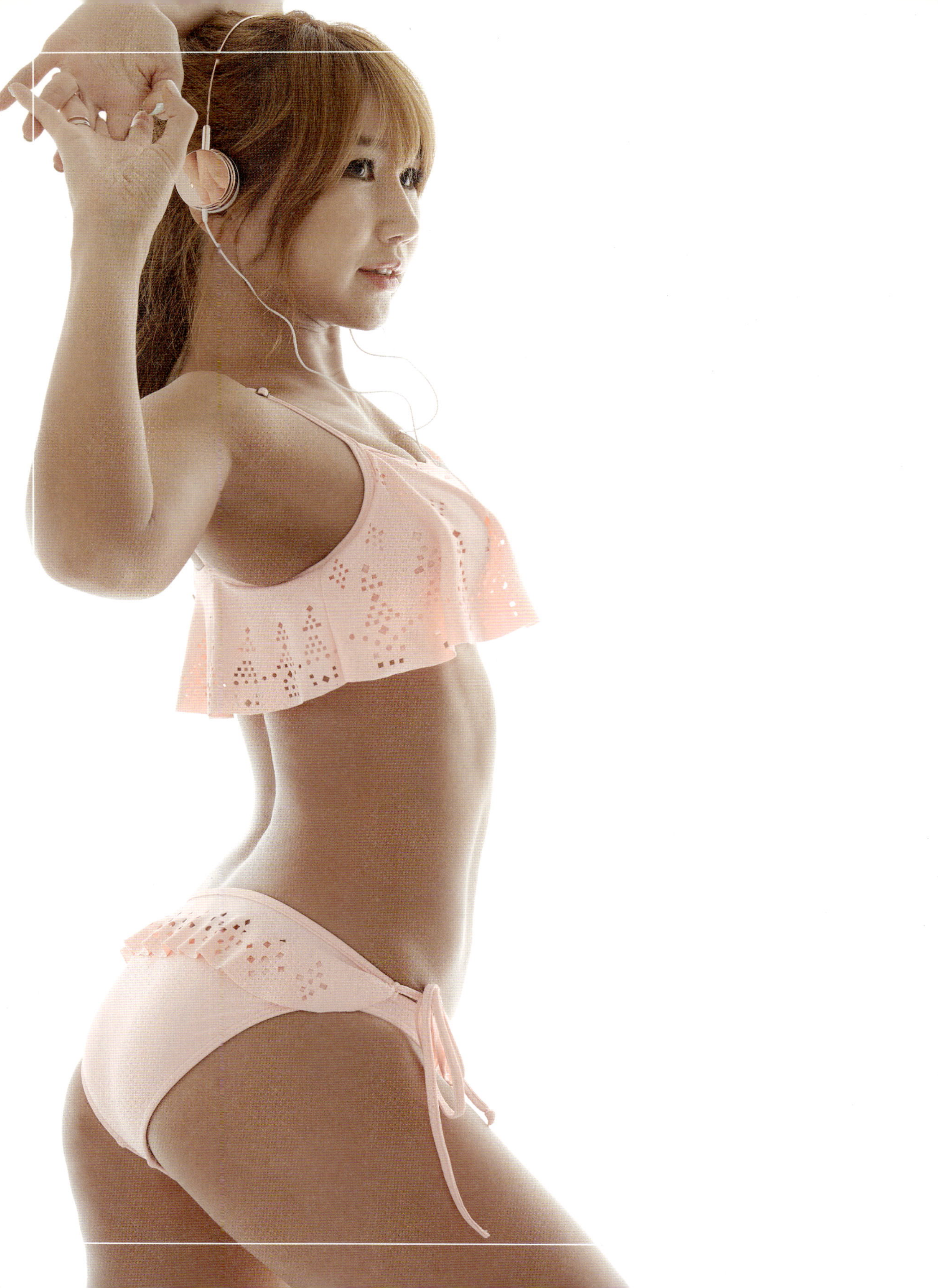

상급자를 위한

악마의 전신 운동
LEVEL 2

출산 후 급격히 살이 쪄서 신체적, 심리적 상태가 좋지 않았는데요. 육아로 인해 운동을 하러 다니는 것은 꿈도 못 꿨기 때문에 홈트를 시작하게 됐죠. 여러 동영상을 참고했지만 재미도 없고 별다른 운동 효과를 보지 못했어요.

게다가 대퇴부 골절로 두 번이나 엉덩이 옆쪽을 수술하게 되면서 주변 근육과 지방이 무너지는 바람에 푹 파이고 볼품없는 엉덩이를 가지고 있었죠.

그래서 저만의 운동 프로그램을 짜보기로 했어요. 열심히 공부하고 수많은 시행착오를 겪은 끝에 악마의 전신 운동을 만들었답니다. 이 운동의 효과는 지금의 제가 산증인이에요! 당연히 힘들고 지칠 때도 있지만 좀 더 기운내서 빛나는 나를 만들어 봐요.

- 악마의 전신 운동 레벨 1 : 유산소성 근력 운동과 체지방 제거에 강추!

- 악마의 전신 운동 레벨 2 : 움푹 패인 힙을 보완하고 처진 살을 탄력있게!

- 악마의 전신 운동 레벨 3 : 뚜렷한 복근과 애플힙 장착에 탁월!

악마의 전신 운동 Level 2 시퀀스

1회 구성
마운틴 클라이머 10회 → 도그킥 5회 → 힙 익스텐션 5회 → 돌핀 푸시업 → 다운도그 → 암워킹 → 스쿼트 10회

· 10회를 연속적으로 한 뒤 잠시 숨을 고르고 다시 시작한다. 처음에는 이 과정을 총 3세트 반복하고 자신의 체력에 맞춰 횟수를 조금씩 늘인다.

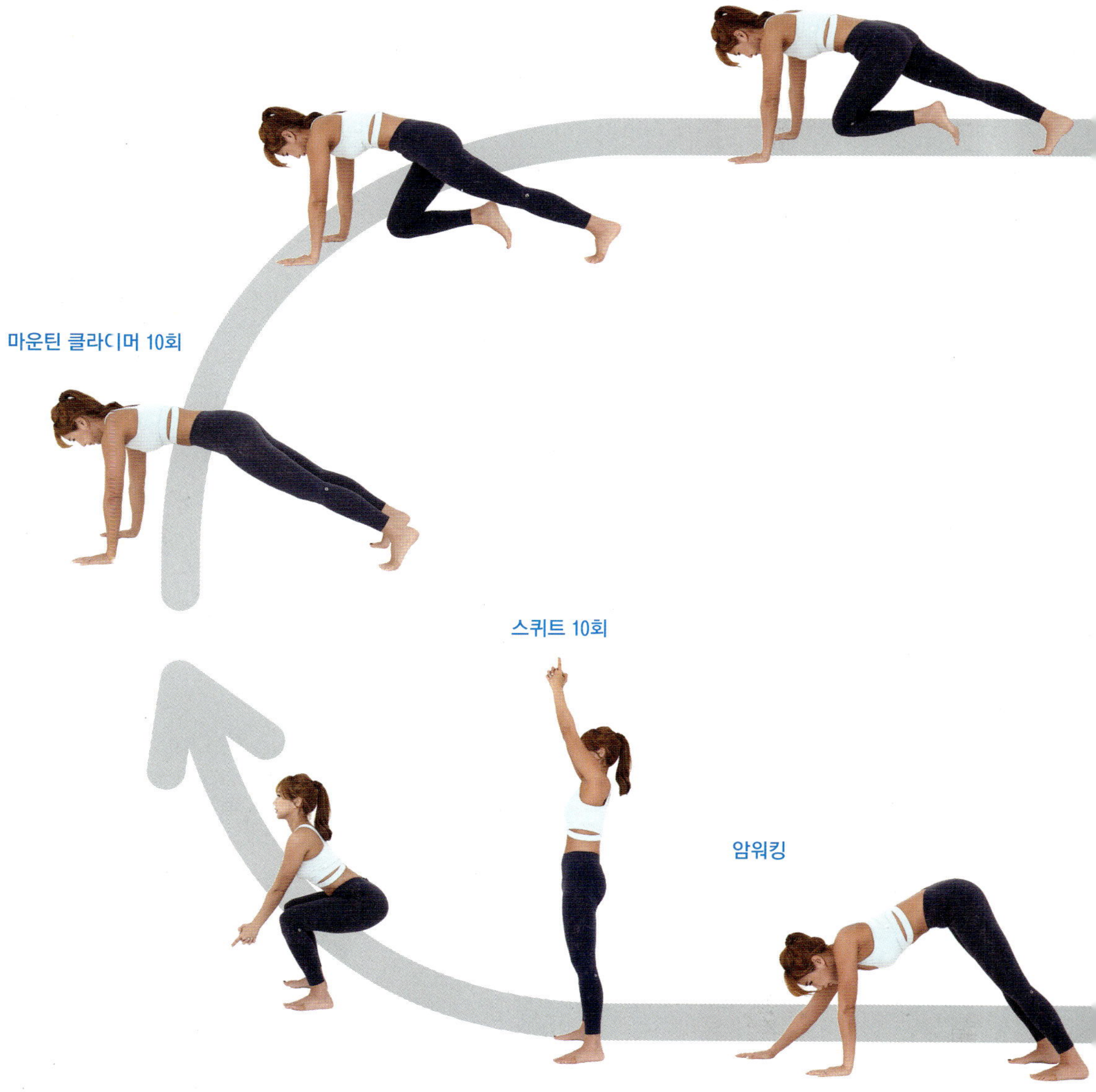

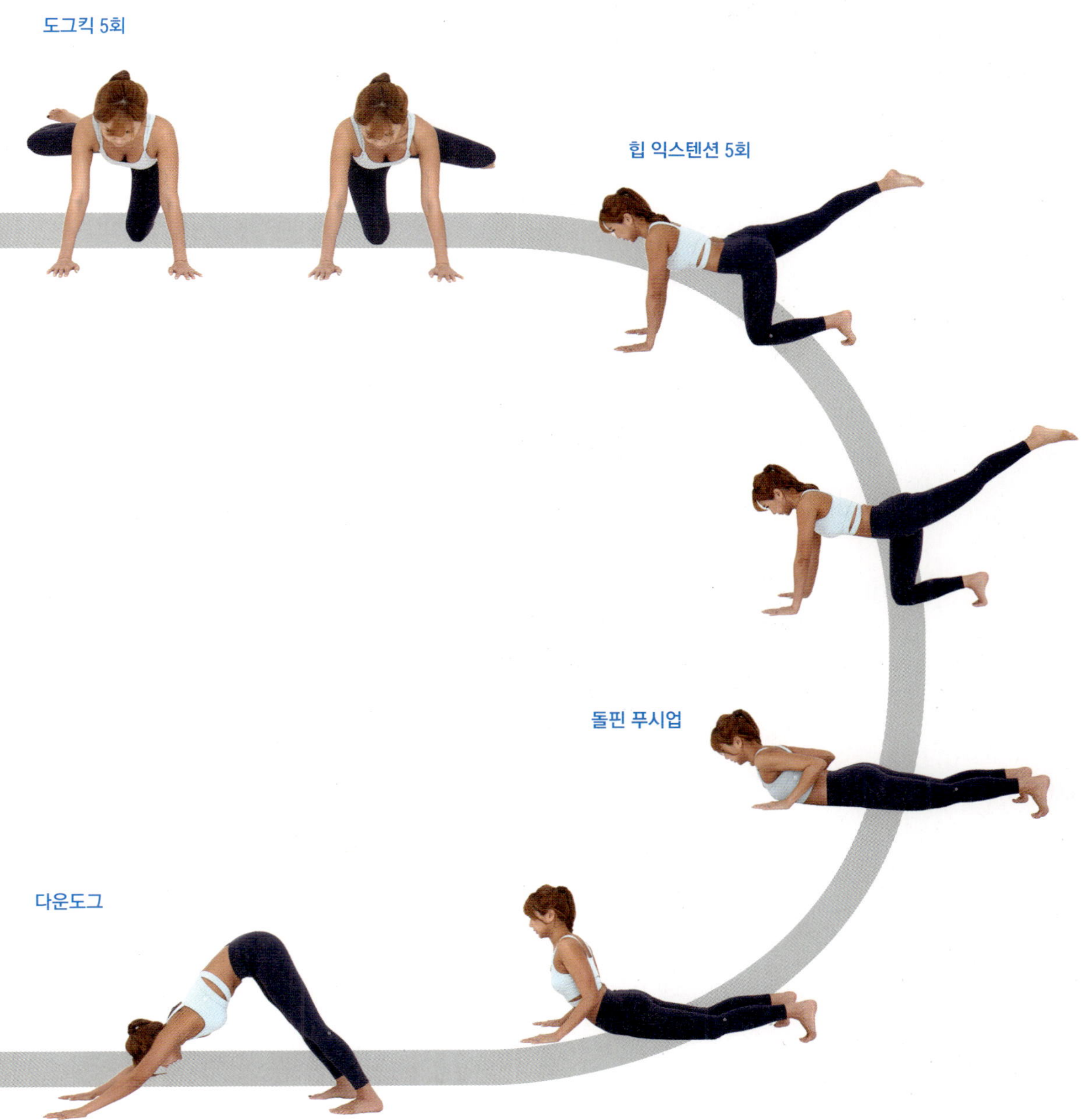

도그킥 5회
힙 익스텐션 5회
돌핀 푸시업
다운도그

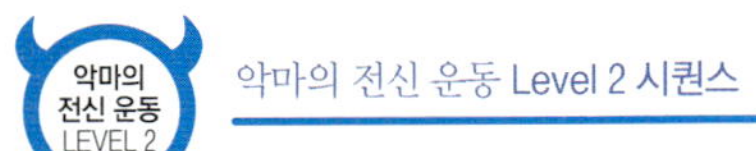

개별 동작 연습하기

마운틴 클라이머 _ 팔뚝, 어깨, 복부, 허리 군살 제거

1

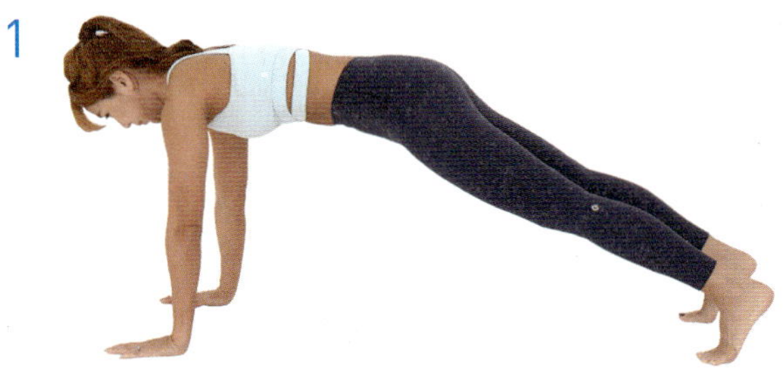

2

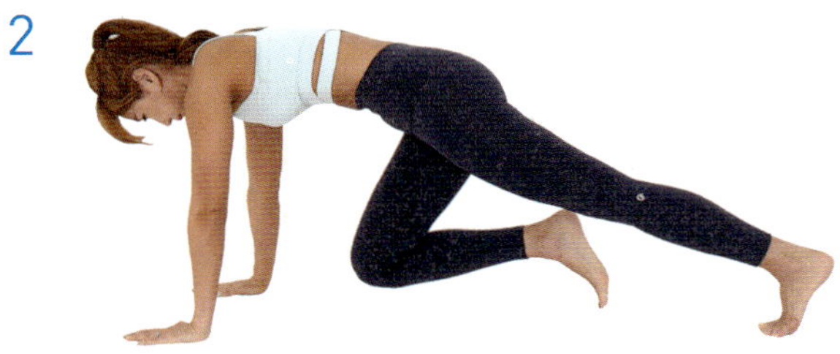

3

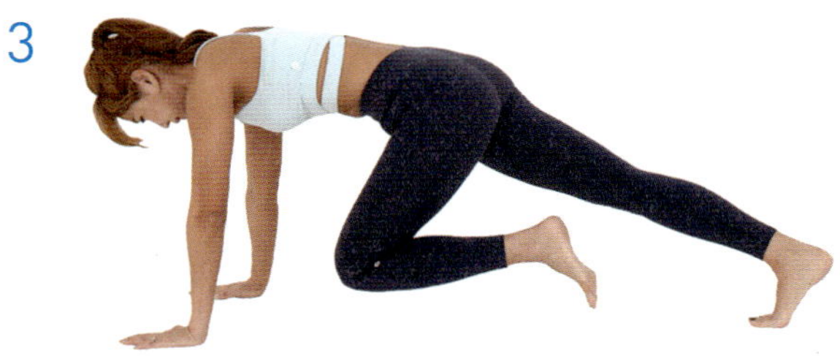

1 어깨 바로 아래 손목이 오도록 하고 엎드려 플랭크 자세를 취한다.

2 오른쪽 무릎을 가슴 쪽으로 당겼다가 제자리로 돌아온다.

3 왼쪽 무릎을 가슴 쪽으로 당겼다가 제자리로 돌아온다.

Point
- 억지로 속도를 높이면 어깨가 흔들릴 수 있으니 주의한다.
- 엉덩이가 솟지 않도록 한다.

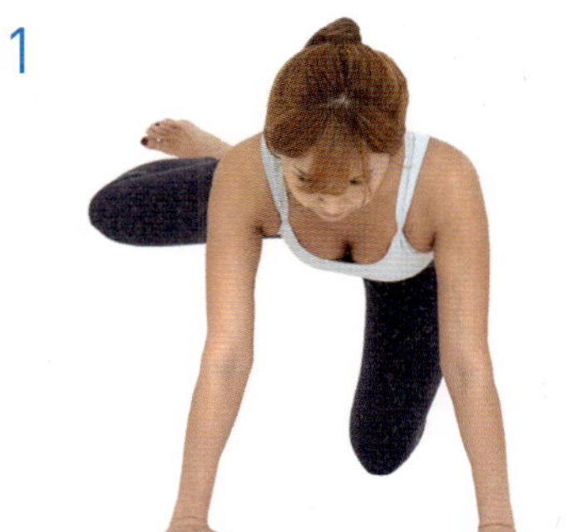

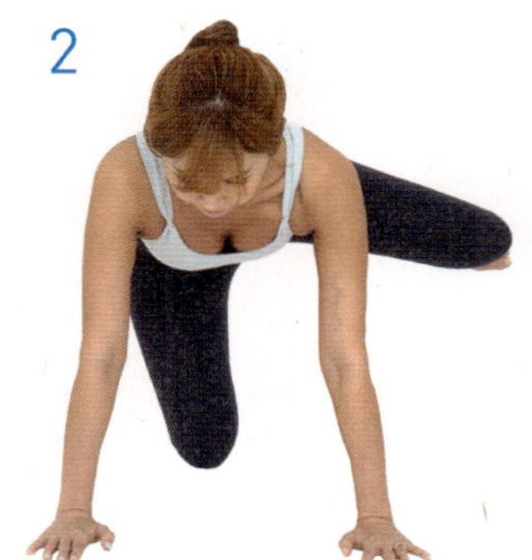

1 어깨 아래에 손목, 엉덩이 아래에 무릎이 오게 네발기기 자세를 취한다.

무릎이 사이드를 향하게 해서 오른쪽 다리를 골반 높이까지 들어 올렸다가 제자리로 돌아온다.

ㄴ, 복부 힘으로 허리를 평평하게 한다.

2 무릎이 사이드를 향하게 해서 왼쪽 다리를 골반 높이까지 들어 올렸다가 제자리로 돌아온다.

ㄴ, 다리의 힘이 아니라 엉덩이에 집중해서 무릎을 올린다고 생각하며 들어 올린다.

Point
- 다리를 들어 올렸을 때 뒤꿈치가 뒤를 향하게 발목을 꺾는다.
- 움푹 패인 엉덩이 옆부분을 되돌리는 데 좋은 운동이다.

힙 익스텐션 _ 엉덩이, 고관절 근육 강화

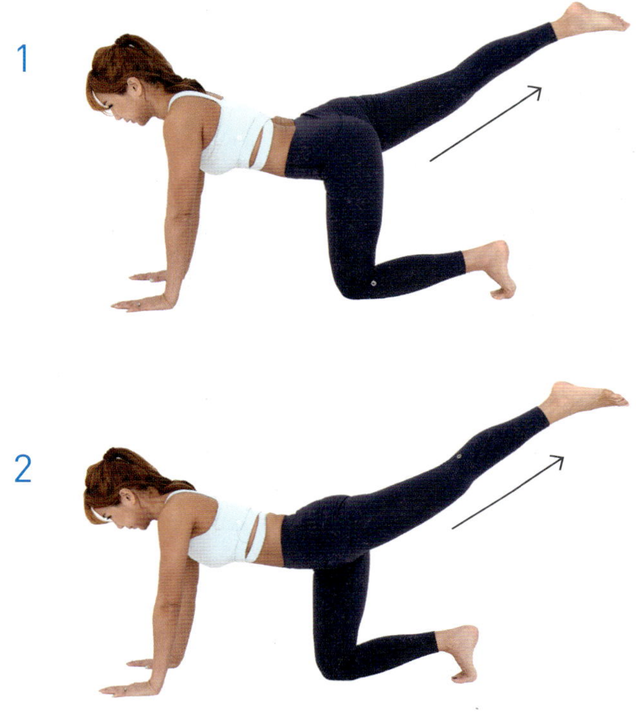

1 어깨 아래에 손목, 엉덩이 아래에 무릎이 오게 네발기기 자세를 취한다.
오른쪽 다리를 천장을 향해 들어 올렸다가 제자리로 돌아온다.

2 왼쪽 다리를 천장을 향해 들어 올렸다가 제자리로 돌아온다.
ㄴ 다리를 올릴 때 허리가 흔들리지 않도록 고정시킨다.

Point
- 발바닥으로 천장을 누른다는 느낌으로 들어 올린다.
- 처진 엉덩이를 올리는 데 좋은 운동이다.

돌핀 푸시업 _ 허리, 팔, 어깨, 등 근육 강화

1
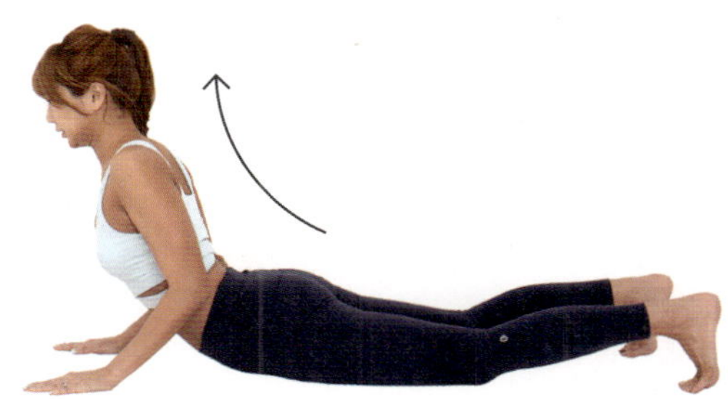

2

1 플랭크 자세에서 무릎-골반-가슴 순으로 내려온다.

2 양 손바닥으로 가슴 옆 바닥을 짚고 상체를 들어 올린다.

ㄴ 손바닥으로 바닥을 밀어내듯 올라온다.

Point
- 팔꿈치를 최대한 몸통에 붙이고 해야 삼두에 자극이 와서 팔뚝에 운동 효과를 볼 수 있다.

다운도그 _ 등, 어깨, 햄스트링, 종아리 근육 이완

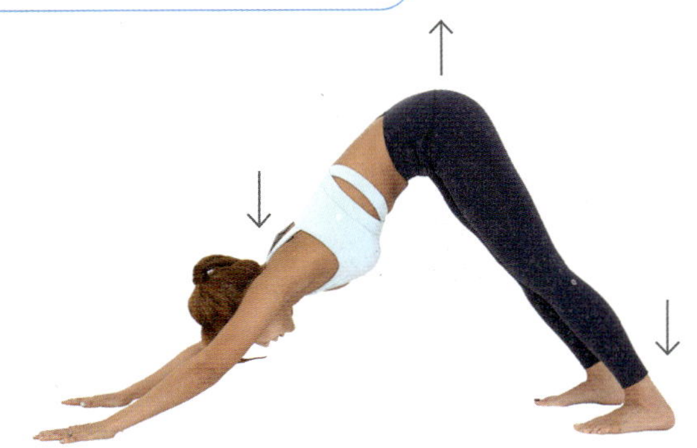

상체를 들어 올린 상태에서 엉덩이를 최대한 들어 ㅅ자 모양을 만든다.
ㄴ 돌핀 푸시업 2번 자세에서 자연스럽게 이어지는 동작이다.

Point
- 발바닥 전체를 바닥에 밀착시킨다. 발바닥을 바닥에 붙이는 게 힘들면 무릎을 살짝 굽힌다.

암워킹 _ 팔, 가슴, 어깨 근육 강화

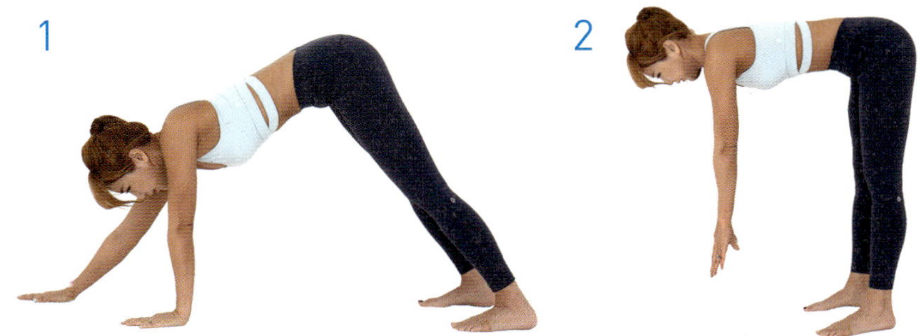

1 다운도그 자세에서 바닥을 양손으로 번갈아 누르며 발끝까지 가져온다.

2 상체를 든 후 롤업으로 올라온다.

Point
- 복부 힘을 유지해 손목에 무리가 가지 않게 한다.
- 발바닥을 단단하게 고정시킨다.

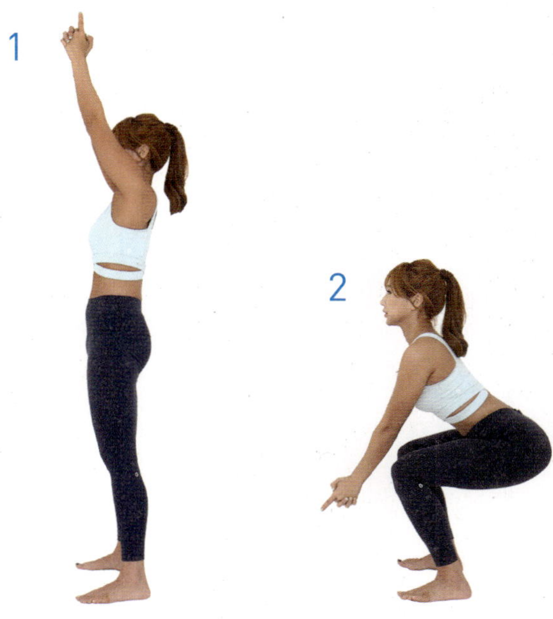

1 다리를 어깨너비로 벌리고 양손은 모아서 머리 위로 뻗는다.

2 의자에 앉듯 엉덩이를 뒤로 밀며 내려갔다가 다시 엉덩이를 뒤로 밀며 올라온다.

Point
- 내려갔을 때 무릎이 발가락 끝 밖으로 나가지 않게 한다.
- 뒤꿈치에 힘을 주며 올라오되 무릎이 다 펴지기 전에 엉덩이에 힘을 줘 무릎에 무리가 가지 않게 한다.
- 허리는 일직선을 유지한다.

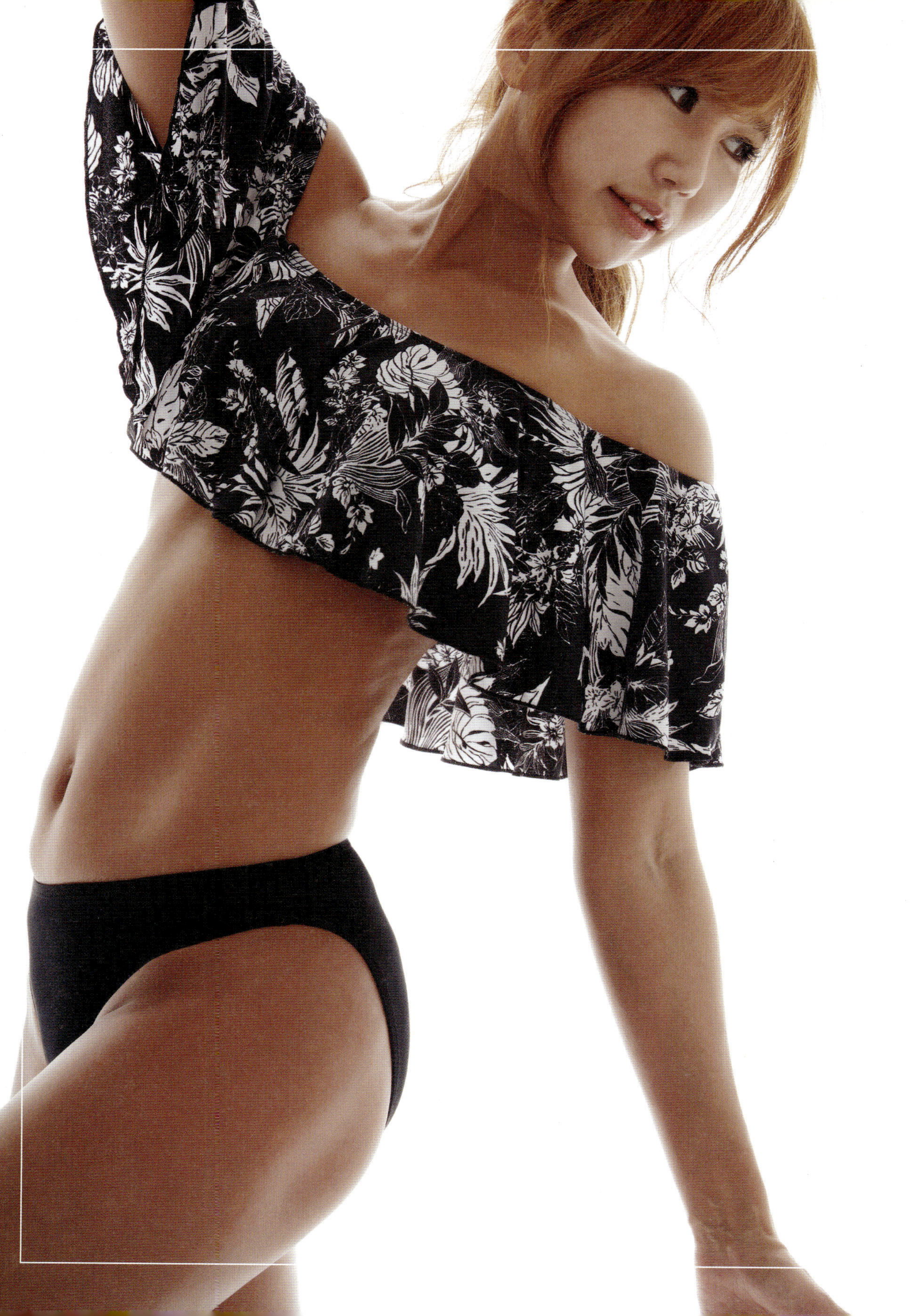

상급자를 위한

악마의 전신 운동
LEVEL 3

제 경험을 바탕으로 말씀드리면 과체중이거나 비만인 분들은 먼저 덩치부터 줄여야 해요. 저 역시 제왕절개 수술을 한 이후, 뱃살이 탄력을 완전히 잃고 심각하게 처졌었는데요, 처진 뱃살이 수술 자국을 덮어 보이지 않을 정도였어요.

이를 해결하기 위해서는 유산소 운동과 근력 운동이 필요한데, 문제는 집에서 유산소 운동을 하기가 참 쉽지 않다는 거겠죠.

저 역시 처음에 홈트를 시작했을 때는 집에 운동 기구는커녕 매트도 제대로 구비돼 있지 않았거든요. 급한 대로 매트를 구입하고 운동하려고 보니 운동 기구의 도움 없이 유산소 운동을 하기가 참 막막했어요. 그래서 악마의 전신 운동을 만들 게 됐답니다. 이제 매트 하나만 있으면 유산소 근력 운동도 걱정 없어요!

– 악마의 전신 운동 레벨 1 : 유산소성 근력 운동과 체지방 제거에 강추!

– 악마의 전신 운동 레벨 2 : 움푹 패인 힙을 보완하고 처진 살을 탄력있게!

– 악마의 전신 운동 레벨 3 : 뚜렷한 복근과 애플힙 장착에 탁월!

악마의 전신 운동 Level 3 시퀀스

1회 구성

마운틴 클라이머 10회 → 사이드 리프트(오른쪽) 10회 → 크런치 10회 → 브릿지 10회 → 사이드 리프트(왼쪽) 10회 → 돌핀 푸시업 → 다운도그 → 암워킹 → 니업 10회

• 5회를 연속적으로 한 뒤 잠시 숨을 고르고 다시 시작한다. 처음에는 이 과정을 총 3세트 반복하고 자신의 체력에 맞춰 횟수를 조금씩 늘인다.

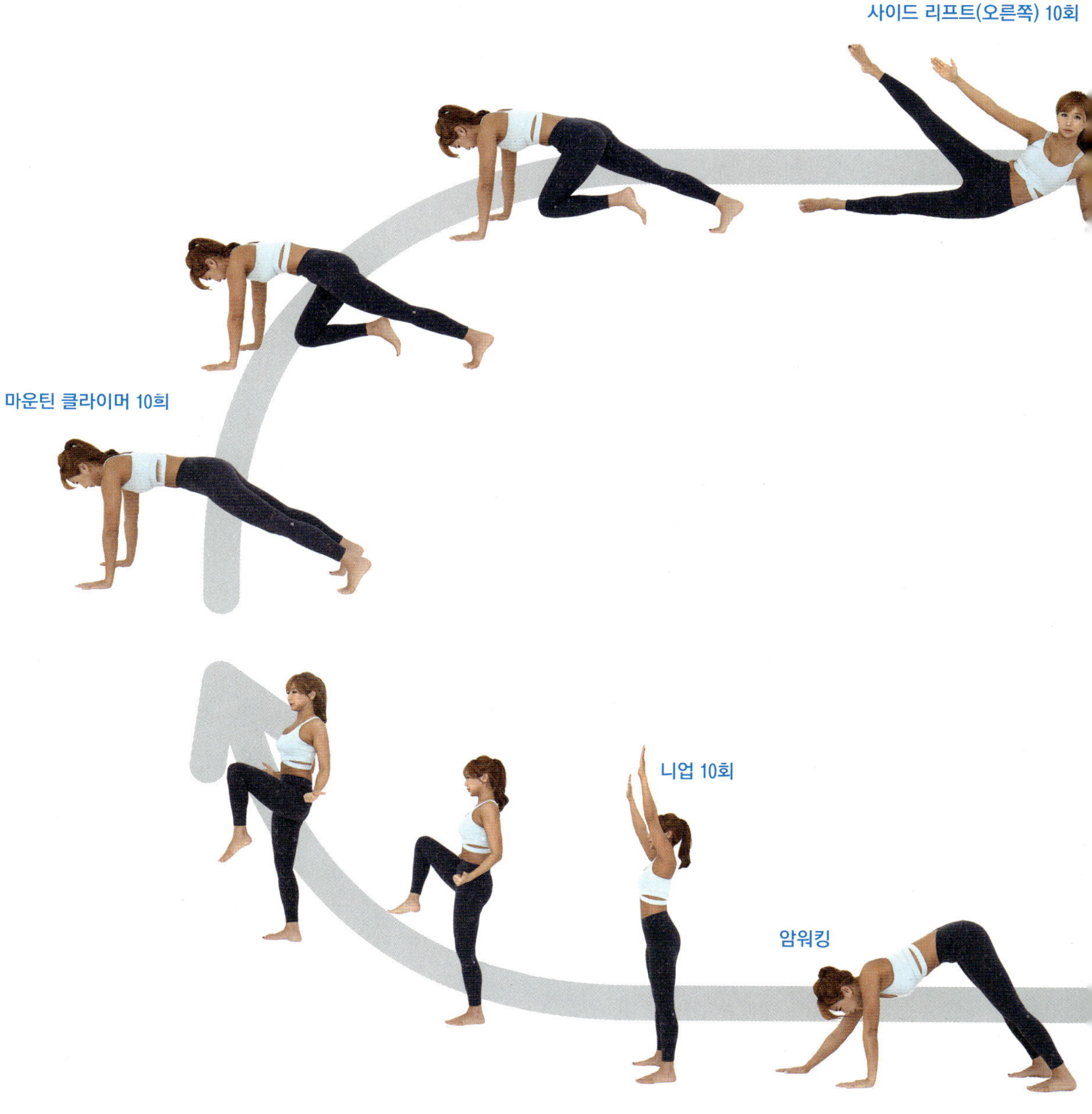

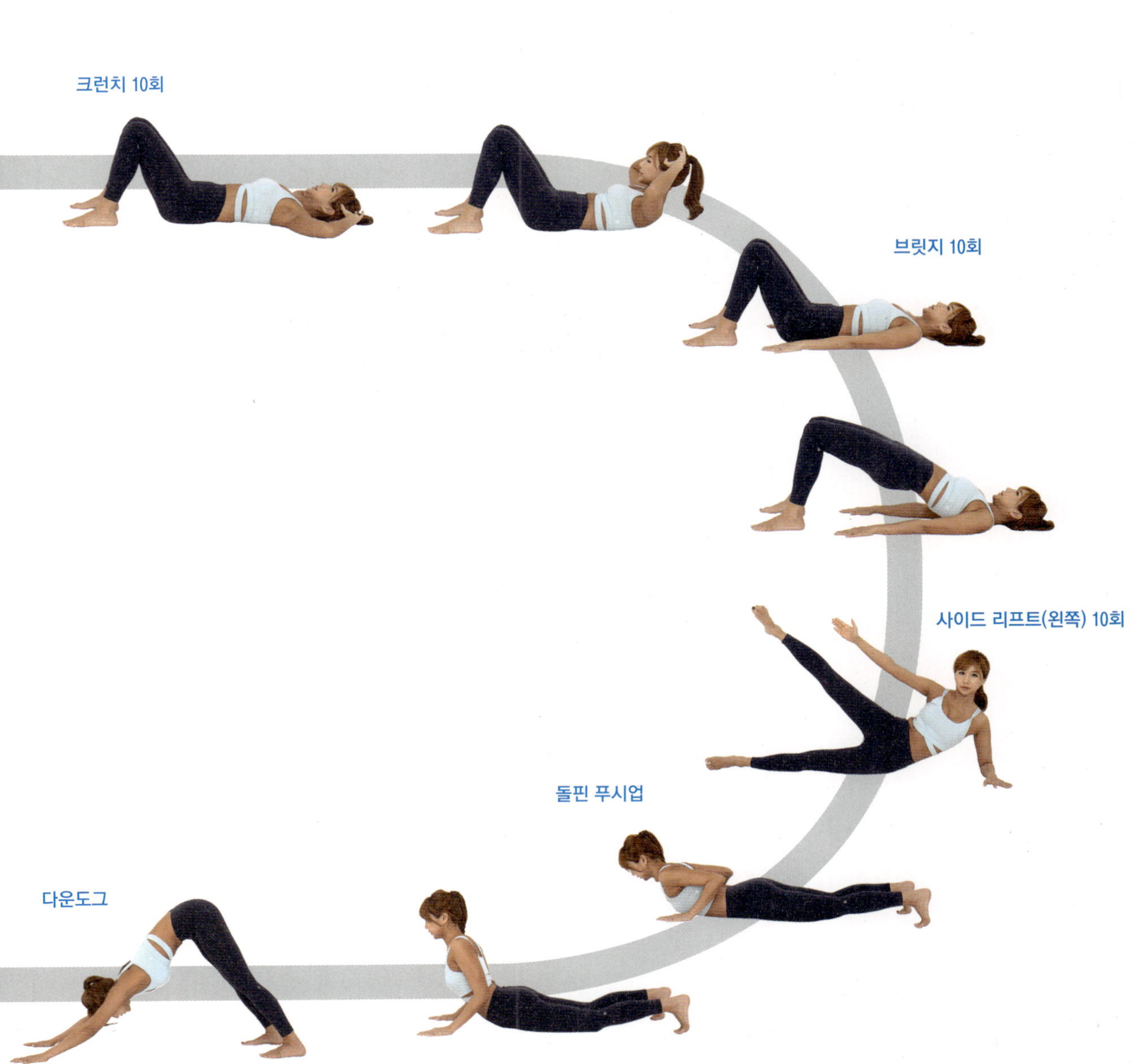
크런치 10회
브릿지 10회
사이드 리프트(왼쪽) 10회
돌핀 푸시업
다운도그

개별 동작 연습하기

마운틴 클라이머 _ 팔뚝, 어깨, 복부, 허리 군살 제거

1

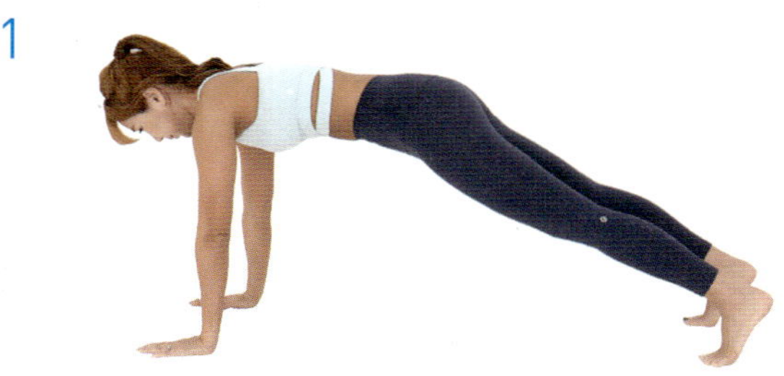

2

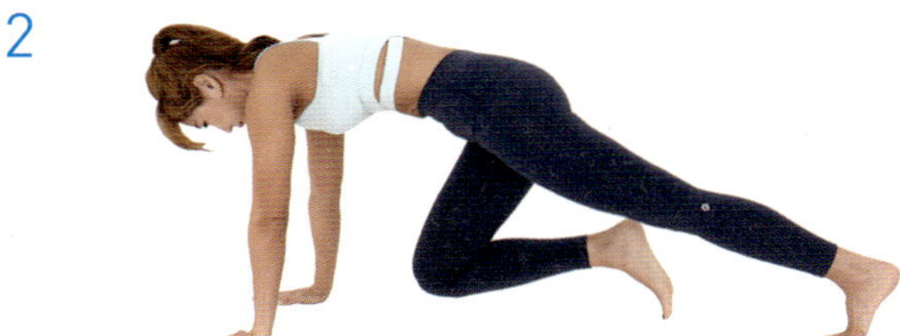

3

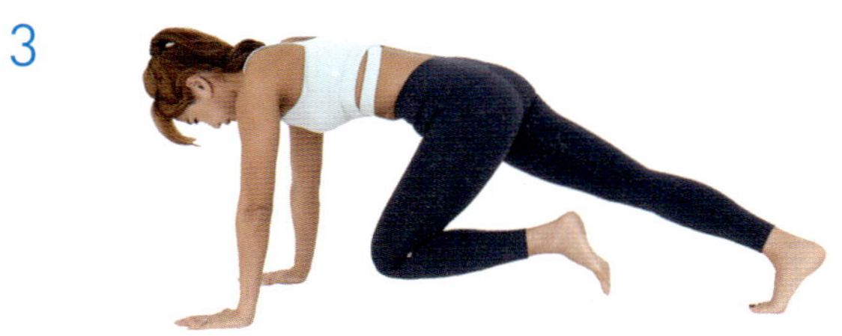

1 어깨 바로 아래 손목이 오도록 하고 엎드려 플랭크 자세를 취한다.

2 오른쪽 무릎을 가슴 쪽으로 당겼다가 제자리로 돌아온다.

3 왼쪽 무릎을 가슴 쪽으로 당겼다가 제자리로 돌아온다.

Point
- 억지로 속도를 높이면 어깨가 흔들릴 수 있으니 주의한다.

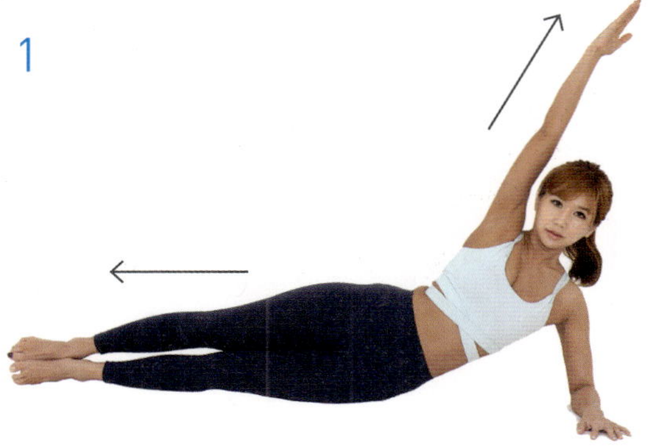

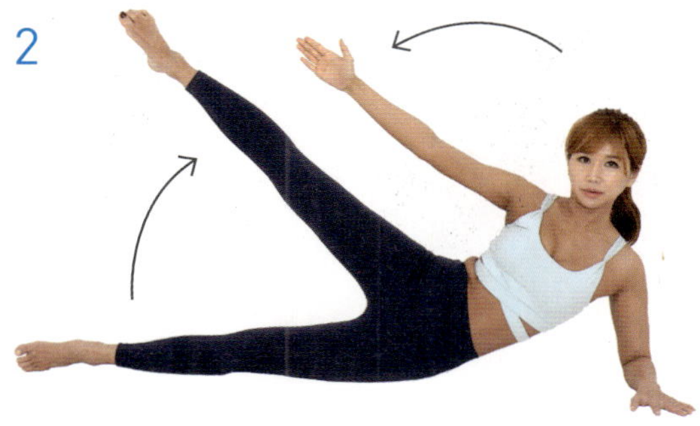

1 몸의 왼쪽이 바닥으로 가게 해서 옆으로 눕는다.

　 왼팔은 바닥은 받치고 오른팔을 머리 위로 뻗는다.

　 ㄴ 최대한 멀리 뻗어 옆구리를 이완시킨다.

2 오른쪽 다리는 들어 올리고 오른팔은 내린다.

　 옆구리가 접힌다는 느낌으로 다리와 팔을 모아준 후, 제자리로 돌아온다.

　 ㄴ 다리를 올릴 땐 다리 힘이 아닌 엉덩이 힘으로 진행해야 한다.

Point
- 복부에 힘을 유지해 몸을 고정시킨다.
- 반대쪽도 동일한 방법으로 운동한다.

크런치 _ 복부 근육 강화

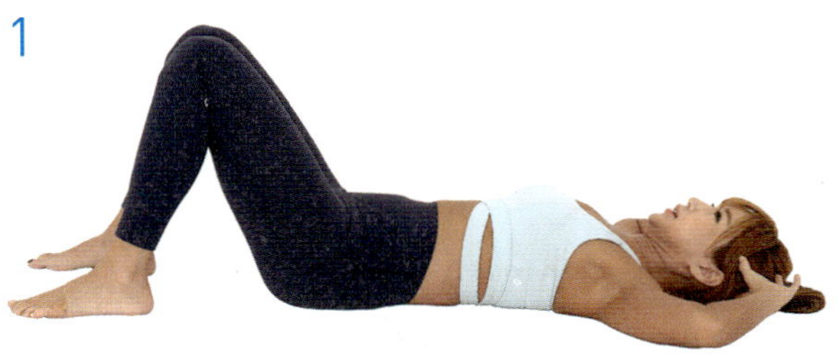

1

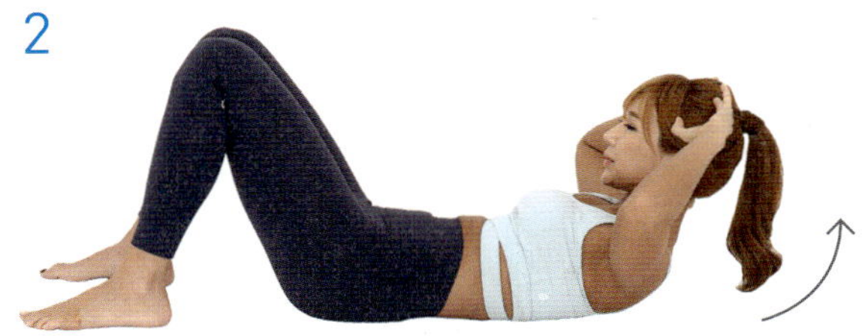

2

1 바닥에 누운 다음 양 무릎을 세우고 양발을 골반 너비로 벌린다. 양손은 머리 양옆에 댄다.

2 상체를 들어 브래지어 라인까지 올라왔다가 제자리로 돌아온다.

Point
- 상체를 올릴 때 어깨 힘을 빼고 억지로 목을 끌어올리지 않는다.

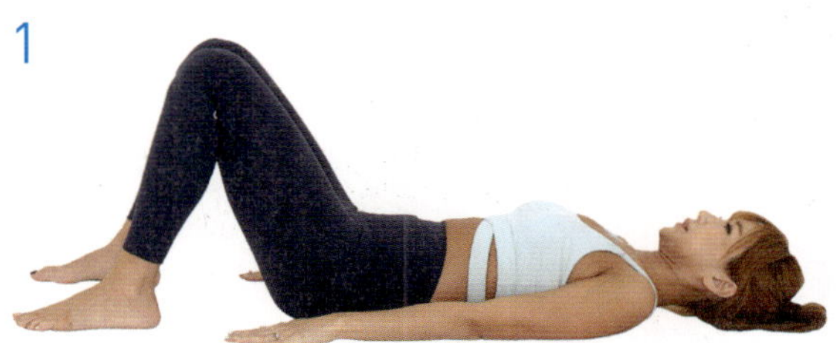

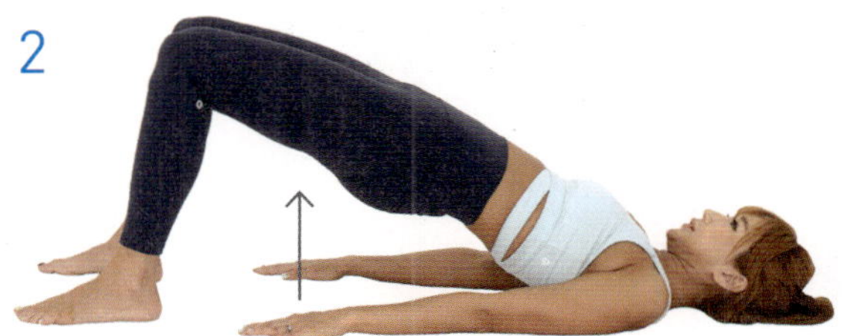

1 바닥에 누운 다음 양 무릎을 세우고 양발을 골반 너비로 벌린다. 양손은 골반 옆에 편하게 둔다.

2 척추를 하나하나 펴듯이 엉덩이를 들어 올렸다가 다시 척추를 하나하나 펴듯이 엉덩이를 내린다.

ㄴ 몸 앞면이 평평해질 때까지 올라간다.

Point
- 반동으로 오르내리지 말고 천천히 자극을 느끼며 운동한다.
- 엉덩이 사이를 조인다는 느낌으로 힘을 준다.

돌핀 푸시업 _ 허리, 팔, 어깨 근육 강화

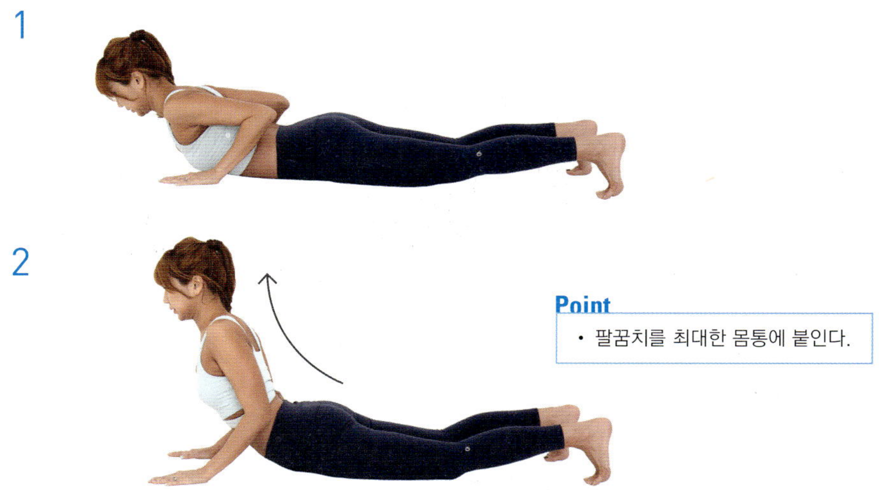

1

2

1 플랭크 자세에서 무릎-골반-가슴 순으로 내려온다.

2 양 손바닥으로 가슴 옆 바닥을 짚고 상체를 들어 올린다.
 ↳ 손바닥으로 바닥을 밀어내듯 올라온다.

다운독그 _ 등, 어깨, 햄스트링, 종아리 근육 이완

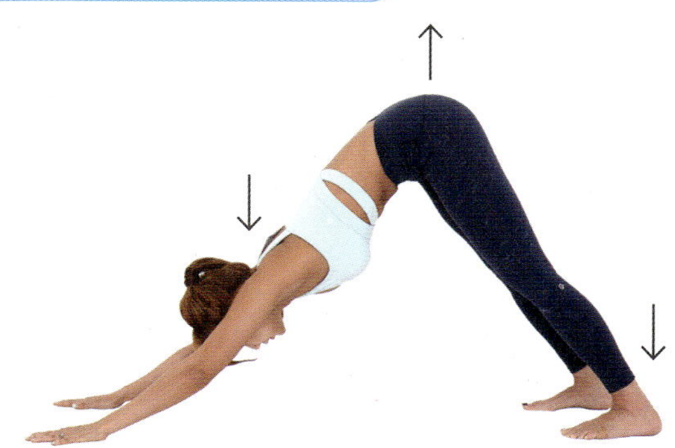

상체를 들어 올린 상태에서 엉덩이를 최대한 들어 ㅅ자 모양을 만든다.
 ↳ 돌핀 푸시업 2번 자세에서 자연스럽게 이어지는 동작이다.

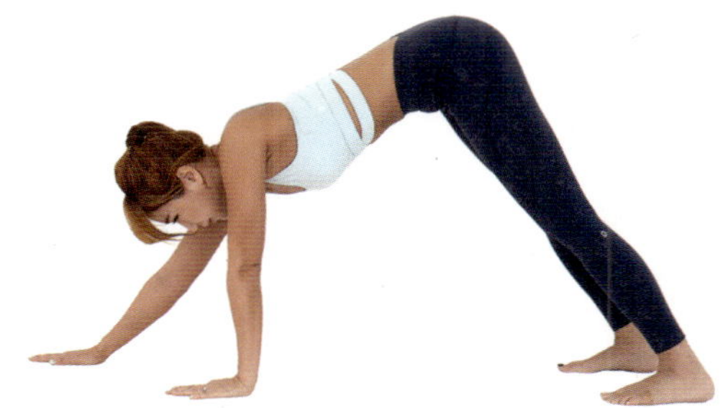

다운도그 자세에서 바닥을 양손으로
번갈아 누르며 발끝까지 가져온다.
상체를 든 후 롤업으로 올라온다.

Point
- 복부 힘을 유지해 손목에 무리가 가지 않게 한다.
- 발바닥을 단단하게 고정시킨다.

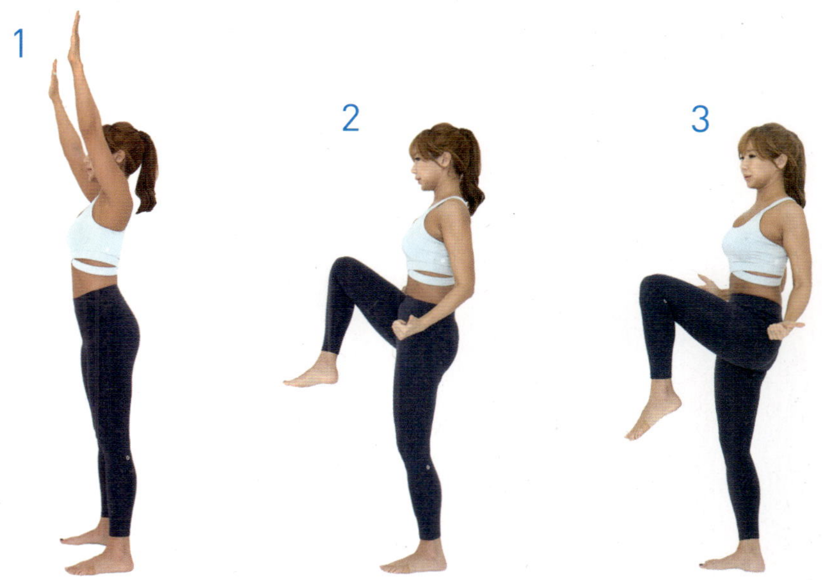

1 다리를 어깨너비로 벌리고 양팔은 만세한다.
   ∟ 양팔을 양귀 옆에 붙인다.

2 양손을 오른쪽으로 끌어내리는 동시에 오른쪽 무릎을 팔 사이로 들어 올린다.

3 양손을 왼쪽으로 끌어내리는 동시에 왼쪽 무릎을 팔 사이로 들어 올린다.

Point
- 복부 힘으로 무릎을 가슴까지 수직으로 들어 올린다.

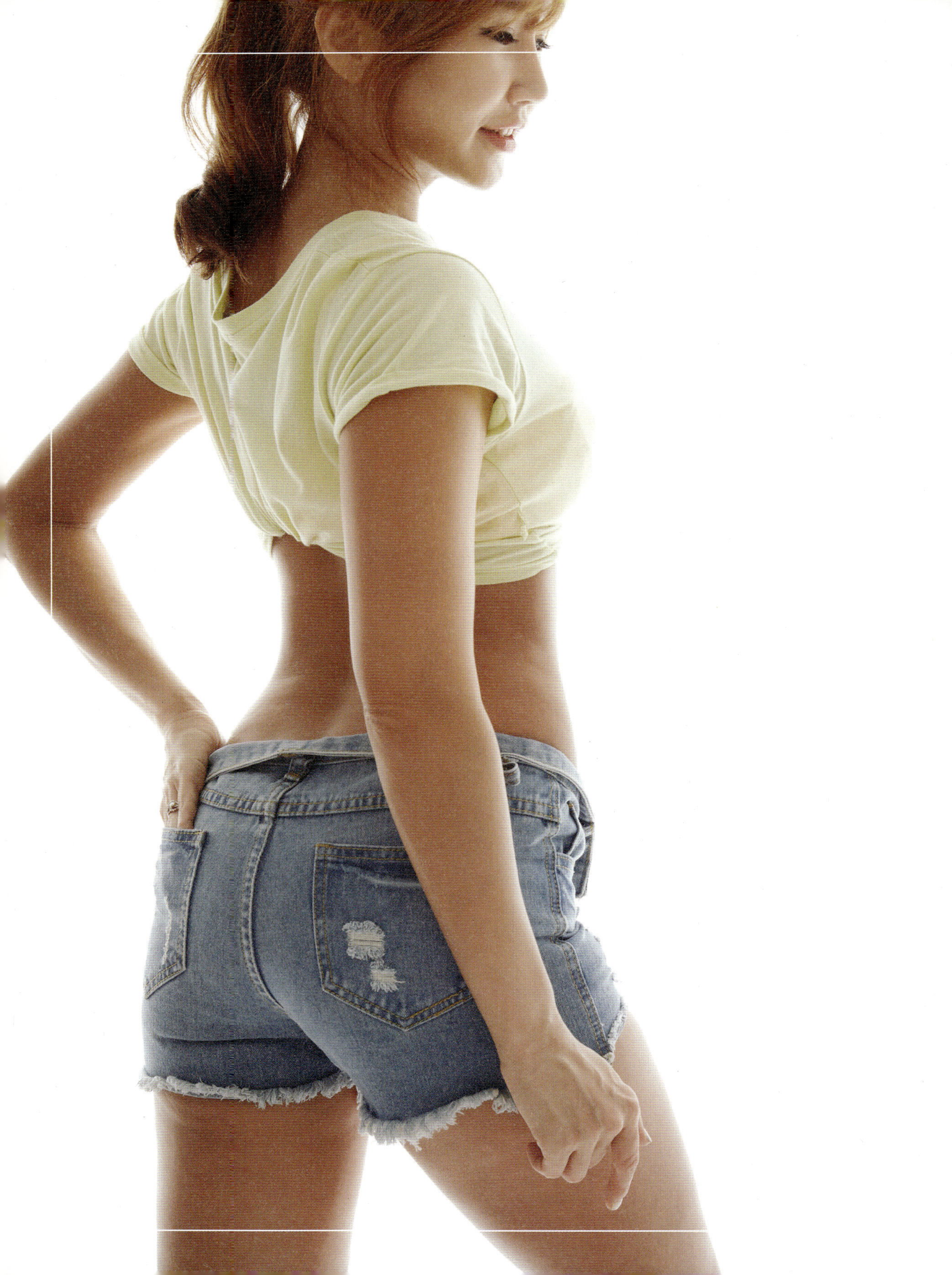

버피의 법칙

버피의 법칙은 단기간에 가녀린 팔뚝과 애플힙을 만들어주는 쉽고 간단한 운동이에요. 처음에는 동작 하나하나에 신경 쓰며 천천히 해보세요. 출산 후 무릎이나 발목이 약해져서 힘들다는 분들이 많아 점프를 뺏지만, 익숙해지면 속도를 높이고 버피 시작과 끝에 점프 동작을 추가해도 좋아요. 그리고 날씬하면서도 탄력 있는 어깨와 팔뚝 라인을 위해 암워킹을 추가했어요. 암워킹은 말 그대로 팔로 걷는 동작인데, 서 있는 자세에서 플랭크 자세로 넘어가거나 플랭크 자세에서 서 있는 자세로 넘어갈 때 활용하기 좋아요. 다른 운동 시퀀스를 할 때도 그냥 자세를 바꾸지 말고 암워킹을 많이 활용하세요.

버피의 법칙 시퀀스

1회 구성

암워킹 → 변형 스쿼트 → 암워킹

- 10회를 연속적으로 한 뒤 잠시 숨을 고르고 다시 시작한다. 처음에는 이 과정을 총 3세트 반복하고 자신의 체력에 맞춰 횟수를 조금씩 늘인다.

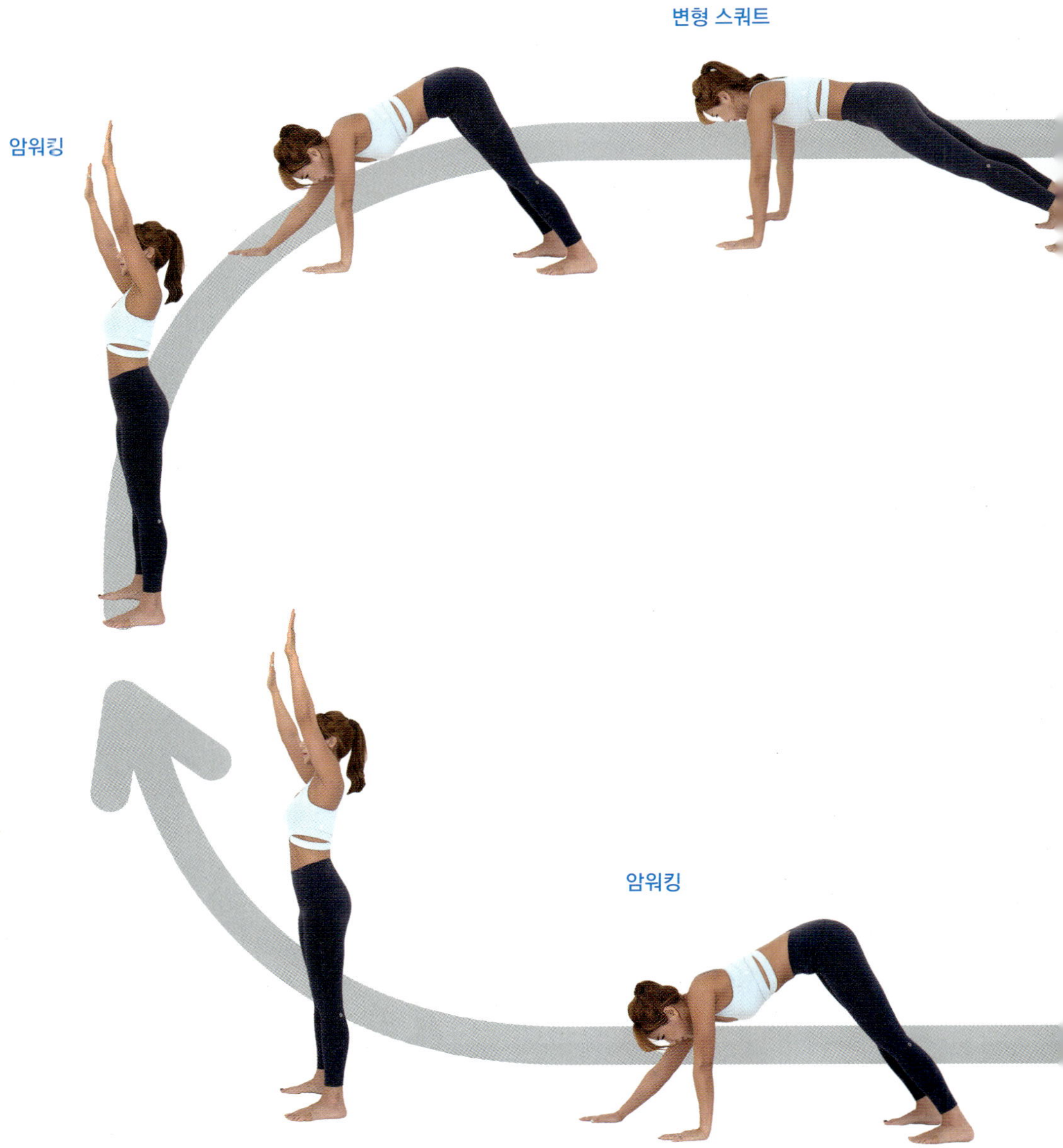

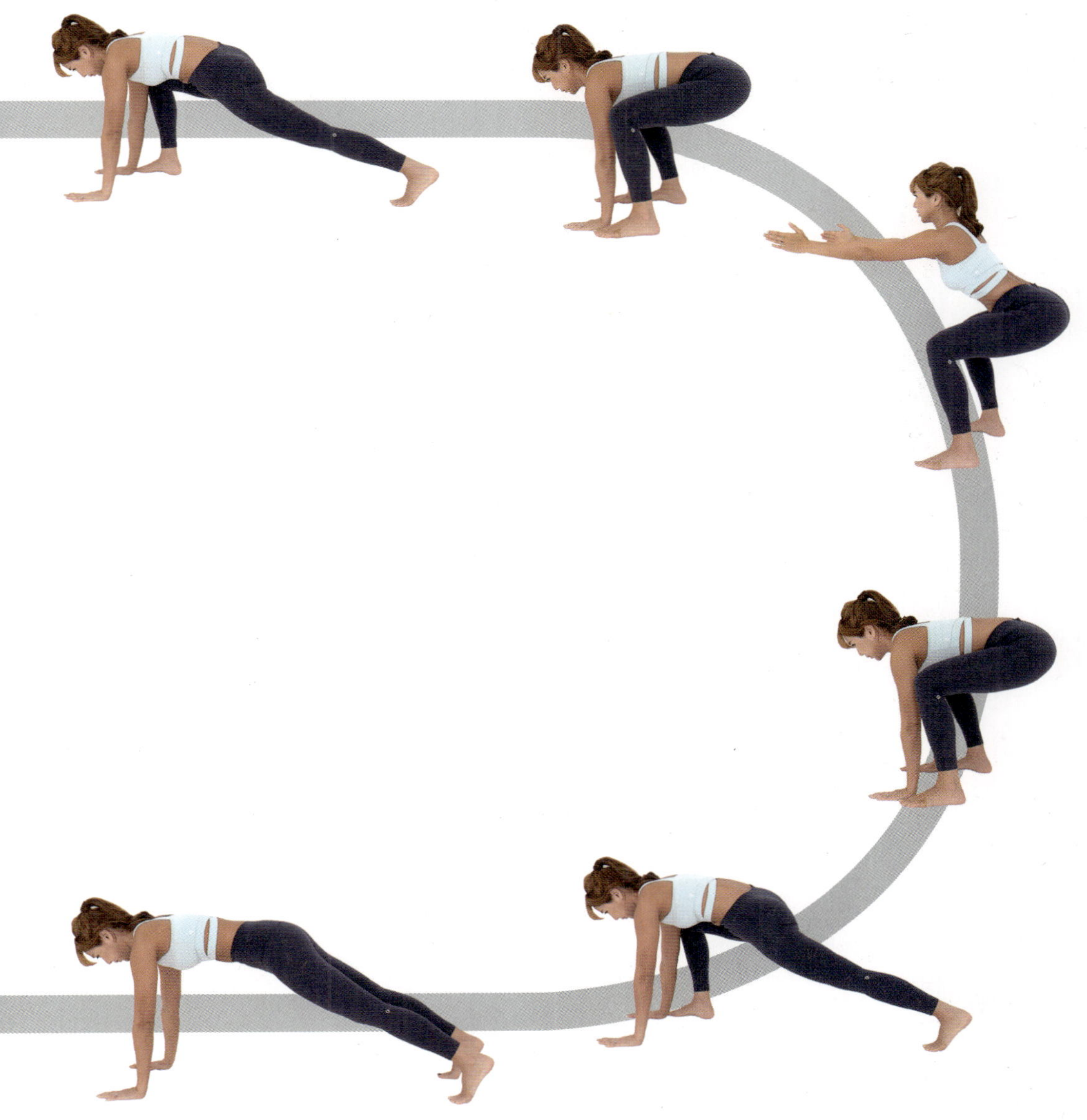

개별 동작 연습하기

암워킹 _ 팔, 가슴, 어깨 근육 강화

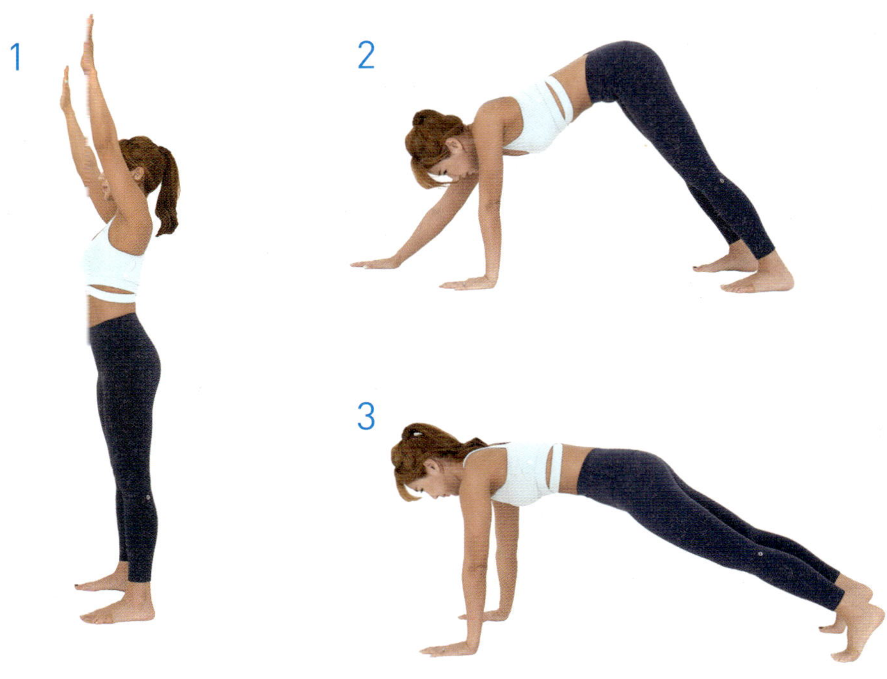

1 다리를 어깨너비로 벌려 서고 양팔은 만세한다.

2 상체를 숙여 손바닥으로 바닥을 짚고 양손을 번갈아 딛으며 앞으로 이동한다.

3 플랭크 자세를 취한다.

Point
- 복부 힘을 유지해 손목에 무리가 가지 않게 한다.
- 발바닥을 단단하게 고정시킨다.
- 플랭크 자세에서 시작할 때는 거꾸로 진행한다.

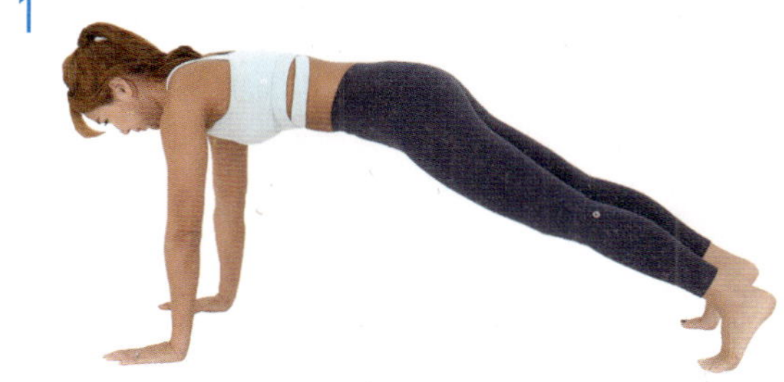

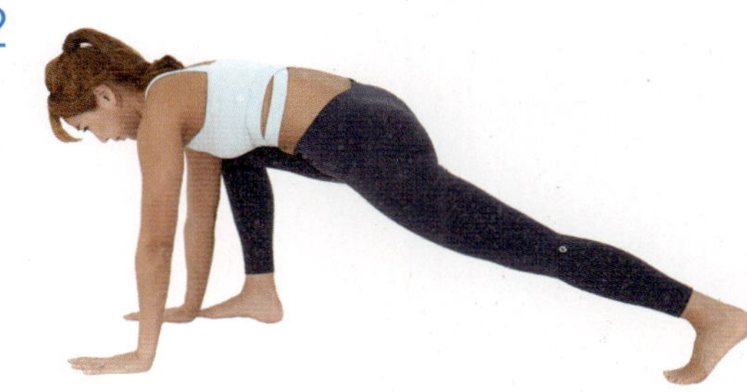

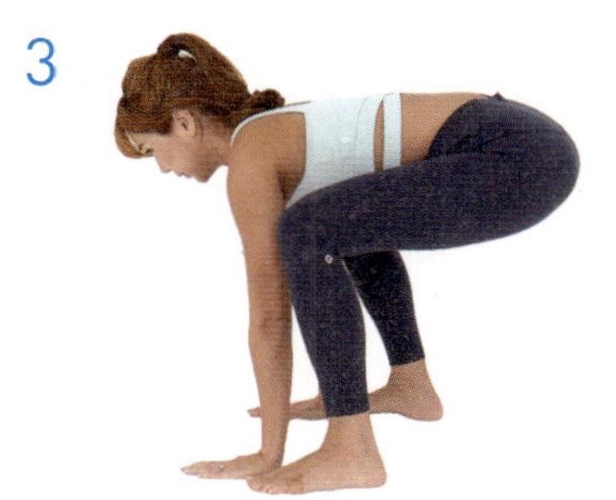

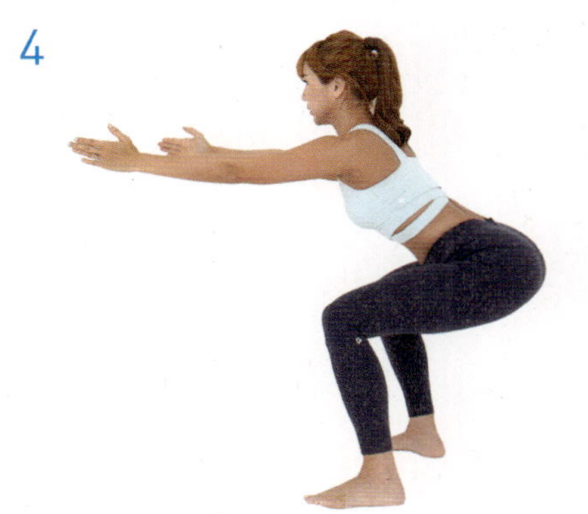

1 플랭크 자세를 취한다.

2 오른쪽 다리를 오른팔 옆으로 가져온다.

3 왼쪽 다리를 왼팔 옆으로 가져온다.

4 상체를 천천히 올리면서 앞으로 팔을 뻗어 스쿼트 자세를 취한다.

5 상체를 숙이면서 양손으로 바닥을 짚는다.

6 오른쪽 다리, 왼쪽 다리 순으로 다리를 내려 플랭크 자세를 취한다.

Point
- 엉덩이를 낮췄을 때 무릎이 발가락 끝으로 나가지 않게 한다.

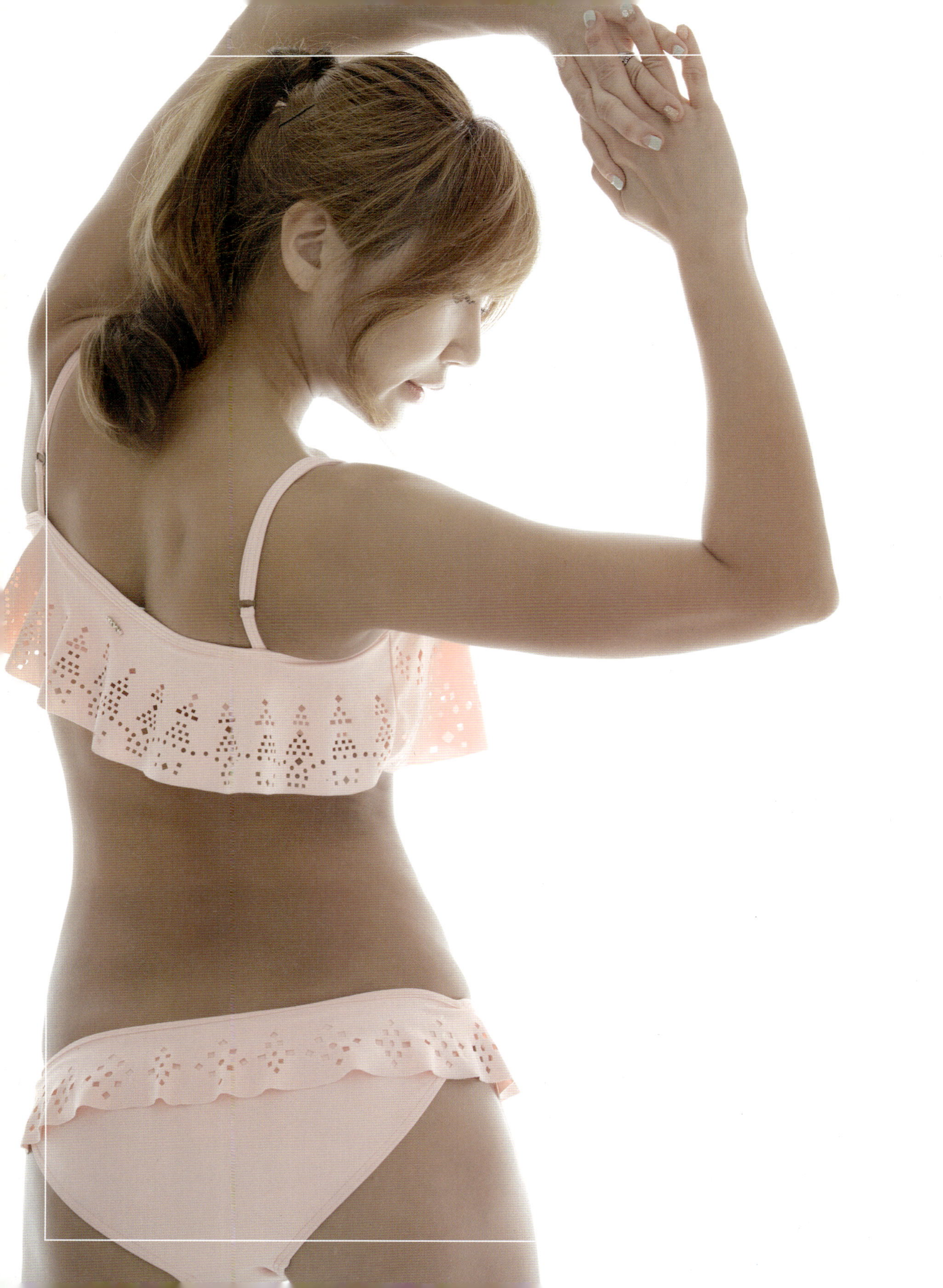

최상급자를 위한

악천피 & 고천피

김뽀 홈트를 함께하신 분들이라면 알고 계시겠지만, '악천피'는 악마의 전신 운동과 천사의 전신 운동, 그리고 버피의 법칙 세 가지 시퀀스를 고루 섞은 고강도 운동 시퀀스에요. 그리고 '고천피'는 '고급진 악천피'라고 해서, 발목에 무리 없이 운동 효과를 극대화시킨 시퀀스이고요.

이미 천사나 악마, 버피에 나왔던 동작들이기 때문에 여기서는 상세한 자세 설명을 따로 하지 않고 시퀀스 구성만 소개해드리니, 동작이 이해가 안 가시는 분들이라면 앞쪽을 다시 보시고 정확한 자세를 파악하신 후 시퀀스에 도전하시는 것을 추천 드려요. 아시다시피 악천피, 고천피는 매우 강도가 센 운동이라서 매일 하면 몸에 무리가 올 수 있어요. 주 1회 정도 도전하는 마음으로 실시해요.

SNS 라이브에서 같이 운동할 때처럼 제가 옆에서 응원하며 함께할 테니 악천피, 고천피에 도전하고 성취감을 느껴보세요!

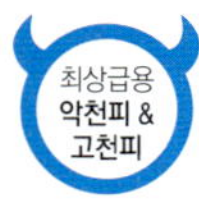

악천피 시퀀스

- 악마의 전신 운동 + 천사의 전신 운동 + 버피의 법칙
- 초급자도 도전하고 싶다면 3세트부터 시작해 차근차근 횟수를 늘린다.

1 차려 자세로 팔다리를 모으고 바르게 선다.

2 점핑적을 5회 반복한다.

3 다리를 어깨너비로 벌리고 양팔을 머리 위로 올린다.

4 상체를 숙여 손바닥으로 바닥을 짚는다.

5 암워킹으로 앞으로 걸어가 플랭크 자세를 취한다.

6 마운트 클라이머를 10회 반복한다.

7 플랭크 자세를 취한다.

8 오른쪽 다리를 오른팔 옆으로 가져온다.

9 왼쪽 다리를 왼팔 옆으로 가져온다.

10 엉덩이를 낮추고 앞으로 팔을 뻗어 스쿼트 자세를 취한다.

11 엉덩이를 들어 올리며 양팔을 머리 위로 뻗는다.

12 상체를 숙이고 엎드려서 플랭크 자세를 취한다.

13 어깨 아래에 팔꿈치를 대고 엘보 플랭크 자세를 취한다.

14 트위스트 플랭크를 5회 반복한다.

15 플랭크 자세를 취한 후 무릎, 골반, 가슴 순으로 내려온다.

16 양 손바닥으로 가슴 옆 바닥을 짚고 상체를 들어 올린다.

17 엉덩이를 최대한 들어 올려 다운도그 자세를 취한다.

18 암워킹으로 상체를 발끝으로 가져온다.

19 상체를 숙여 롤업으로 올라온다.

20 양팔을 머리 위로 뻗는다.

21 니업을 5회 반복한다.

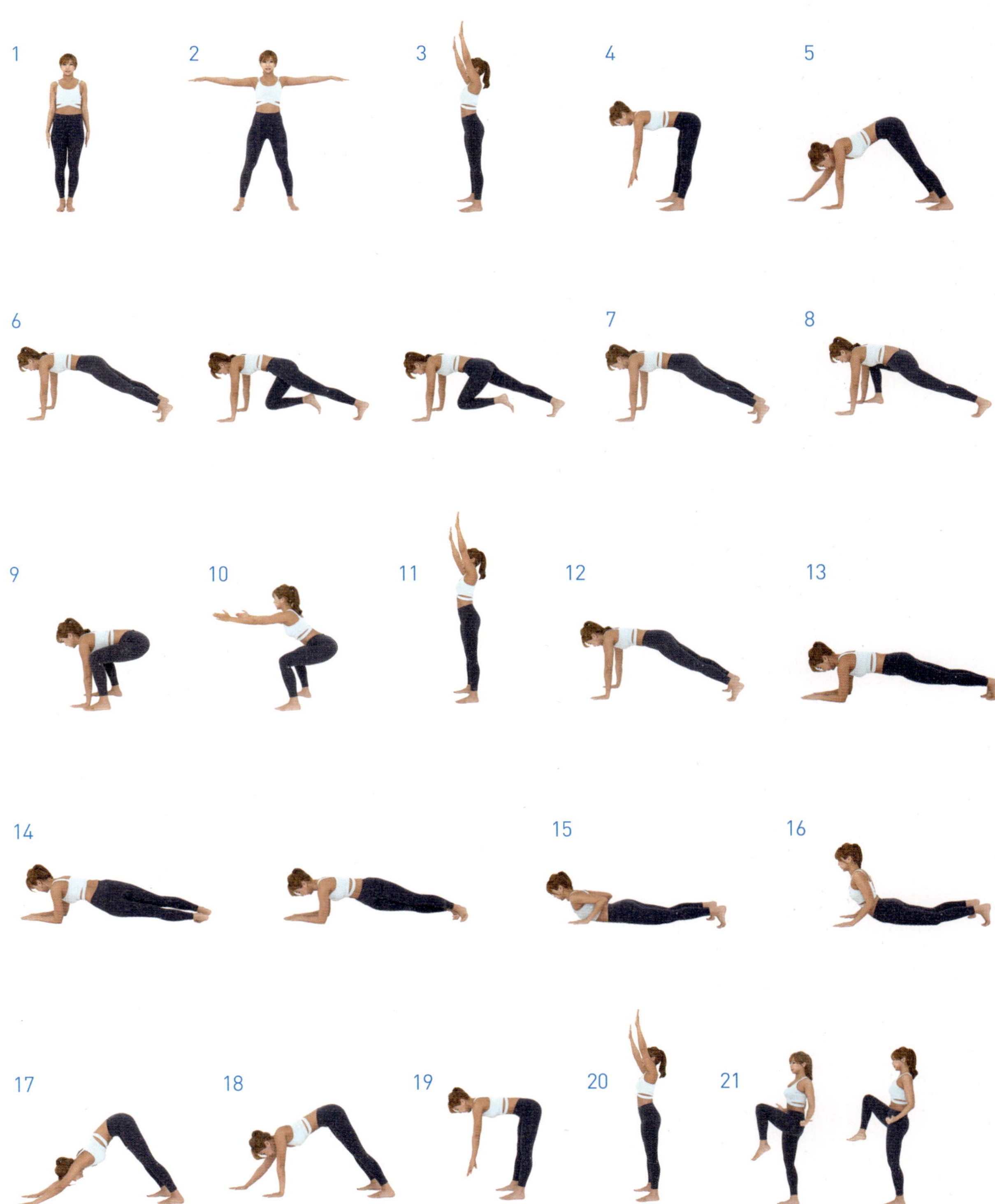

1
2
3
4
5
6
7
8
9
10
11
12
13
14
15
16
17
18
19
20
21

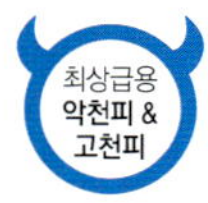

고천피 시퀀스

- 일명 '고급진 악천피'로, 발목의 무리 없이 운동 효과를 극대화시킨 프로그램이다.
- 초급자도 도전하고 싶다면 3세트부터 시작해 차근차근 횟수를 늘인다.

1. 다리를 어깨너비로 벌리고 양손은 만세한다.

2. 스쿼트를 5회 반복한다.

3. 암워킹으로 앞으로 걸어간다.

4. 플랭크 자세를 취한다.

5. 마운트 클라이머를 10회 반복한다.

6. 플랭크 자세를 취한다.

7. 오른쪽 다리를 오른팔 옆으로, 왼쪽 다리를 왼팔 옆으로 가져왔다 제자리로 돌아오는 동작을 양쪽 각 15회씩 반복한다.

8. 엉덩이를 낮추고 앞으로 팔을 뻗어 스쿼트 자세를 취한다.

9. 엉덩이를 들어 올리며 양팔을 머리 위로 뻗는다.

10. 상체를 숙여 양손으로 바닥을 짚은 후 엘보 플랭크 자세를 취한다.

11. 트위스트 플랭크를 양쪽 5회 반복한다.

12. 플랭크 자세를 취하고 푸시업을 5회 반복한다.

13. 무릎, 골반, 가슴 순으로 내려온다.

14. 양 손바닥으로 가슴 옆 바닥을 짚고 상체를 들어 올린다.

15. 엉덩이를 최대한 들어 올려 다운도그 자세를 취한다.

16. 암워킹으로 상체를 발끝으로 가져온다.

17. 상체를 숙여 롤업으로 올라온다.

18. 다리를 어깨너비로 벌리고 양팔을 머리 위로 뻗는다.

19. 니업을 5회 반복한다.

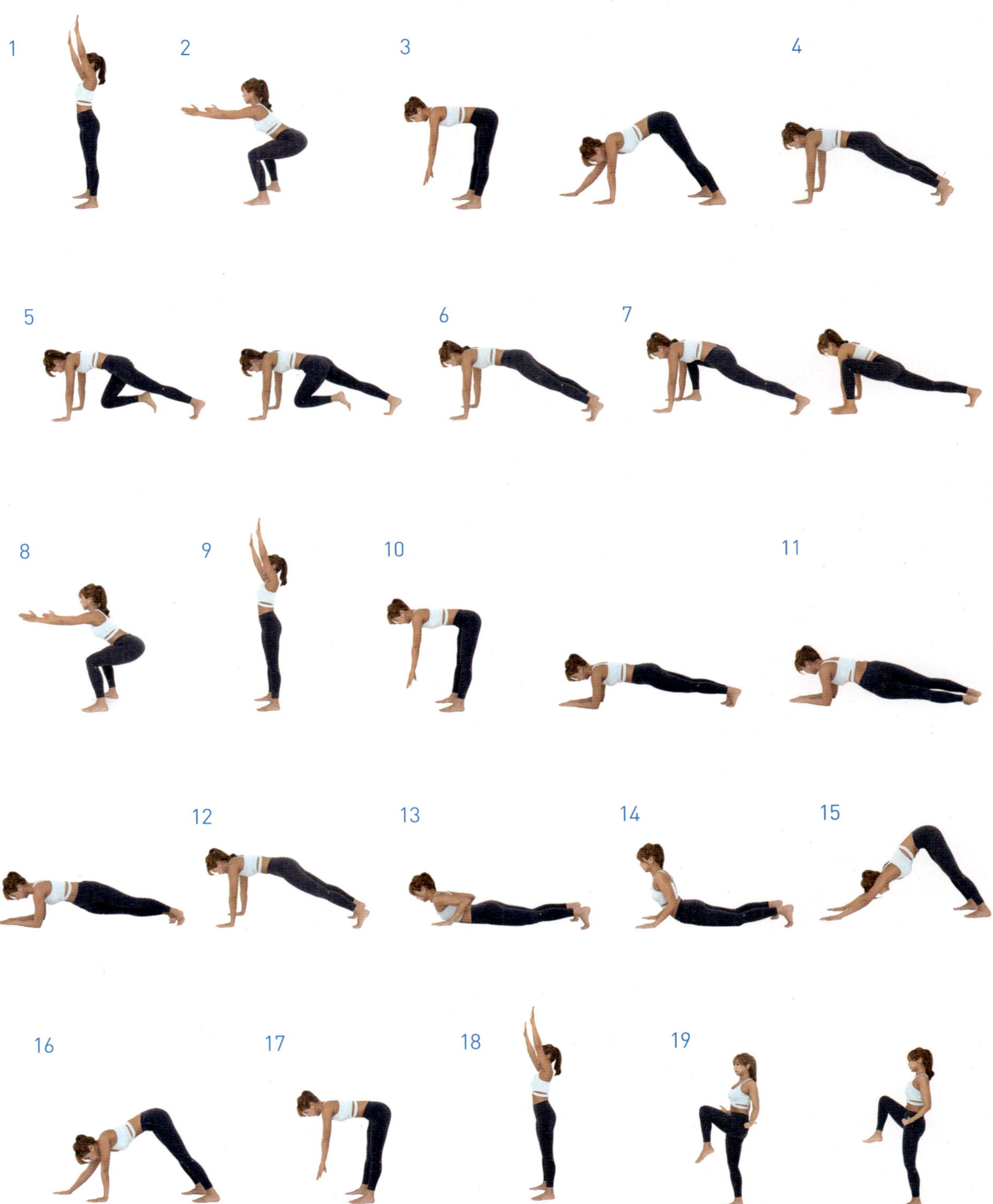

1
2
3
4
5
6
7
8
9
10
11
12
13
14
15
16
17
18
19

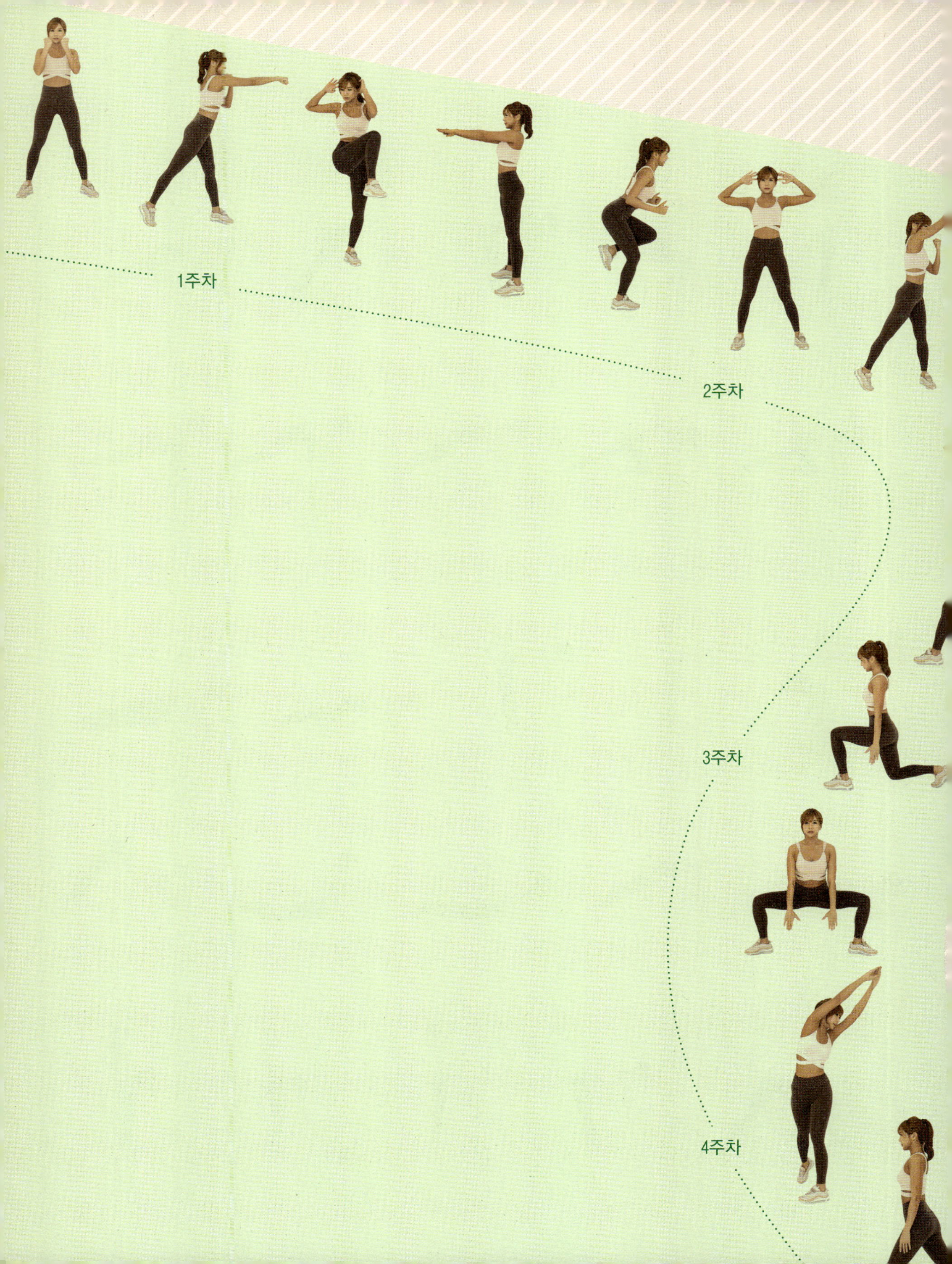

1주차
2주차
3주차
4주차

PART 3

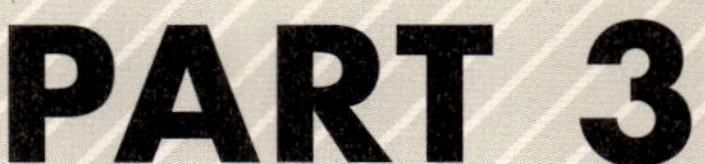

비키니 프로젝트

하루 10분만 투자해서 4주 만에 완성하는 비키니 프로젝트예요.

초스피드로 늘씬한 라인을 완성하는 프로그램으로

4주 동안 꾸준히 따라 하면 누구나 비키니 보디를 가질 수 있답니다.

다음 주차로 갈수록 난이도가 높아지면서 운동 강도가 세지는데요,

여러 가지 다른 동작을 익히기보다는 기본적인 자세를 주차별로 변형해서

난이도를 높이는 식으로 플랜을 짰어요. 부위별 프로그램을 주차별로 한번에

진행하세요. 10분 동안 고강도 운동을 유지하는 건 생각보다 많이 힘들어요.

하지만 4주 후에 달라질 내 몸을 상상하며 힘내서 비키니 프로젝트를 완성해 봐요!

1주차 프로그램 : 초급

2주차 프로그램 : 중급

3주차 프로그램 : 중상급

4주차 프로그램 : 상급

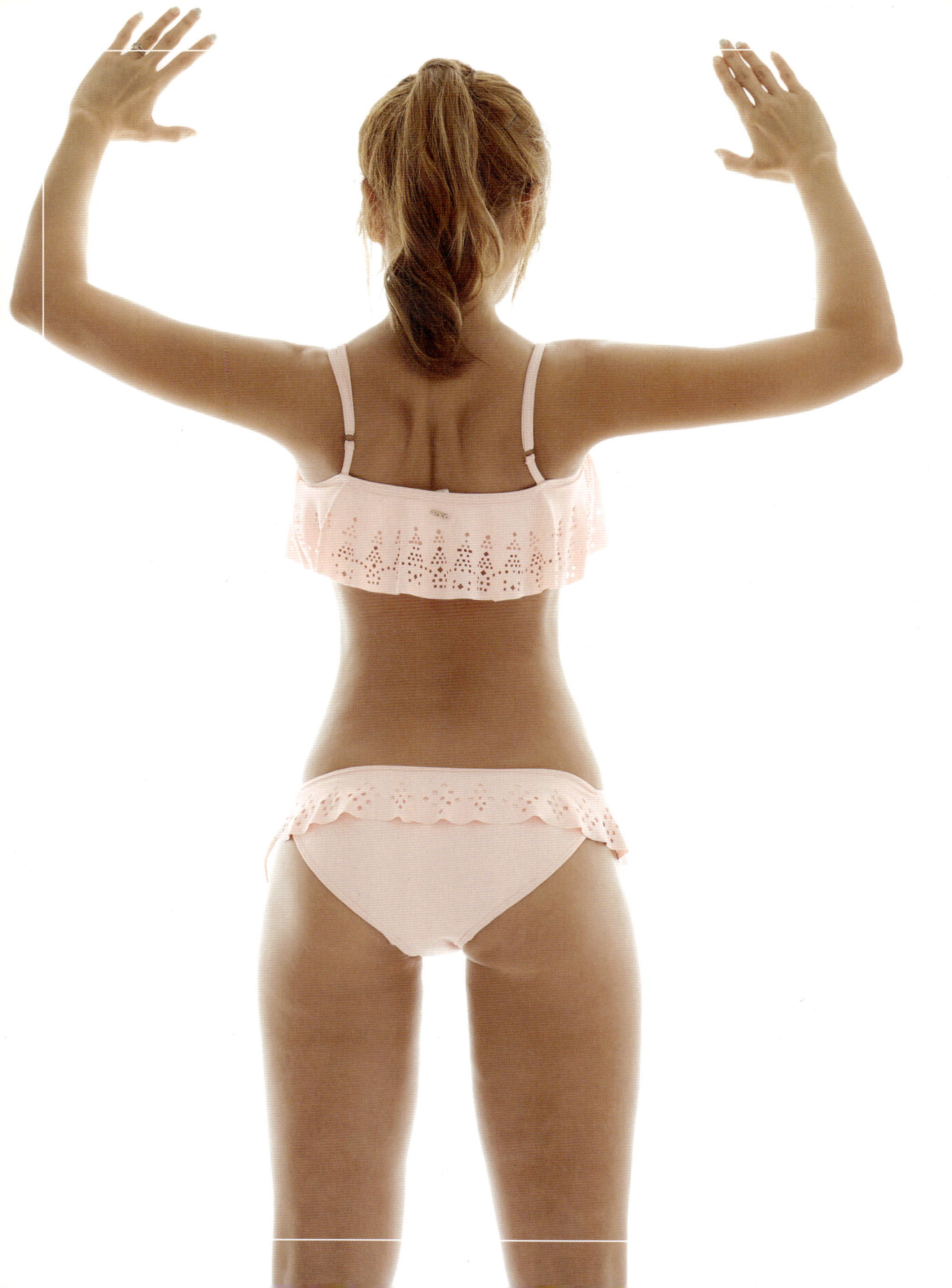

팔과 등 만들기

안타깝게도 저는 모태 코끼리 팔뚝이에요. 결혼 전에도 피부과 시술부터 약까지 시도해보지 않은 게 없을 정도였어요. 출산 후 아이를 계속 안고 있던 데다가 운동량은 줄고 많이 먹기만 하니 팔에 체지방과 노폐물이 계속 쌓여가더라고요.

게다가 나이 들어 떨어진 탄력과 늘어난 피부는 잘라내는 것 말고는 달리 답이 없다는 청천벽력 같은 말을 주변에서 자주 들었어요.

하지만 그렇다고 해서 마냥 손 놓고 있을 순 없겠죠. 그래서 저는 피부를 잘라낼 수 없다면 늘어난 피부를 다시 올려붙이는 방법을 연구하게 됐어요. 바로 근육이란 접착제를 늘어난 빈 공간에 채워 올려붙이는 거예요.

팔뚝살은 나잇살이기 때문에 어쩔 수 없다? 절대 아니에요. 꾸준히 운동하면 한 달 만에도 여리여리한 팔 라인을 가질 수 있어요. 여기서 소개하는 팔 운동은 섹시한 등 근육 완성에도 아주 효과적이에요. 잡지 화보 속 섹시한 뒤태, 더 이상 남의 얘기가 아니랍니다!

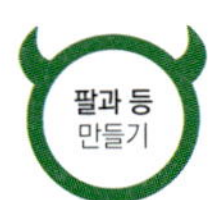

1주차 프로그램
스위밍 10회 3세트 → 돌핀 푸시업 15회 3세트

① 스위밍

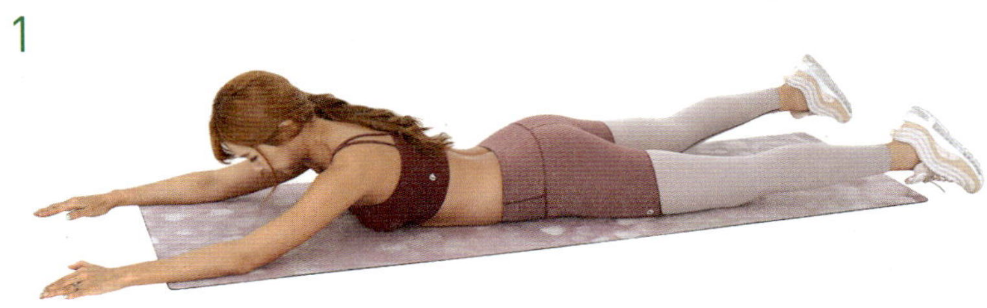

1

2

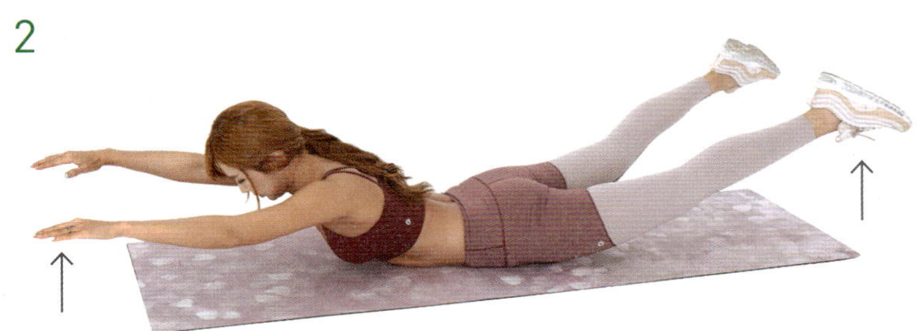

1 바닥에 엎드려 다리를 어깨너비로 벌리고 양팔을 머리 위로 뻗는다.

2 양팔과 양다리를 위로 들어 올려 5초간 유지한 후 제자리로 돌아온다.

Point
- 시선을 바닥을 향한다.
- 팔다리를 들어 올릴 때 목이 같이 올라가지 않게 한다.

② 돌핀 푸시업

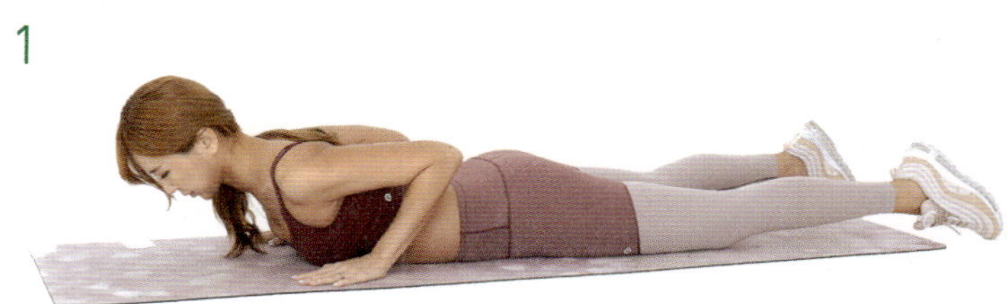

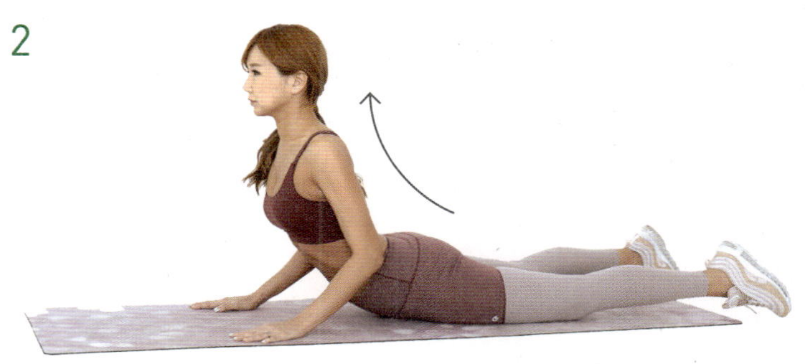

1   바닥에 엎드려 다리를 어깨너비로 벌리고 가슴 옆에 손바닥을 둔다.

2   손바닥으로 바닥을 밀며 상체를 들어 올렸다가 제자리로 돌아온다.
    └ 시선은 15도 앞쪽의 바닥을 향한다.

Point
- 어깨가 따라 올라가지 않도록 복부에 힘을 준다.
- 팔꿈치를 최대한 몸통에 붙여 삼두에 자극을 느낀다.

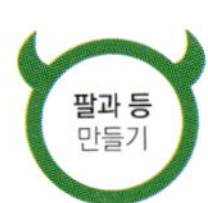

① 변형 스위밍 ①

1

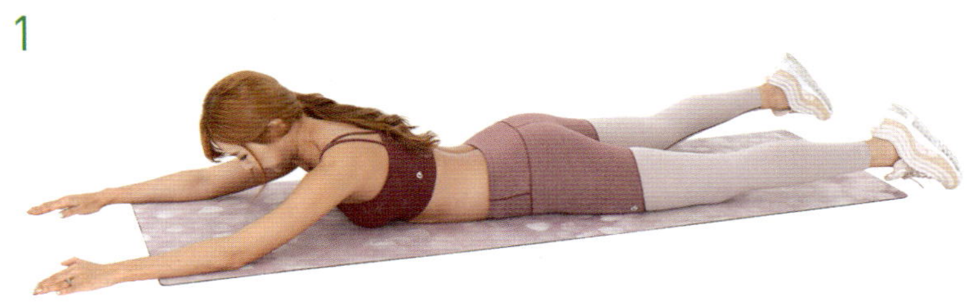

2

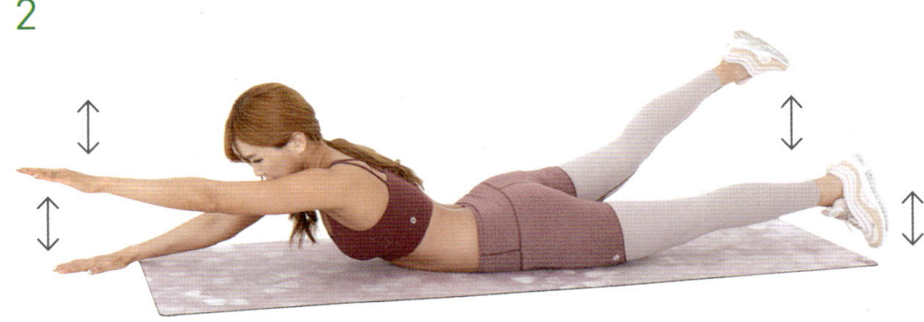

1 바닥에 엎드려 다리를 어깨너비로 벌리고 양팔을 머리 위로 뻗는다.

2 상체를 들어 올린 다음, 양팔과 양다리를 수영하듯 위아래로 흔들고 제자리로 돌아온다.

Point
- 목이 들리지 않도록 복부에 힘을 준다.

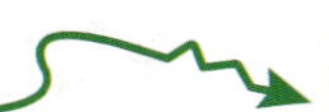

② 사이드 스완

1

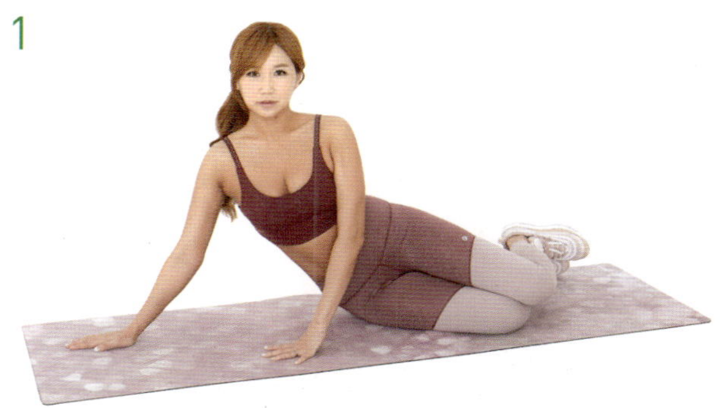

2

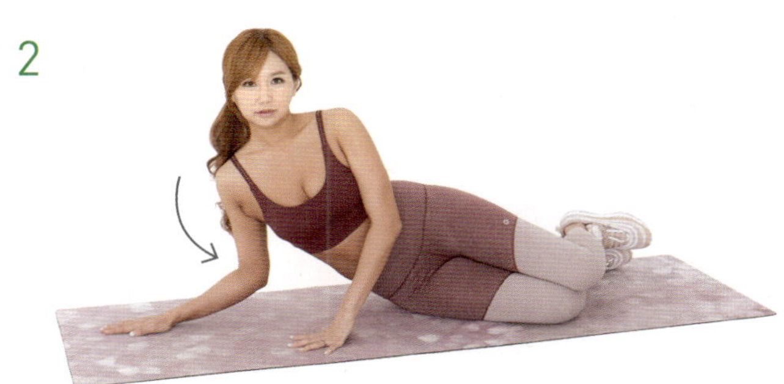

1 오른쪽 다리가 바닥에 닿도록 사이드로 앉은 다음, 양쪽 무릎을 90도로 구부려 포갠다.

2 오른 손바닥으로 바닥을 짚고 팔꿈치를 굽혀 상체를 최대한 바닥에 가깝게 내려왔다가 제자리로 돌아온다.

Point

- 어깨가 따라 올라가지 않게 한다.
- 손바닥을 밀며 삼두의 자극을 느낀다.
- 반대편도 같은 방법으로 운동한다.

3주차 프로그램

변형 스위밍 ② 10회 3세트 → 니 푸시업 10회 3세트

① 변형 스위밍 ②

1

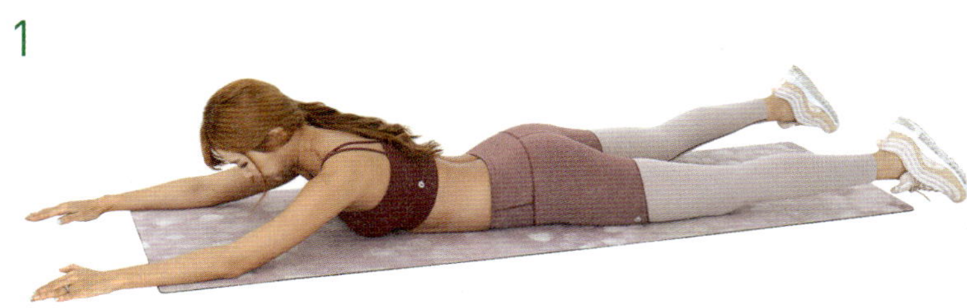

2

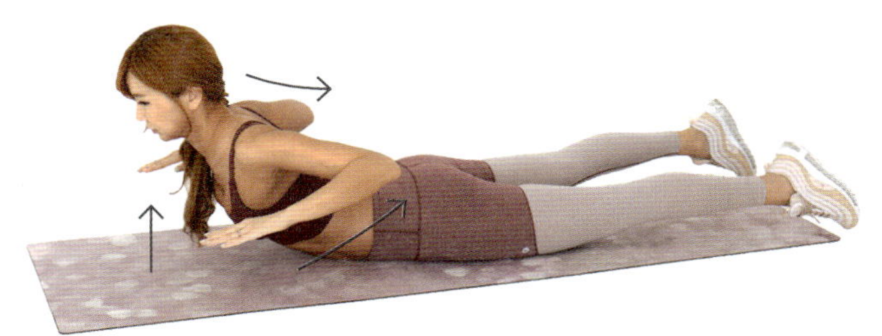

1 바닥에 엎드려 다리를 어깨너비로 벌리고 양팔을 머리 위로 뻗는다.

2 상체를 위로 들어 올린 다음 양 팔꿈치를 접어 등 쪽으로 당겼다가 앞으로 모아준다.

   ↳ 양 팔꿈치가 서로 닿을 듯이 날개뼈를 조인다.

3 제자리로 돌아온다.

Point

• 목이 뒤로 꺾이거나 어깨가 솟지 않게 주의한다.

② 니 푸시업

1 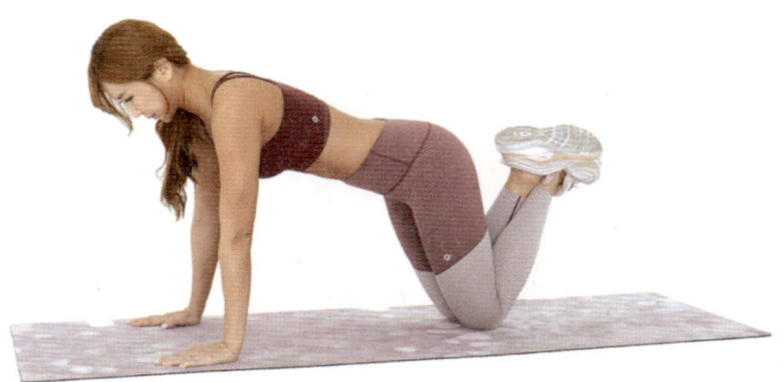

2 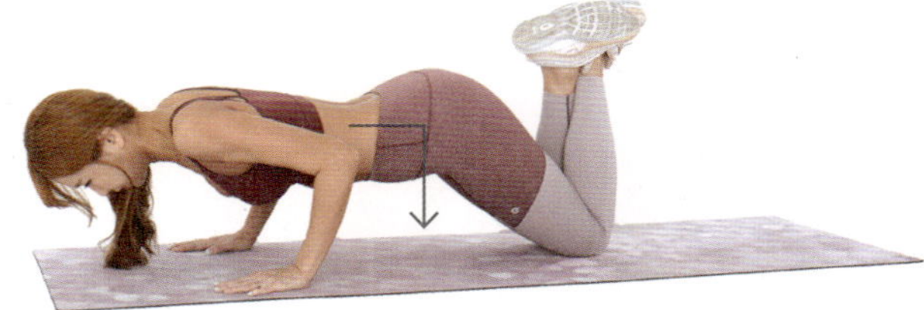

3 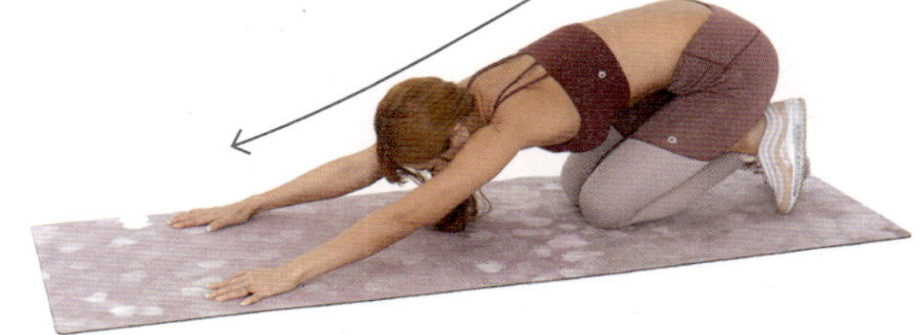

1 어깨 아래에 손목, 엉덩이 아래에 무릎을 둔 네발기기 자세를 취한 다음,
양쪽 발목을 교차시켜 위로 들어 올린다.

    ↳ 위에서 봤을 때 발목이 X자 모양이다.

2 팔꿈치를 구부려 상체를 바닥에 가깝게 내렸다가, 손바닥으로 바닥을 누르며 제자리로 돌아온다.

    ↳ 팔꿈치를 최대한 몸통에 붙이고, 가슴을 밀어낸다는 느낌으로 올라온다.

    ↳ 팔꿈치 안쪽 면이 정면을 향하게 놓은 뒤 내려간다.

3 엉덩이를 뒤꿈치 위에 두고 이마를 바닥으로 붙인 다음, 양팔을 앞으로 쭉 밀어주며 스트레칭한다.

Point
- 복부에 힘을 단단히 줘 허리가 꺾이지 않게 한다.

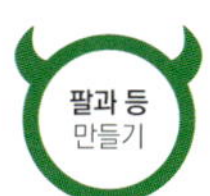

① 변형 스위밍 ③

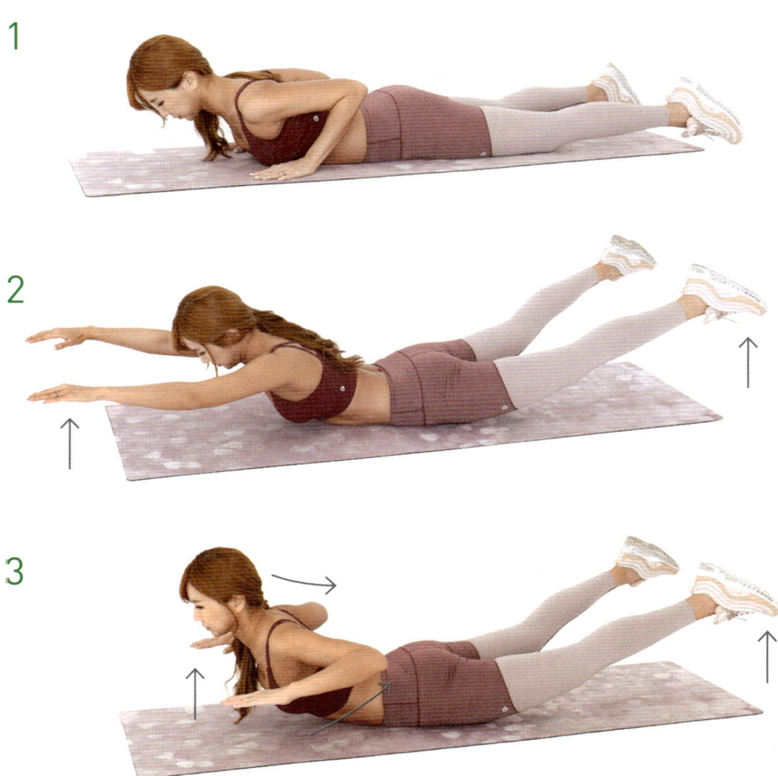

1 바닥에 엎드려 다리를 어깨너비로 벌리고 양팔을 머리 위로 뻗는다.

2 양팔과 양다리를 동시에 들어 올려 정지한다.

3 양 팔꿈치를 접어 등 쪽으로 당겼다가 제자리로 돌아온다.

⌐ 양 팔꿈치가 서로 닿을 듯이 날개뼈를 조인다.

Point
- 목이 뒤로 꺾이거나 어깨가 솟지 않게 주의한다.
- 다리가 내려가지 않게 엉덩이와 복부에 힘을 준다.

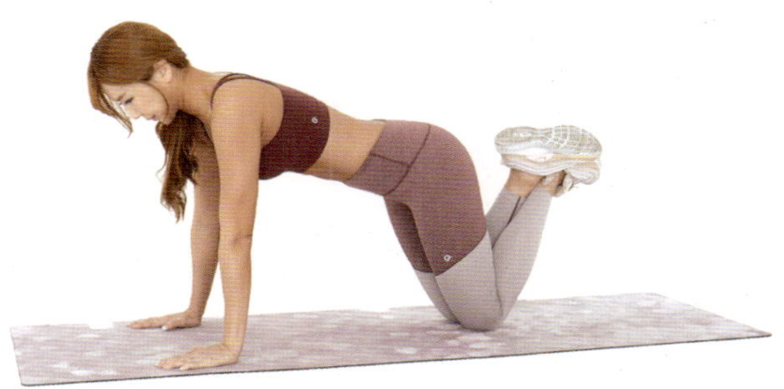

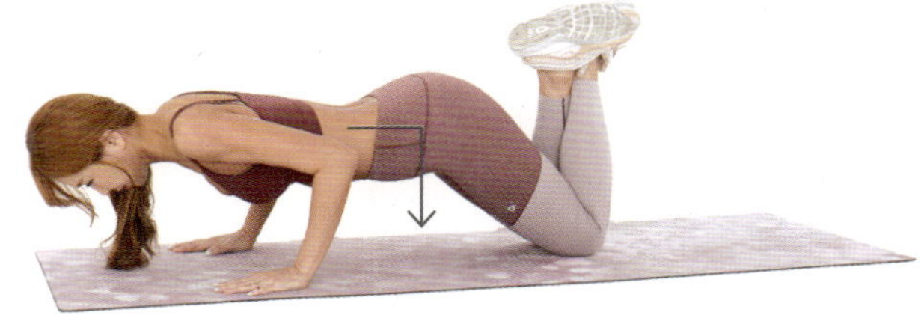

1 어깨 아래에 손목, 엉덩이 아래에 무릎을 둔 네발기기 자세를 취한 다음,
양쪽 발목을 교차시켜 위로 들어 올린다.

⌞ 위에서 봤을 때 발목이 X자 모양이다.

2 팔꿈치를 구부려 상체를 바닥에 가깝게 내렸다가, 손바닥으로 바닥을 누르며 제자리로 돌아온다.
쉬지 않고 전체 과정을 반복한다.

⌞ 팔꿈치를 최대한 몸통에 붙이고, 가슴을 밀어낸다는 느낌으로 올라온다.

⌞ 팔꿈치 안쪽 면이 정면에 보이게끔 유지하고, 동작을 연속으로 반복할 때 팔을 몸통에 붙여서
옆으로 벌어지지 않도록 주의한다.

Point
- 복부에 힘을 단단히 줘 허리가 꺾이지 않게 한다.

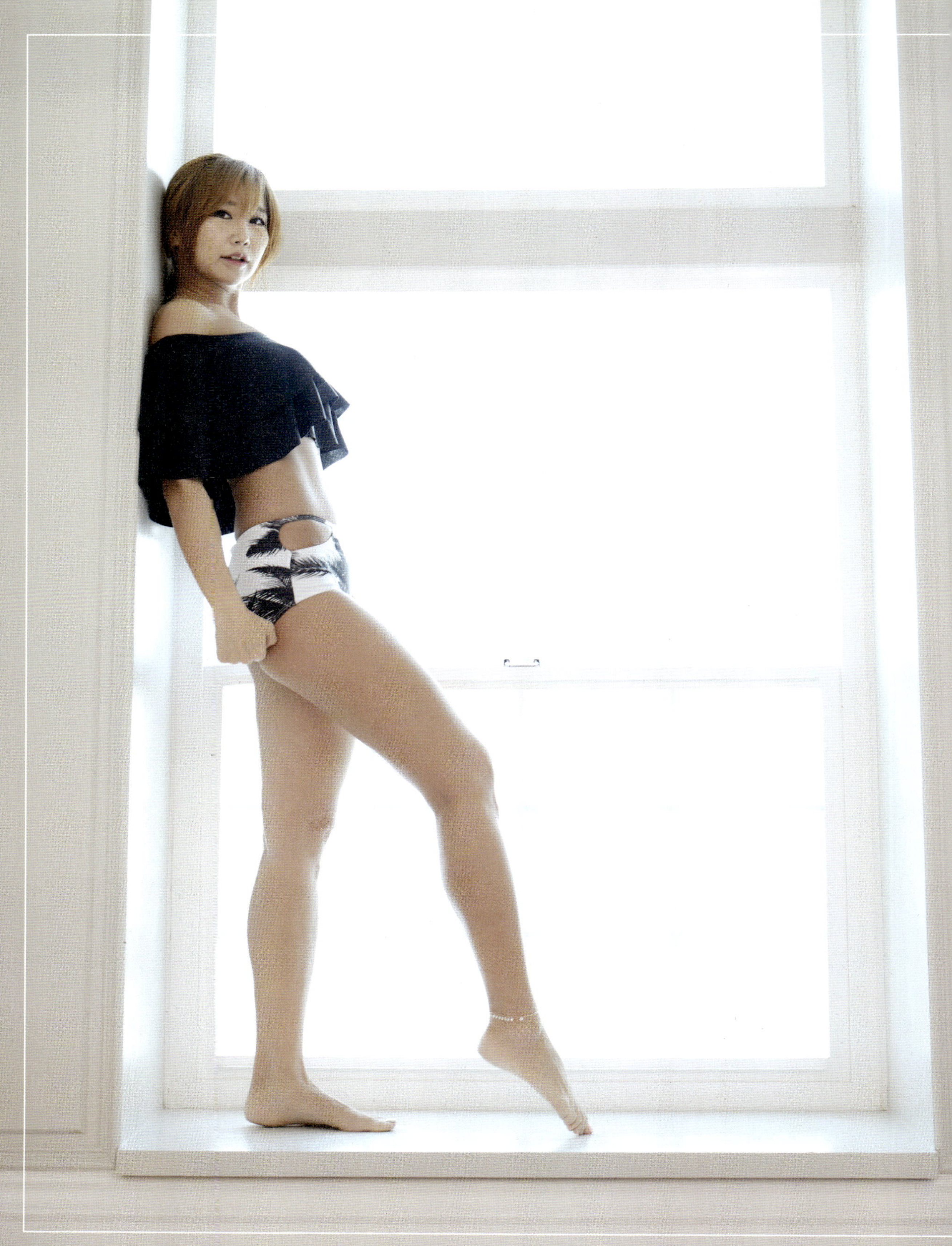

바비 인형

다리 라인 만들기

비키니 밖으로 튀어나오는 승마살과 엉덩이 뒤쪽 살 때문에 비키니 위에 반바지나 스커트 껴입는 분들이 많을 거예요. 저 역시도 비키니를 입는 것 자체를 꿈도 못 꾸던 때가 있었어요. 비키니는커녕 한여름에도 울퉁불퉁 도드라지는 셀룰라이트 때문에 긴 옷으로 다리를 가리기 급급했어요. 게다가 다리는 왜 이렇게 짧게 느껴지는지 자존감이 바닥을 쳤었죠.

운동을 하고 보니 실제 다리의 길고 짧음과 상관없이 비율이 중요하다는 사실을 알게 됐어요. 지금부터라도 열심히 다리 운동을 해봐요. 나를 지탱하는 기특한 두 다리를 옷 속에 감추지 말고 마음껏 자랑할 수 있게 제가 도와드릴게요.

1주차 프로그램
스쿼트 15회 3세트 → 런지 10회 3세트

① 스쿼트

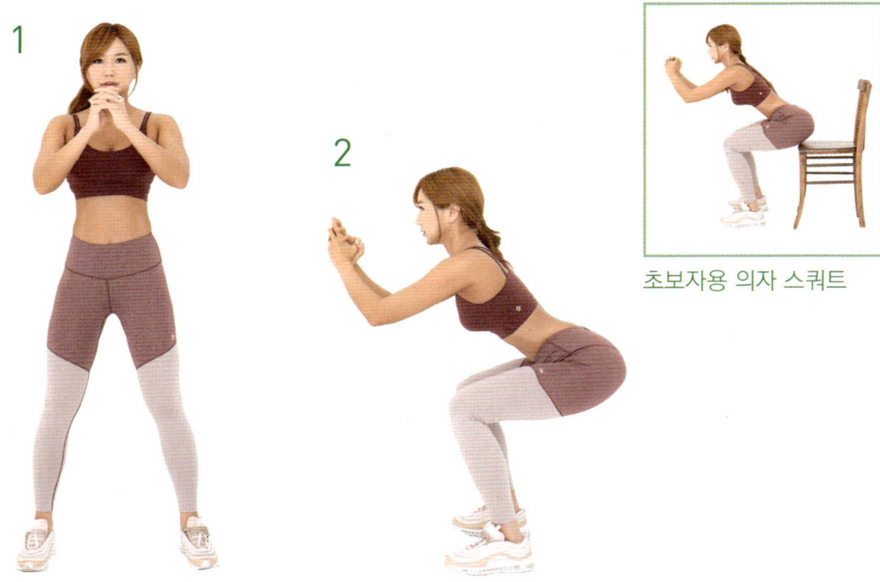

초보자용 의자 스쿼트

1 다리를 어깨너비로 벌리고 양손을 깍지 껴 가슴 앞에 둔다.

2 엉덩이를 뒤로 밀며 내려갔다가 발바닥을 밀며 다시 올라온다.

ㄴ, 허벅지와 바닥이 일직선이 될 때까지 내려간다.

Point
- 무릎이 발가락 끝 밖으로 나가지 않게 한다.
- 시선은 정면을 향한다.
- 초보자들은 스쿼트 자세를 익히기 위해 의자를 놓고 앉았다가 일어나는 연습을 한다.

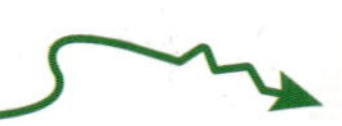

② 런지

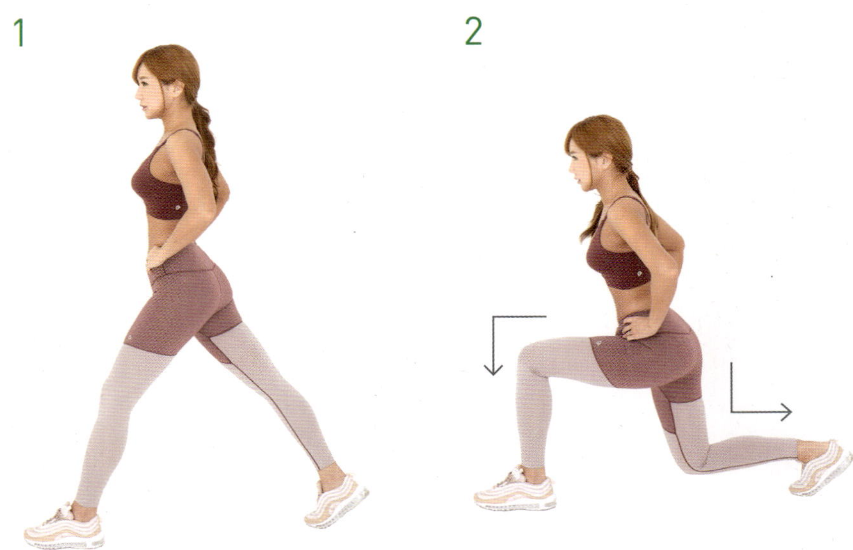

1 양손으로 골반을 잡은 다음,
오른쪽 다리를 어깨너비 3배 정도 뒤로 가져가 뒤꿈치를 세워 바닥에 둔다.

2 왼쪽 다리는 ㄱ자, 오른쪽 다리는 ㄴ자 모양이 되게 다리를 구부려 내려갔다가 제자리로 돌아온다.
∟ 오른쪽 무릎을 90도로 구부리고 왼쪽 무릎은 바닥에 닿기 직전까지 내린다.

Point
- 반대쪽도 같은 방법으로 운동한다.
- 상체가 앞으로 숙여지지 않도록 등과 허리를 곧게 편다.
- 무릎이 발가락 끝 밖으로 나가지 않게 한다.
- 초보자들은 런지 동작 시 중심 잡기를 위해 벽이나 의자를 잡고 연습한다.

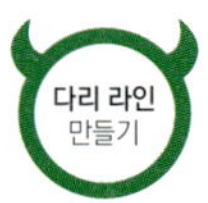

2주차 프로그램
변형 스쿼트 각 10회 3세트 → 트위스트 런지 각 15회 3세트

① 변형 스쿼트

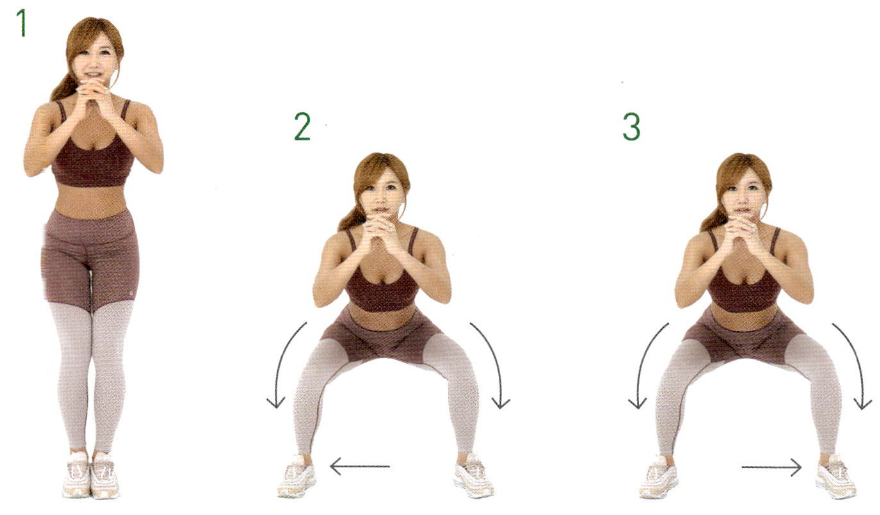

1 양다리를 붙이고 선 다음 양손을 깍지 껴 가슴 앞에 둔다.

2 오른쪽 다리를 오른쪽으로 벌리며 내려갔다가 엉덩이를 뒤로 밀며 올라와 오른쪽 다리를
제자리로 가져온다.

  ㄴ 허벅지와 바닥이 일직선이 될 때까지 내려간다.

  ㄴ 다리 간격은 어깨너비 정도가 되게 한다.

3 왼쪽 다리를 왼쪽으로 벌리며 내려갔다가 엉덩이를 뒤로 밀며 올라와 왼쪽 다리를 제자리로 가져온다.

Point

- 움직임이 많아 체지방 감량에 좋다.
- 승마살과 허벅지 안쪽 살을 빼는 데 효과적이다.

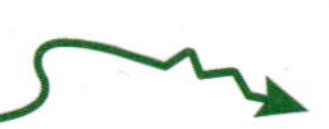

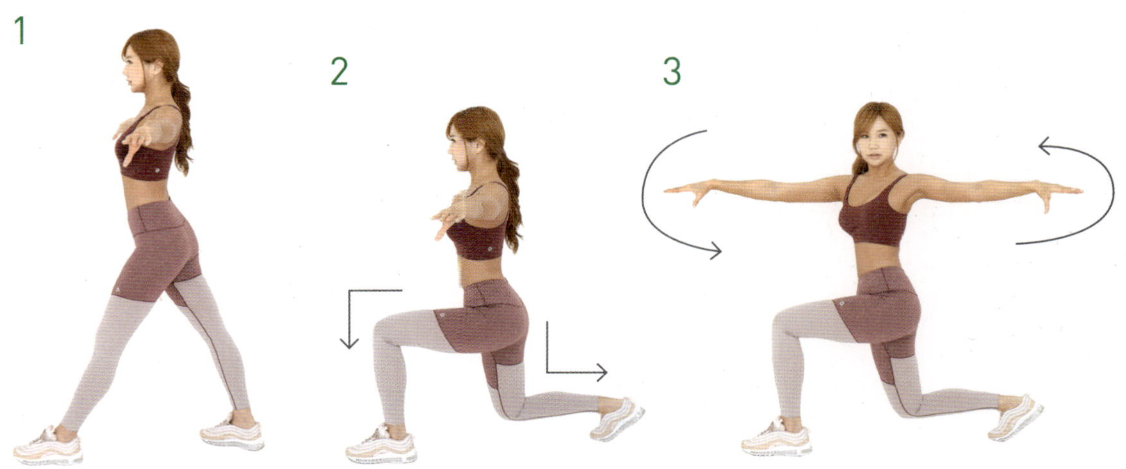

1 다리를 어깨너비로 벌리고 양팔을 양옆으로 뻗은 다음, 오른쪽 다리를 어깨너비 두세 배 정도 뒤로 가져가 뒤꿈치를 세워 바닥에 둔다.

2 왼쪽 다리는 ㄱ자, 오른쪽 다리는 ㄴ자 모양이 되게 다리를 구부려 내려간다.

ㄴ 왼쪽 무릎을 90도로 구부리고 오른쪽 무릎은 바닥에 닿기 직전까지 내린다.

3 양팔을 왼쪽으로 돌리며 몸통을 왼쪽으로 비튼 후, 양팔을 제자리로 돌리고 다리를 펴 올라온다.

ㄴ 시선도 함께 따라간다.

Point
- 반대쪽도 같은 방법으로 운동한다.
- 트위스트 할 때 몸통이 흔들리지 않도록 복부에 힘을 줘 버틴다.
- 덤벨이나 물통을 들고 하면 보다 높은 운동 효과를 볼 수 있다.

3주차 프로그램
스윙 스쿼트 각 10회 3세트 → 컬시 런지 20회 3세트

① 스윙 스쿼트

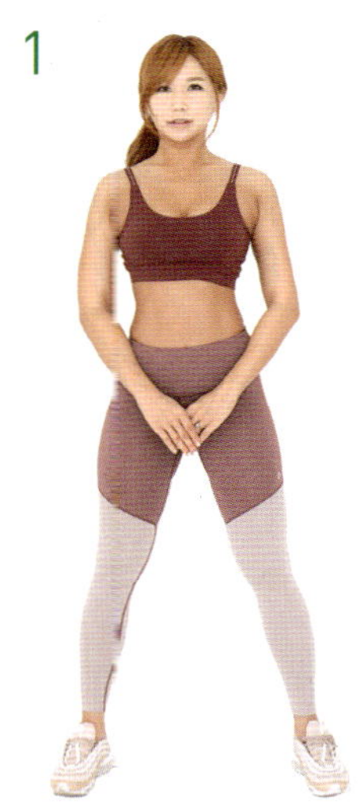
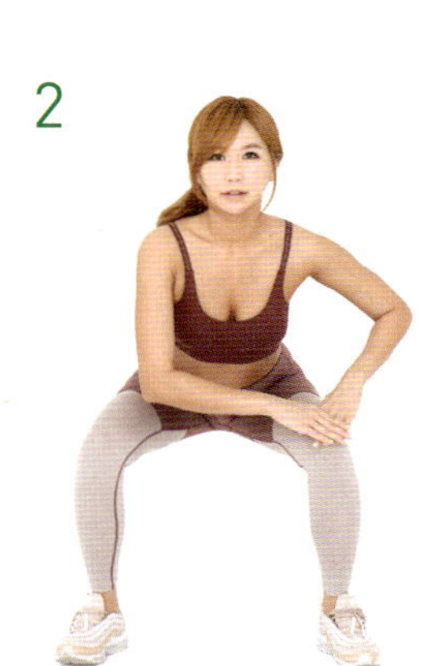
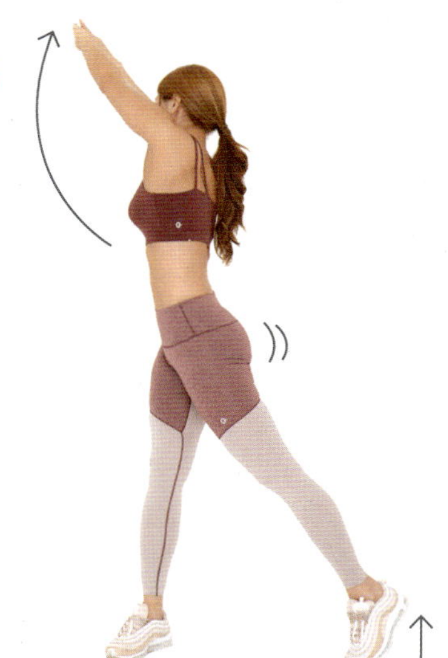

1 다리를 어깨너비로 벌리고 양손을 포개 아래로 내린다.

2 엉덩이를 뒤로 밀며 내려가 양손으로 왼쪽 무릎을 터치한다.

3 엉덩이를 뒤로 밀며 올라오면서 양팔을 오른쪽 대각선 위로 들어 올린다.

4 엉덩이를 뒤로 밀며 내려가 양손으로 오른쪽 무릎을 터치한다.

5 엉덩이를 뒤로 밀며 올라오면서 양손을 왼쪽 대각선 위로 들어 올린다.

Point
- 양팔을 대각선 위로 들어 올릴 때 반대쪽 뒤꿈치를 들어 최대한 멀리 보내는 동시에 엉덩이에 힘을 준다.

② 컬시 런지

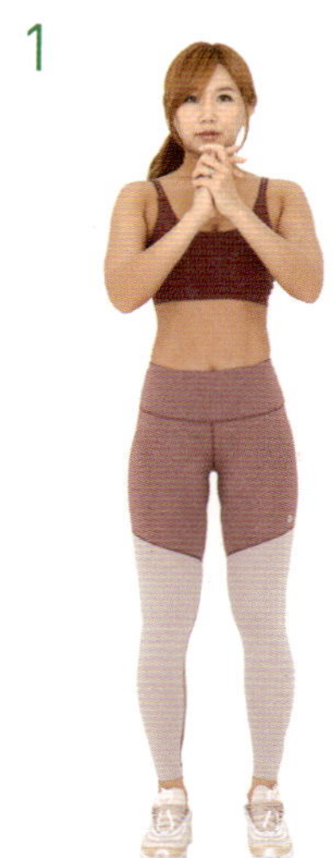
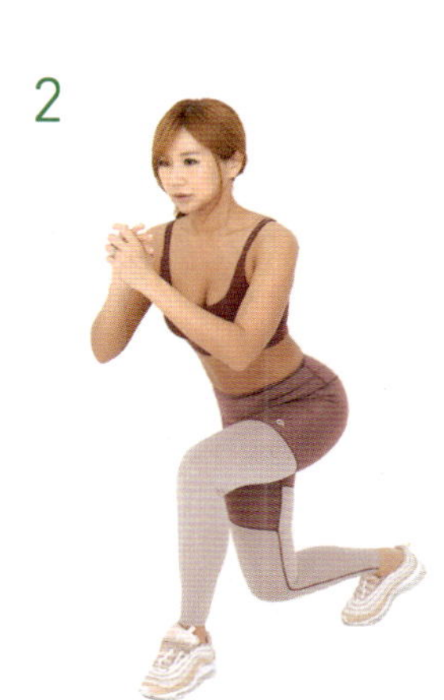
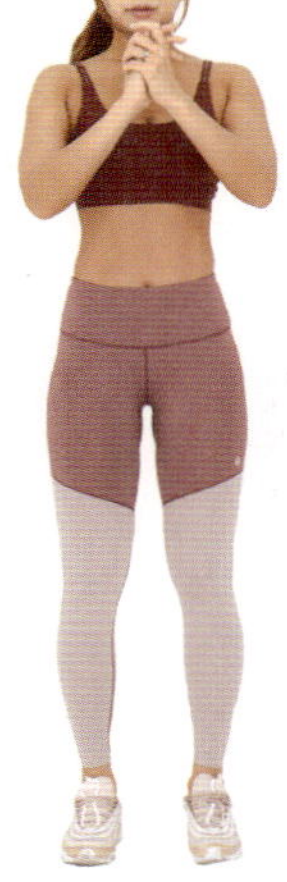
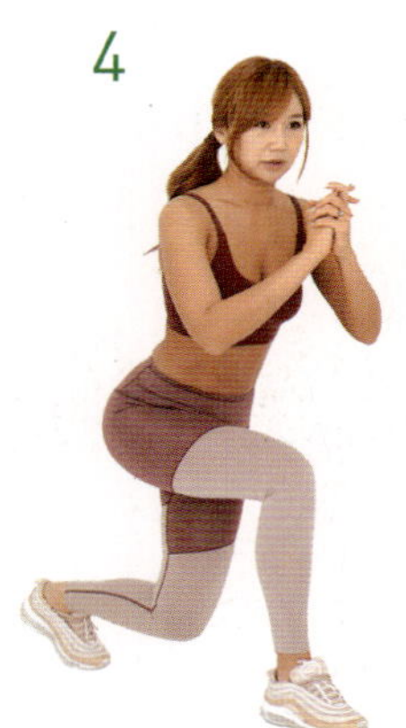

1 다리를 어깨너비로 벌리고 양손은 가슴 앞에서 깍지낀다.

2 오른쪽 다리를 왼쪽 다리 뒤쪽으로 가져간 뒤 양 무릎이 90도가 될 때까지 천천히 내려간다.

3 제자리로 돌아온다.

4 곧이어 반대 방향으로 진행하고, 오른쪽 왼쪽으로 왔다 갔다 반복한다.

Point
- 다리를 움직일 때 몸통이 흔들리지 않게 복부에 힘을 준다.
- 덤벨이나 물통을 들고 하면 보다 높은 운동 효과를 볼 수 있다.

4주차 프로그램

점프 스쿼트 20회 3세트 → 니업 런지 각 20회 3세트

① 점프 스쿼트

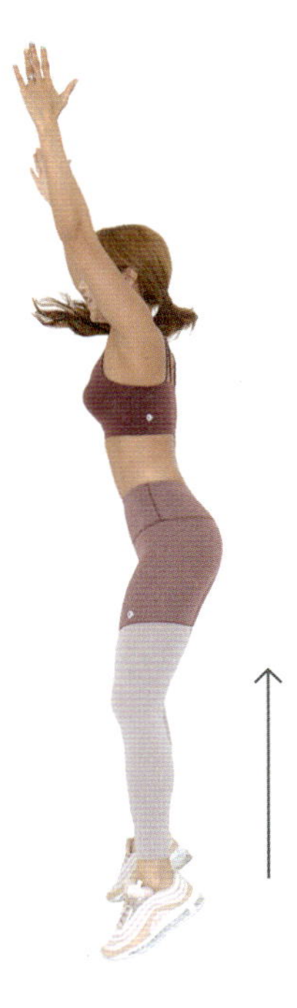

1

2

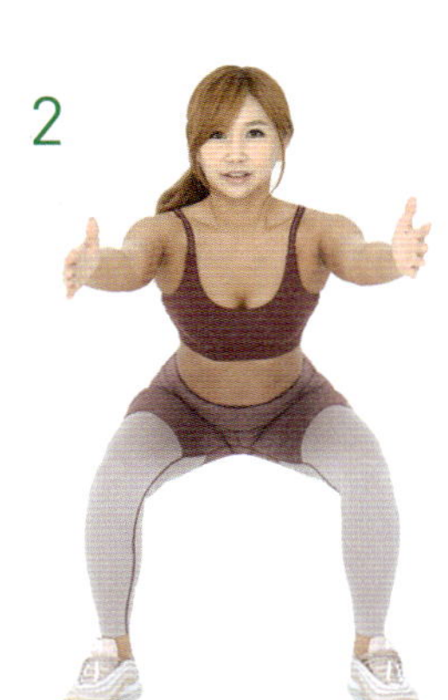

3

1 다리를 어깨너비로 벌리고 양팔은 만세한다.

2 양팔을 앞으로 나란히 하며 엉덩이를 뒤로 밀며 내려간다.

3 올라오며 팔을 위로 올려 점프한다.

  ㄴ 복부 힘을 유지해 가볍게 착지한다.

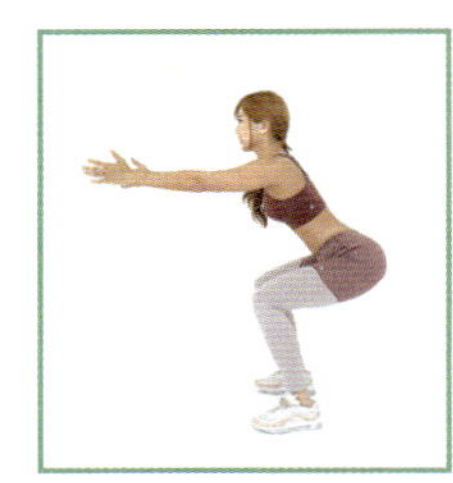

옆 자세

Point

- 관절이 약한 사람들에게는 권하지 않는다.
- 무산소 운동과 유산소 운동이 결합되어 칼로리 소모에 효과적이다.

② 니업 런지

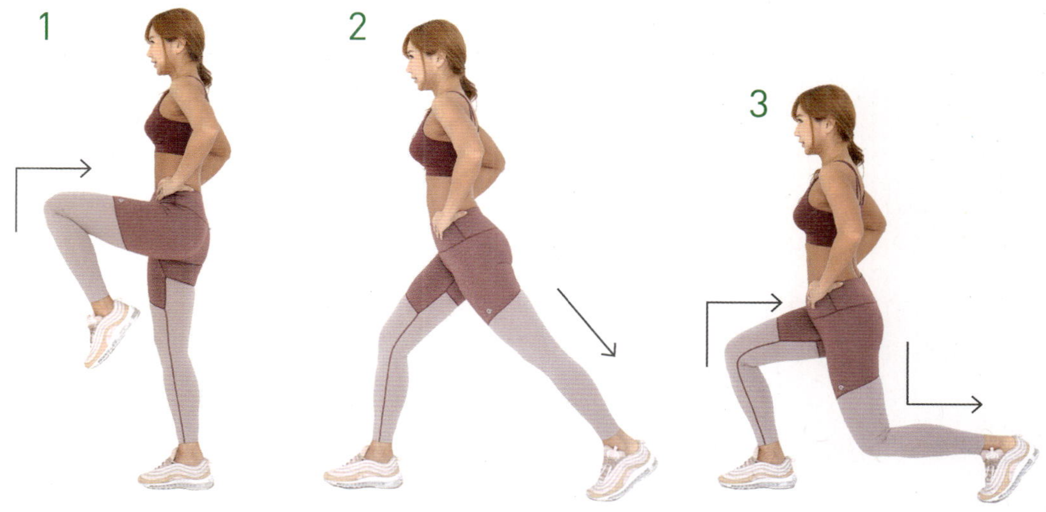

1 다리를 어깨너비로 벌리고 양손으로 골반을 잡는다. 왼쪽 무릎을 가슴 높이까지 수직으로 들어 올린다.

2 수직으로 든 왼쪽 다리를 쭉 펴며 뒤로 보낸다.

3 왼쪽 다리는 ㄱ자, 오른쪽 다리는 ㄴ자 모양이 되게 다리를 구부려 내려간 후, 양다리를 펴며 올라온다.
그 다음 바로 무릎을 들어 올리는 동작으로 이어간다.

Point
- 반대쪽도 같은 방법으로 운동한다.
- 한 다리로만 지탱해 다리를 들어 올리는 동작이므로 복부 힘으로 균형을 잡아야 한다.
- 덤벨이나 물통을 들고 하면 보다 높은 운동 효과를 볼 수 있다.

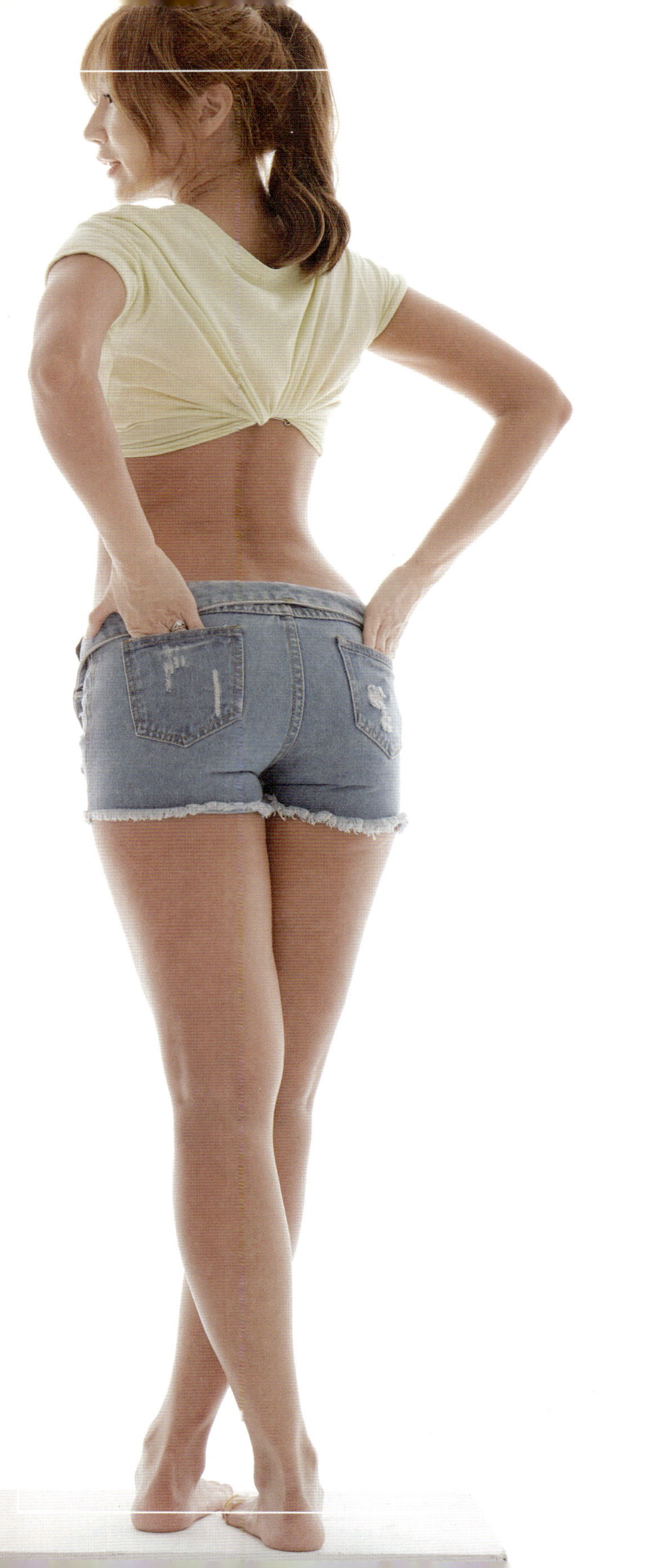

애플힙보다 탱글탱글한

피치힙 만들기

할리우드 스타들은 어쩜 그리도 엉덩이가 봉긋 솟아 있을까요? 그러면서도 허벅지는 길고 늘씬하고요. 혹자는 허벅지만 잘 발달하는 한국인의 체형 특성이자 인종(?!)의 문제다, 동양인은 애플힙 만들기 힘들다고들 해요. 하지만 그 어려운 걸 제가 해냈습니다.^^

많은 분들이 원하는 하체의 형태죠. 허벅지는 슬림해지면서 엉덩이만 봉긋하게 위로 올라가는 거요. 애플힙의 업그레이드 버전인 피치힙 만들기, 제가 도와드릴게요.

저도 예전에는 엉덩이에 살이 많고 한없이 처져 있었는데요, 죽을힘을 다해 힙 운동을 하고 홈트를 하니 어느새 엉덩이가 업되더라고요.

애플힙, 피치힙은 연예인들이나 특정 인종의 전유물이 아니에요. 허벅지가 과하게 벌크업되지 않으면서 엉덩이만 업되는 김뽀마미만의 피치힙 만들기를 따라하면 여러분도 예쁜 엉덩이를 가질 수 있어요.

1주차 프로그램
브릿지 15회 3세트 → 도그킥 각 15회 3세트

① 브릿지

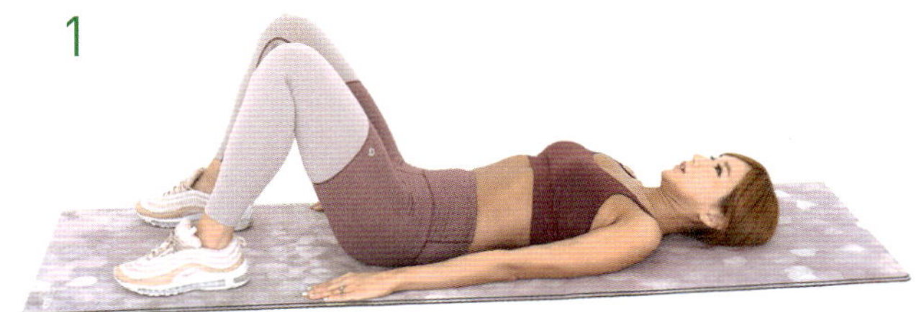

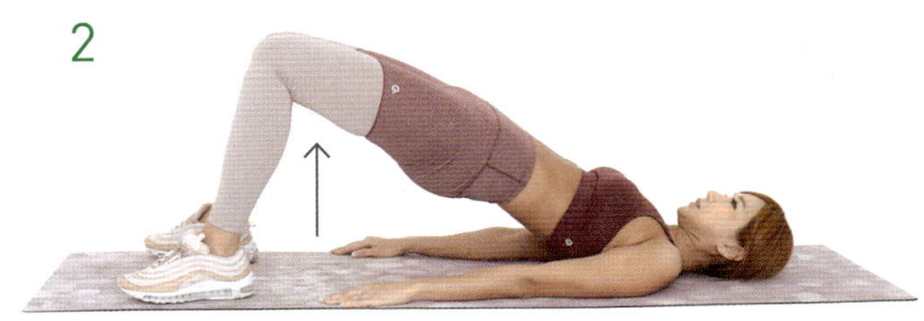

1 바닥에 누운 다음 양 무릎은 세우고 양발을 골반 너비로 벌린다. 양손은 골반 옆에 편하게 둔다.

2 척추를 하나하나 펴듯이 엉덩이를 들어 올렸다가 척추를 하나하나 펴듯이 엉덩이를 내린다.

ㄴ 몸 앞면이 평평해질 때까지 올라간다.

Point
- 무릎 바로 아래 발목을 둬 허리의 부담을 줄인다.
- 엉덩이 사이를 조인다는 느낌으로 힘을 준다.

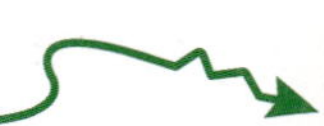

② 도그킥

1

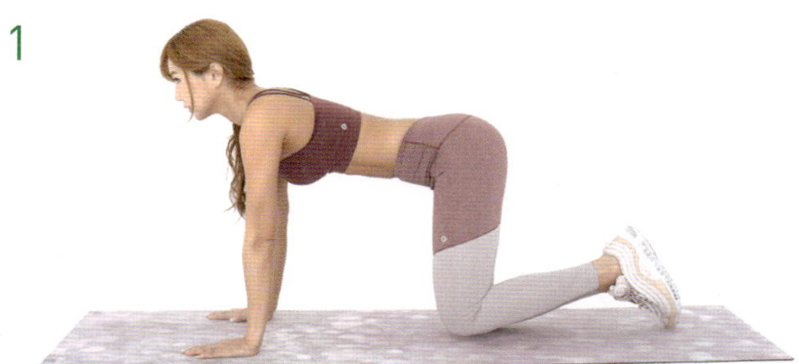

2

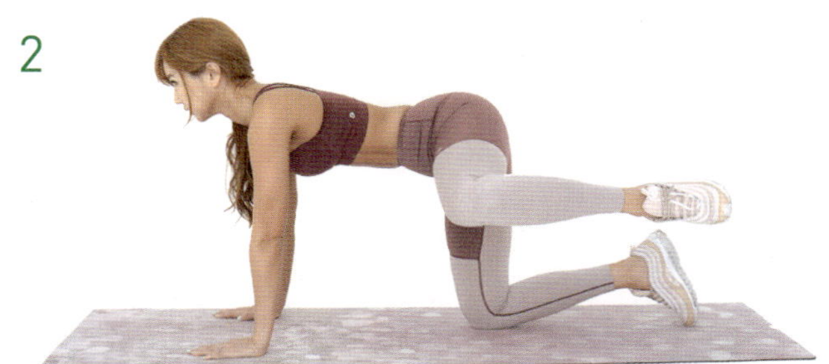

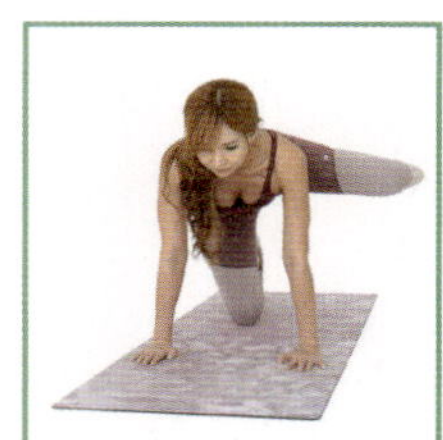

정면 자세

1 어깨 아래에 손목, 엉덩이 아래에 무릎을 둔 네발기기 자세를 취한다.

2 무릎을 접은 상태 그대로 왼쪽 다리를 사이드로 들어 올렸다가 제자리로 돌아온다.

　┗ 고관절을 열어 왼쪽 무릎과 엉덩이가 일직선이 되게 한다.

　┗ 복부 힘으로 몸통을 고정시킨다.

Point
- 반대쪽도 같은 방법으로 운동한다.
- 무릎을 들어올릴 때 몸통이 같이 돌아가지 않게 주의한다.

> **2주차 프로그램**
> 변형 브릿지 ① 15회 3세트 → 도그킥 + 덩키킥 각 15회 3세트

① 변형 브릿지

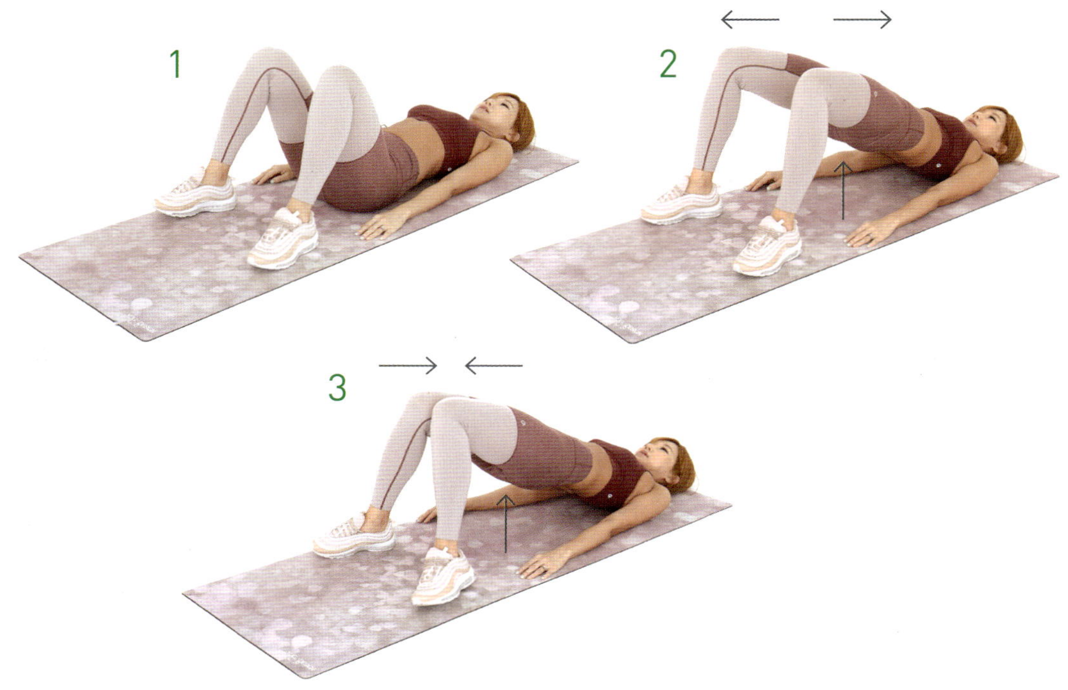

1 바닥에 누운 다음 양 무릎을 세우고 양발을 골반 너비로 벌린다.

2 척추를 하나하나 펴듯이 엉덩이를 들어 올린다.

3 양 무릎을 모은다.

4 양 무릎을 벌린 뒤, 척추를 하나하나 펴듯이 엉덩이를 내린다.

Point
- 1주차의 브릿지 동작을 1세트 한 다음 연속으로 해주면 좋다.

② 도그킥 + 덩키킥

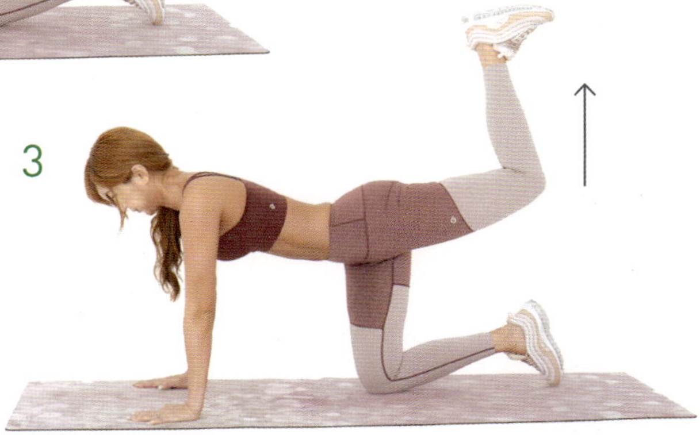

1   **어깨 아래에 손목, 엉덩이 아래에 무릎을 둔 네발기기 자세를 취한다.**

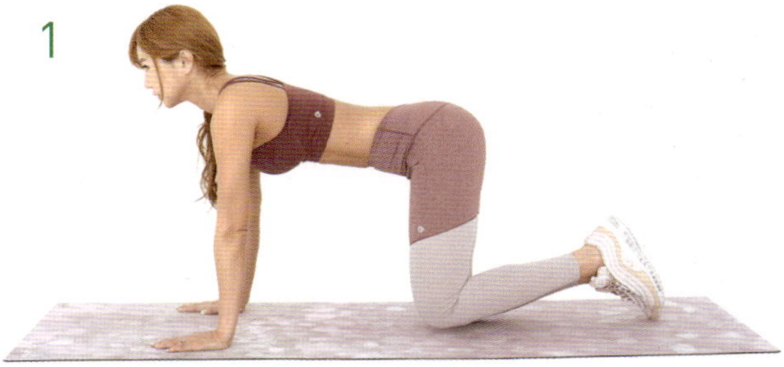

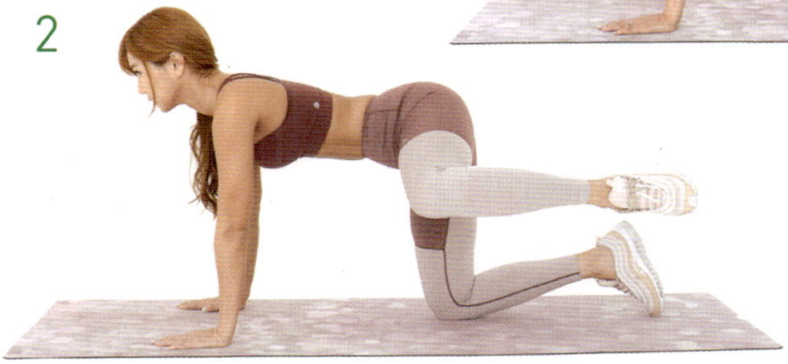

2   **무릎을 접은 상태 그대로 왼쪽 다리를 사이드로 들어 올렸다가 제자리로 돌아온다.**

    ㄴ 제자리로 돌아올 때, 무릎이 바닥에 닿지 않게끔 한다.

3   **왼쪽 무릎을 접은 상태로 그대로 천장을 향해 들어 올렸다가 제자리로 돌아온다.**

Point
- 반대쪽도 같은 방법으로 운동한다.
- 손목이 아프거나 약하면 팔꿈치를 바닥에 대고 진행한다.

> **3주차 프로그램**
> 변형 브릿지 ② 20회 3세트 → 힙 익스텐션 각 15회 3세트

① 변형 브릿지 ②

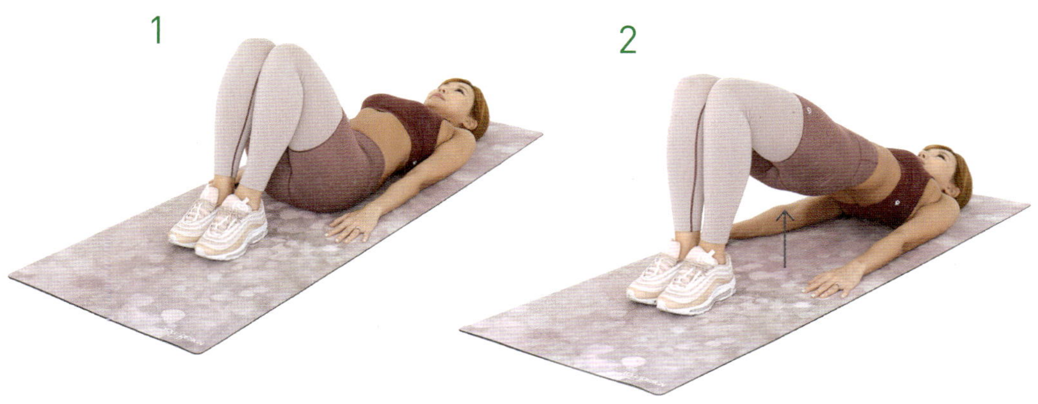

1 바닥에 누운 다음 양다리와 양발을 붙이고 무릎을 세운다.

2 척추를 하나하나 펴듯이 엉덩이를 들어 올렸다가 척추를 하나하나 펴듯이 엉덩이를 내린다.

Point
- 무릎과 발목이 떨어지지 않게 한다.
- 허벅지 안쪽 근육을 강화시킨다.

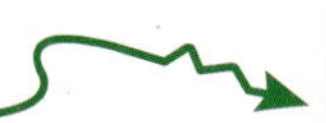

② 힙 익스텐션

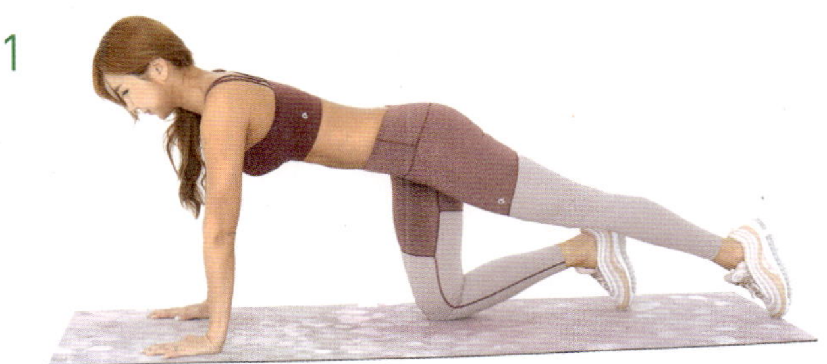

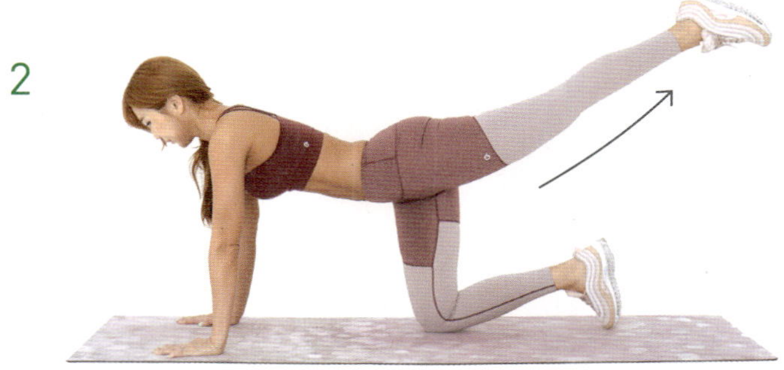

1 어깨 아래에 손목, 엉덩이 아래에 무릎을 둔 네발기기 자세를 취한다. 왼쪽 다리를 뒤로 뻗은 다음 뒤꿈치를 들고 발가락으로 디딘다.

2 뒤꿈치로 천장을 밀어내듯 왼쪽 다리를 위로 들어 올렸다가 제자리로 돌아온다.

Point
- 반대쪽도 같은 방법으로 운동한다.
- 허리가 과도하게 꺾이도록 다리를 들지 말고 엉덩이에 자극이 느껴지는 지점까지 올린다.
- 손목이 아프거나 약하면 팔꿈치를 바닥에 대고 진행한다.

4주차 프로그램
변형 브릿지 ③ 각 15회 3세트 → 힙 익스텐션 트라이앵글 각 15회 3세트

1 변형 브릿지 ③

1

2

3

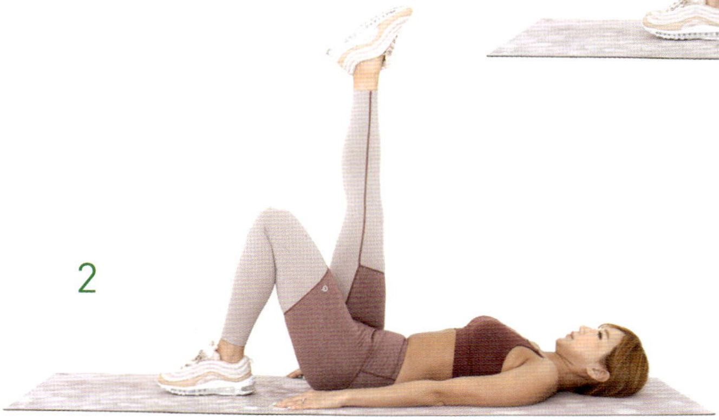

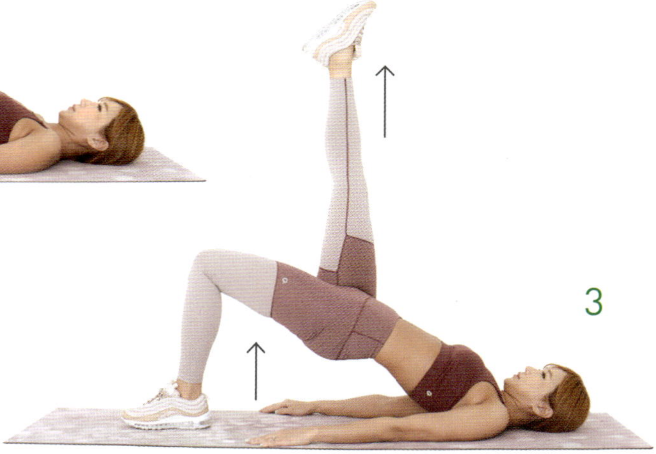

1 바닥에 누운 다음 양 무릎을 세우고 양발을 골반 너비로 벌린다.

2 오른쪽 다리를 펴 위로 들어 올린다.

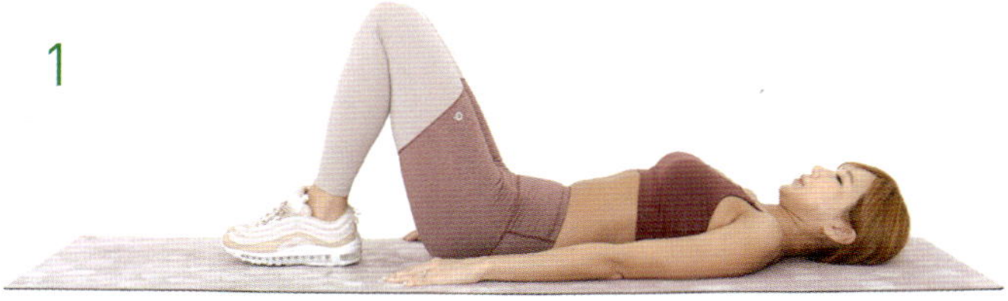

3 척추를 하나하나 펴듯이 엉덩이를 들어 올렸다가 척추를 하나하나 펴듯이 엉덩이를 내린다.

Point

- 반대쪽도 같은 방법으로 운동한다.
- 골반이 비뚤어지지 않게 올라가고 내려온다.

② 힙 익스텐션 트라이앵글

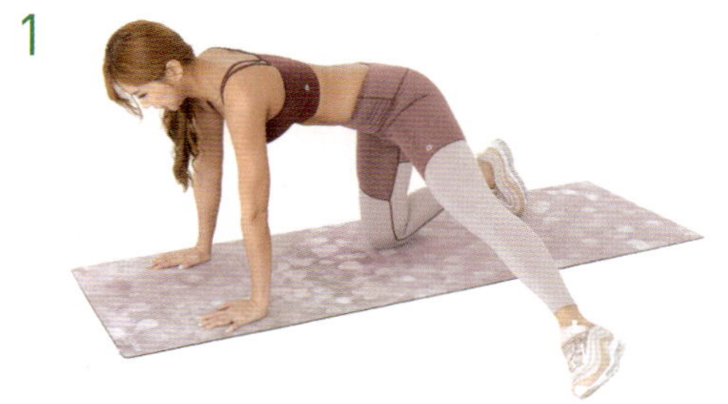

1

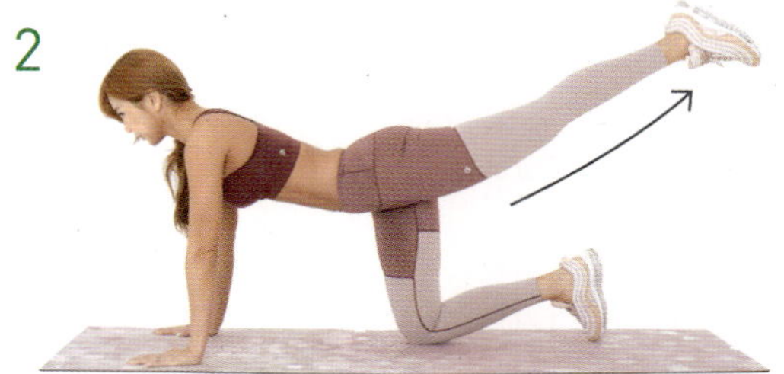

2

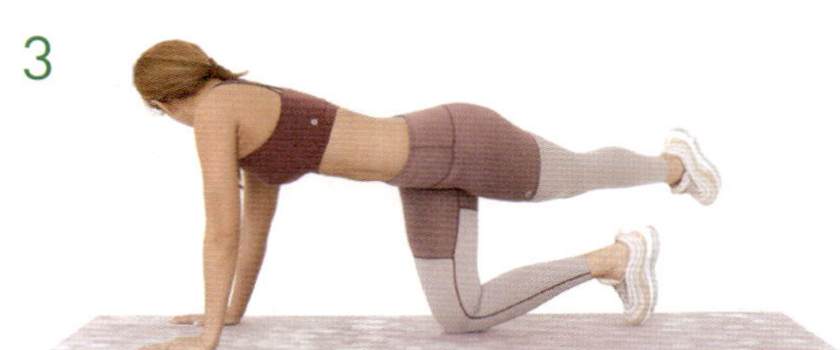

3

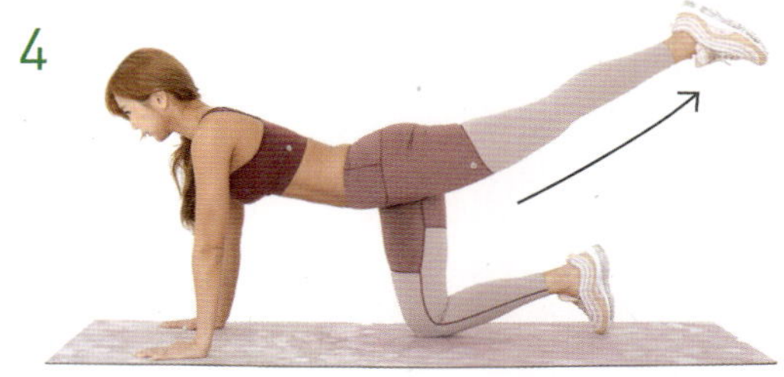

4

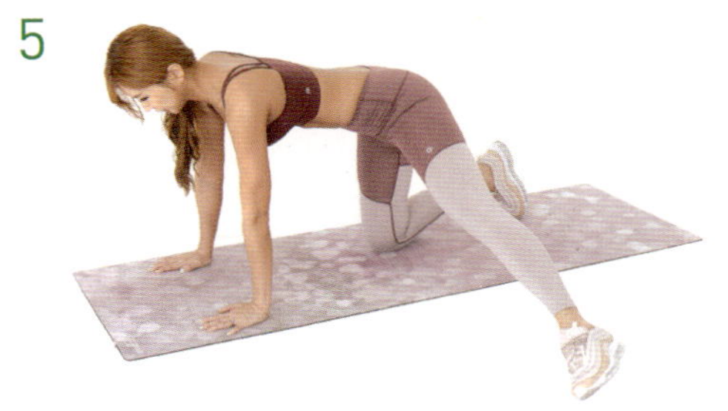

5

Point
- 반대쪽도 같은 방법으로 운동한다.
- 복부에 힘을 줘 상체를 움직이지 않게 고정시킨다.

1 어깨 아래에 손목, 엉덩이 아래에 무릎을 둔 네발기기 자세를 취한다.
  왼쪽 다리를 왼쪽 사이드로 뻗은 다음 뒤꿈치를 들고 발가락으로 디딘다.

2 왼쪽 다리를 그대로 들어 올린 후, 몸 뒤쪽으로 보내며 천장을 향해 들어 올린다.

3 들어 올린 왼쪽 다리를 오른쪽 사이드로 가져갔다가 제자리로 돌아온다.

4 다시 왼쪽 다리를 몸 뒤쪽으로 보내며 천장을 향해 들어 올린다.

5 들어 올린 왼쪽 다리를 왼쪽 사이드로 가져온 후 바닥에 댄다.

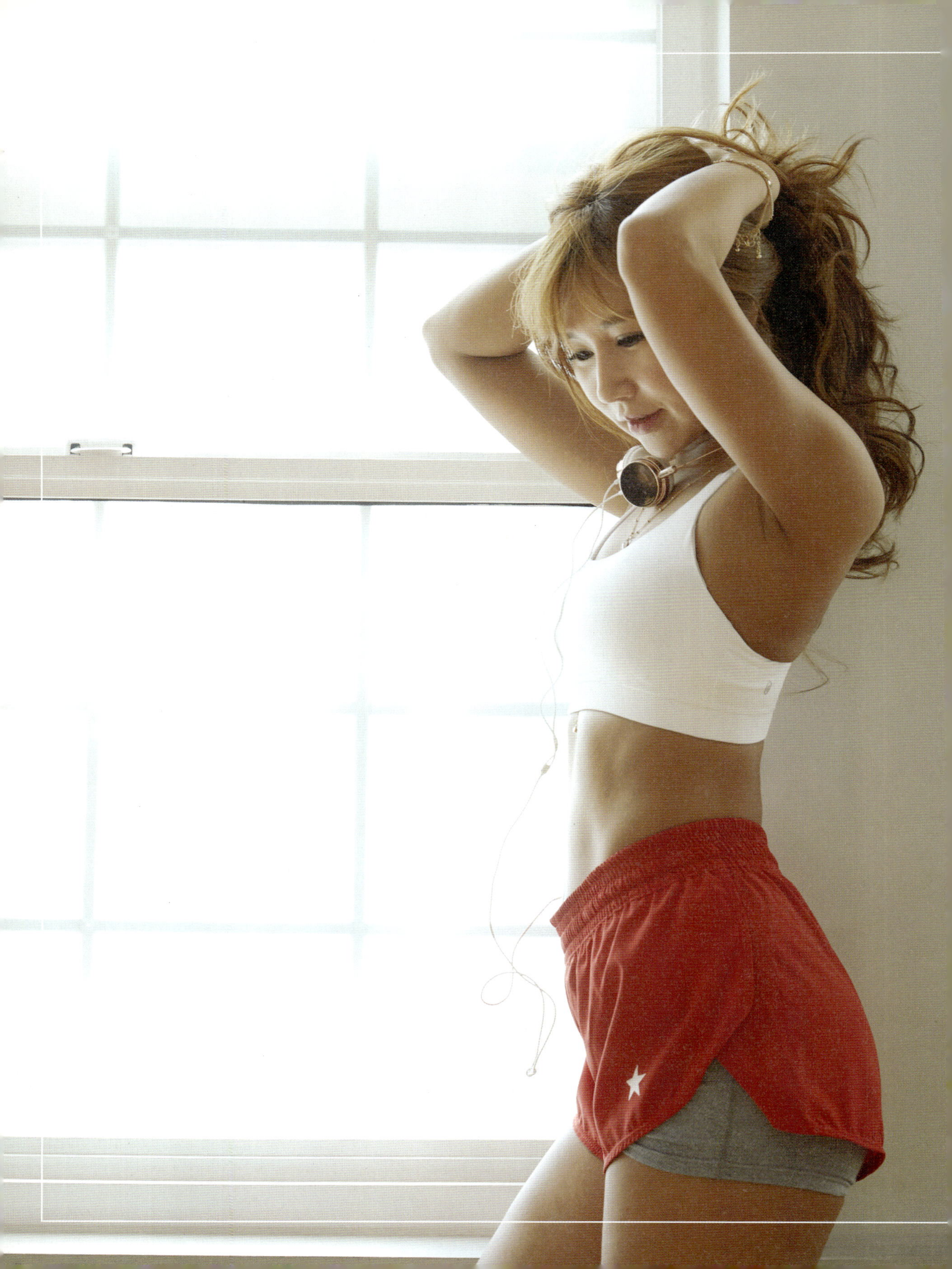

복근 만들기

먹으면 먹는 대로 튀어나오는 뱃살! 이번 생에서 복근을 과연 만날 수 있을까, 하면서 포기한 분들이라면 얼른 일어나세요. 복근만큼 정직한 근육이 없답니다. 바로 오늘부터 시작하세요.

사실 뱃살을 없애려면 어느 정도의 식이는 필요해요. 배부르기 전까지만 먹고 어느 정도 포만감이 느껴지면 무조건 멈추세요. 절대 과식하지 말고 먹을 때도 조금씩 천천히 먹거나 여러 번에 걸쳐 나눠 먹는 게 중요해요. 무엇보다 먹은 만큼 움직여야 뱃살로 직행하지 않는다는 것, 꼭 기억하세요!

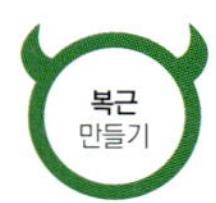

> **1주차 프로그램**
> 크런치 15회 3세트 → 레그 레이즈 ① 15회 3세트

① 크런치

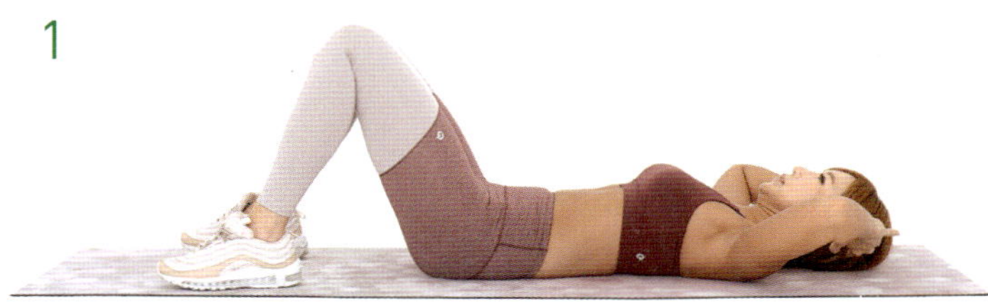

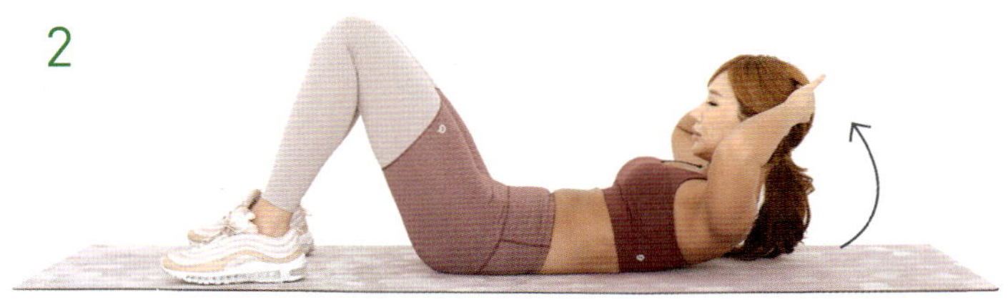

1 바닥에 누운 다음 양 무릎을 세우고 양발을 골반 너비로 벌린다. 양손은 머리 양옆에 둔다.

  ↳ 어깨에 힘이 들어가지 않게 손을 머리에 살짝 올린다는 느낌으로 둔다.

2 상체를 브래지어 라인까지 들어 올렸다가 제자리로 돌아온다.

  ↳ 턱을 당겨 시선은 배꼽을 향한다.

Point
- 허리가 뜨지 않도록 등을 바닥에 붙인다.
- 초급자는 뒤통수에 수건을 댄 다음 양손으로 잡고 운동한다.

② 레그 레이즈 ①

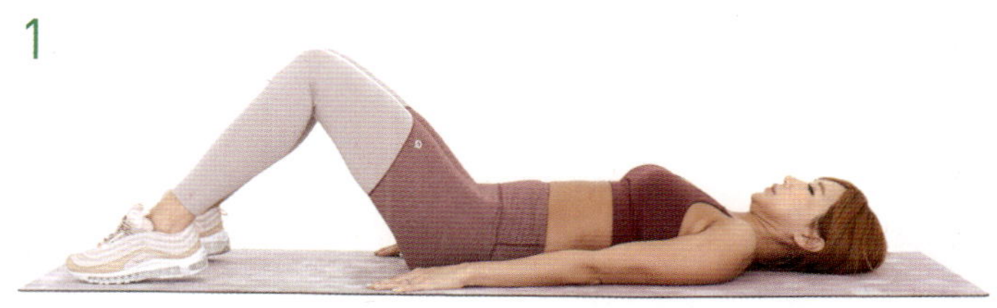

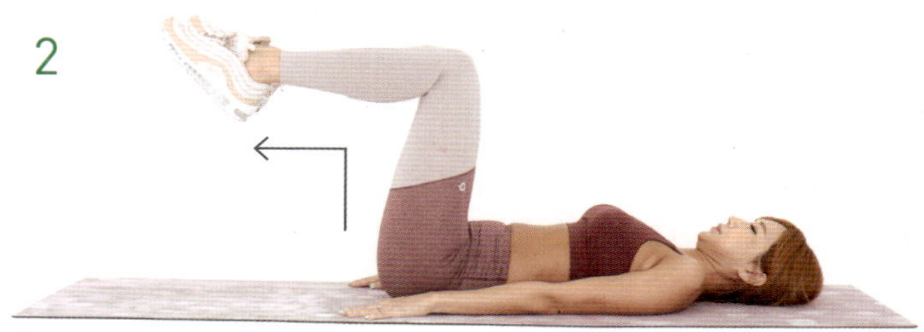

1 양손을 골반 옆에 편하게 두고 바닥에 눕는다.

2 양 무릎을 90도로 접어 들어 올렸다가 제자리로 돌아온다.

Point
- 다리가 높이 올라갈수록 하복부에 힘이 들어가므로 조금씩 거리를 늘려간다.

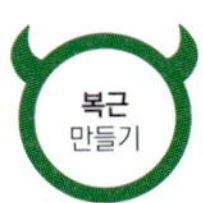

2주차 프로그램
사이드 크런치 ① 각 15회 3세트 → 레그 레이즈 ② 15회 3세트

① 사이드 크런치 ①

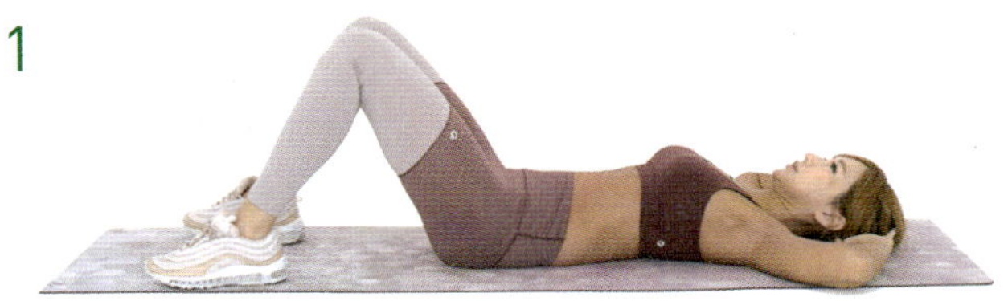

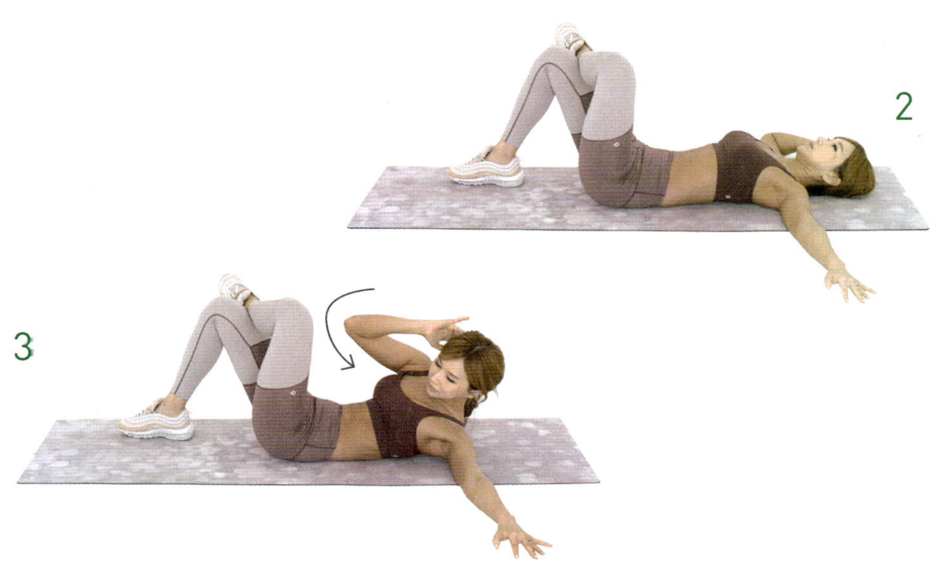

1 바닥에 누운 다음 양 무릎을 세우고 양발을 골반 너비로 벌린다.

2 왼쪽 발목을 오른쪽 무릎 위에 올린다. 왼손은 옆으로 뻗어 바닥에 두고 오른팔은 접어 뒤통수에 댄다.

3 상체를 왼쪽으로 비틀며 올라왔다가 제자리로 돌아온다.

Point
- 반대쪽도 같은 방법으로 운동한다.
- 평소에 잘 쓰지 않는 옆구리 근육을 비튼다는 느낌으로 올라온다.

② 레그 레이즈 ②

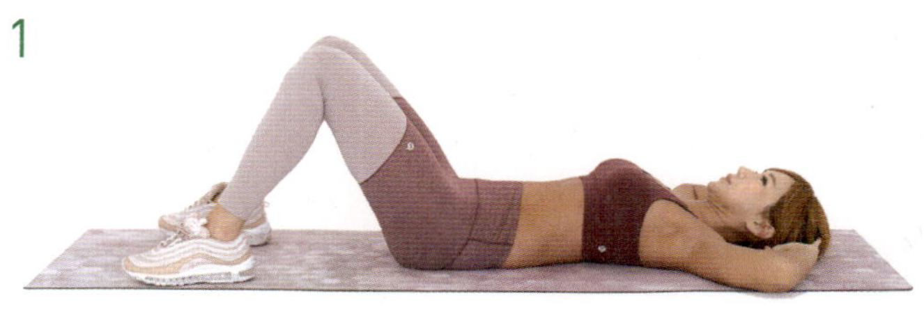

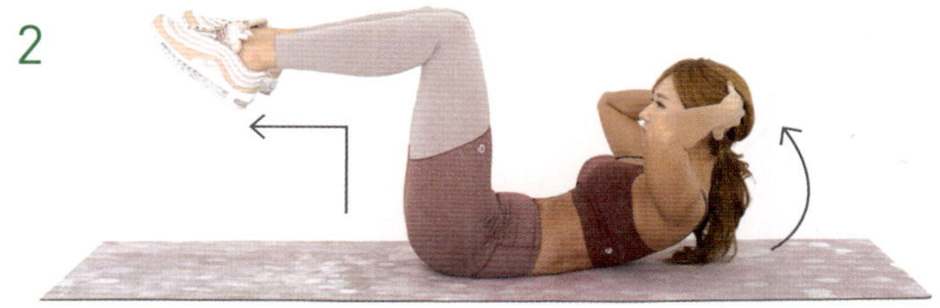

1 바닥에 누운 다음 양 무릎을 세우고 양발을 골반 너비로 벌린다. 양손은 머리 양옆에 둔다.

2 무릎을 접은 그대로 양다리를 들고 상체를 브래지어 라인까지 들어 올렸다가 제자리로 돌아간다.

Point
- 초급자는 허리에 부담이 갈 수 있으니 권하지 않는다.

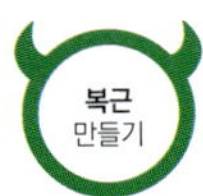

3주차 프로그램
사이드 크런치 ② 15회 3세트 → 레그 레이즈 ③ 15회 3세트

① 사이드 크런치 ②

1

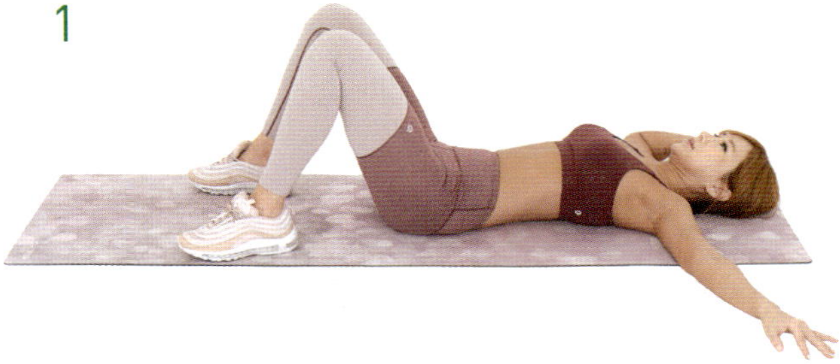

2

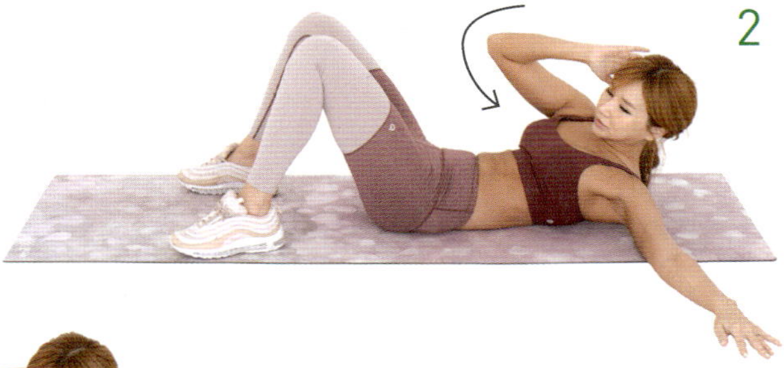

3

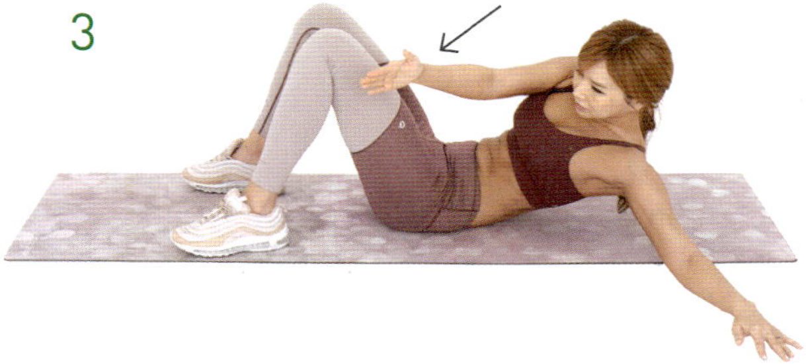

1 바닥에 누운 다음 양 무릎을 세우고 양발을 골반 너비로 벌린다. 오른손은 머리 옆에 두고 왼손은 옆으로 쭉 편다.

2 상체를 왼쪽으로 비틀며 브래지어 라인까지 들어 올린다.

3 오른팔을 왼쪽으로 뻗으며 상체를 더 들어 올린 후, 제자리로 돌아온다.

Point

- 숨을 내쉬며 상체를 올리고 팔을 펴며 한 번 더 내쉬는 투호흡으로 운동한다.

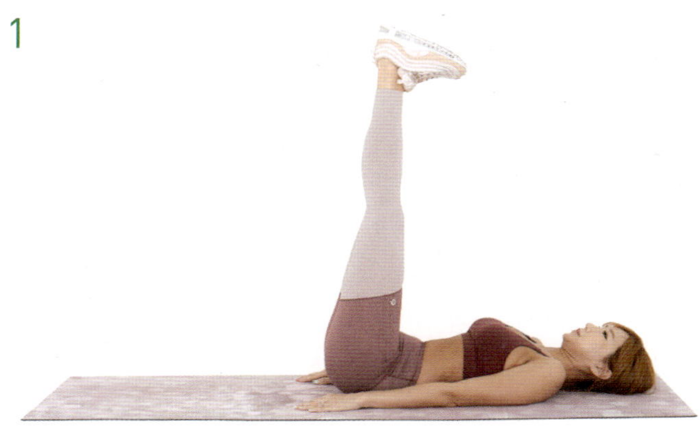

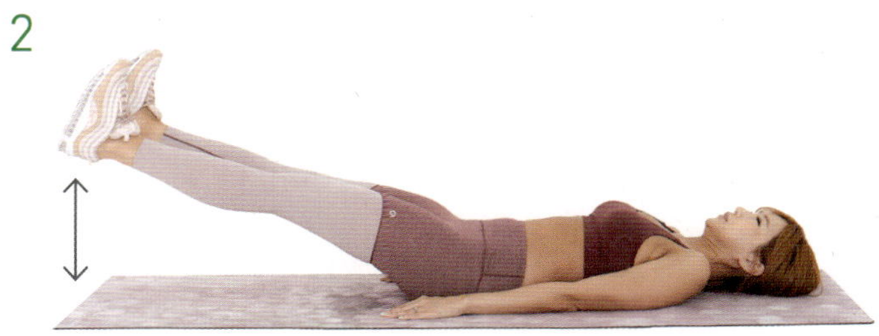

1 바닥에 누운 다음 양다리를 90도로 들어 올린다.

2 양다리를 바닥에 닿기 전까지 내린다. 발끝이 쭉 펴서 몸통과 수평이 되도록 한 뒤, 제자리로 들어 올린다.

Point

- 동작이 익숙해지면 상체를 올린 채로 운동한다.
- 초급자는 허리에 부담이 갈 수 있으니 권하지 않는다.

4주차 프로그램
변형 크런치 각 15회 3세트 → 레그 레이즈 ④ 15회 3세트

① 변형 크런치

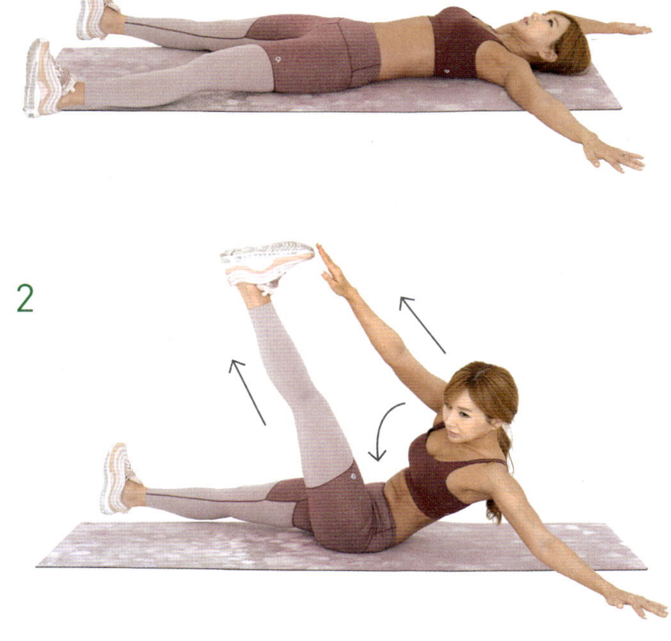

1 양다리와 양팔을 뻗어 바닥에 대자로 눕는다.

2 오른팔과 왼쪽 다리를 들어 올려 서로 만나게 한 다음, 제자리로 돌아온다.

Point
- 반대쪽도 같은 방법으로 운동한다.
- 상하복부 동시 운동으로 팔과 발이 최대한 닿는다는 느낌으로 운동한다.

② 레그 레이즈 ④

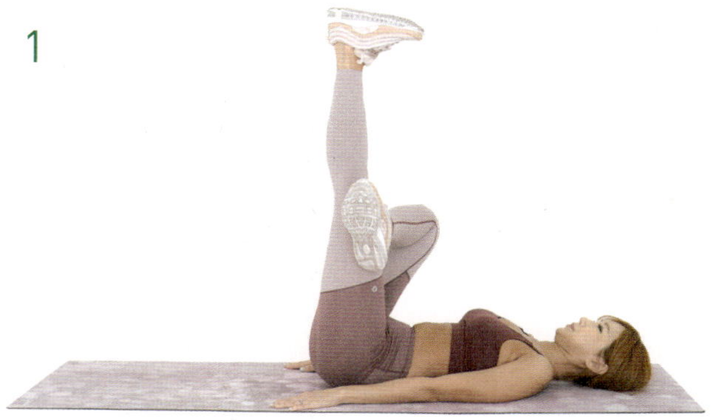

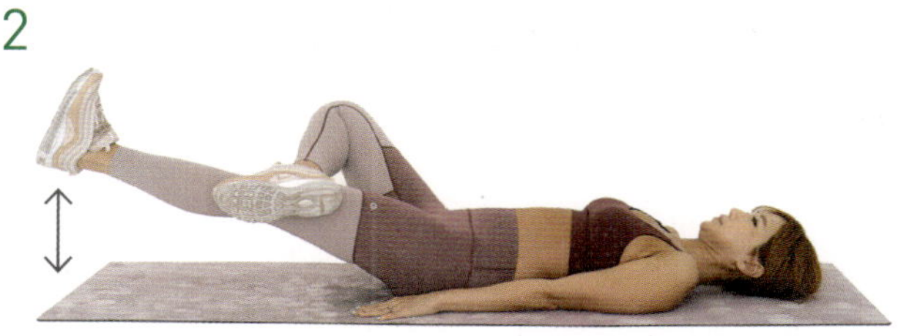

1 바닥에 누운 다음 양 무릎을 세우고 양손은 몸 옆에 편히 둔다.
그다음 오른쪽 발목이 왼쪽 무릎에 닿도록 얹는다. 그 자세 그대로 하체를 들어 올린다.

2 왼쪽 다리를 바닥에 닿기 전까지 내렸다가 제자리로 들어 올린다.

Point
- 반대쪽도 같은 방법으로 운동한다.
- 동작이 익숙해지면 상체를 올린 채로 운동한다.
- 초급자는 허리에 부담이 갈 수 있으니 권하지 않는다.

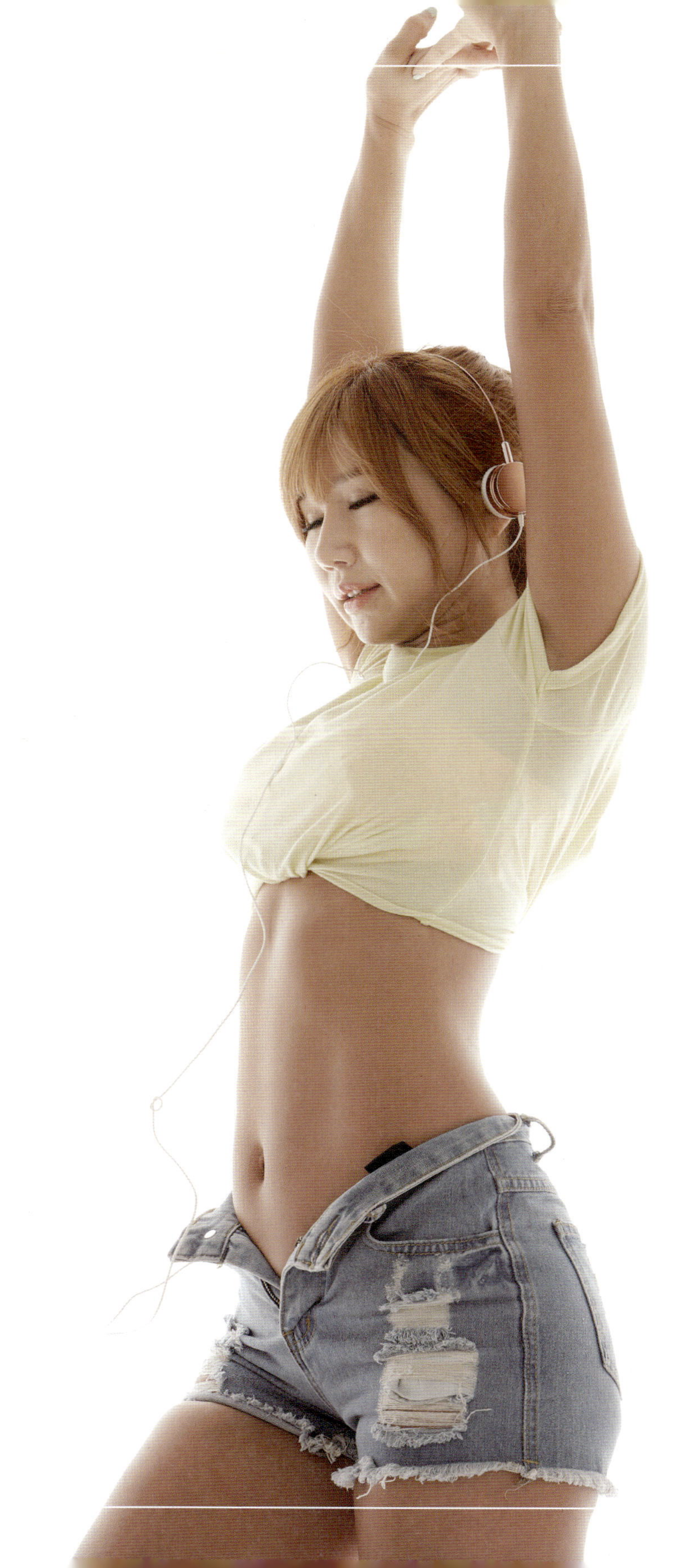

코어 근육 만들기

앞서 계속 이야기했지만, 코어 근육은 우리 몸을 지탱하기 위한 아주 중요한 부위에요. 보통 코어 근육이 약한 분들은 골반이 틀어져 있거나 허리 통증이 있는 등 몸의 밸런스가 무너져 있는 경우가 많아요. 그런 상태에서 무리해서 운동을 하면 오히려 부상을 당할 위험도 커지죠.

플랭크는 대표적인 전신 코어 운동이에요. 하루에 1분씩만 꾸준히 해도 몸 라인이 드라마틱하게 바뀌는 걸 눈으로 확인할 수 있답니다. 한 달 뒤 4분 동안 거뜬하게 플랭크를 하겠다는 목표로 도전해보세요.

1주차 프로그램
엘보 플랭크 1분

① 엘코 플랭크

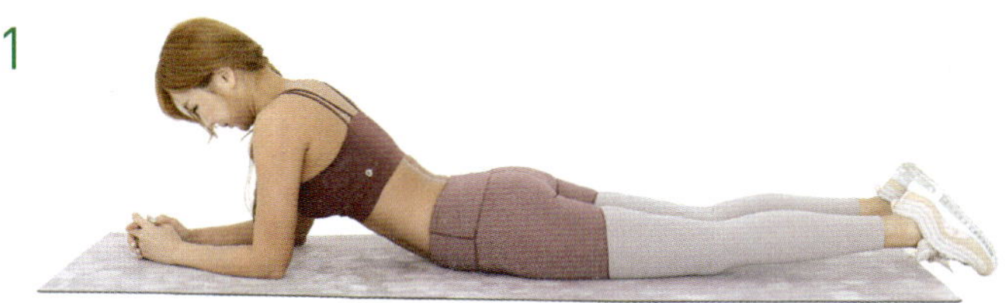

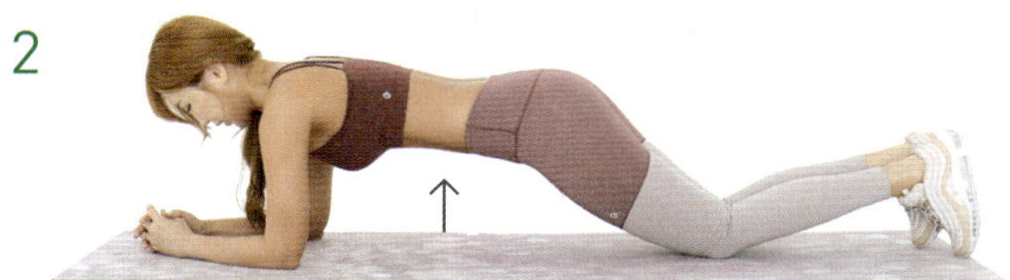

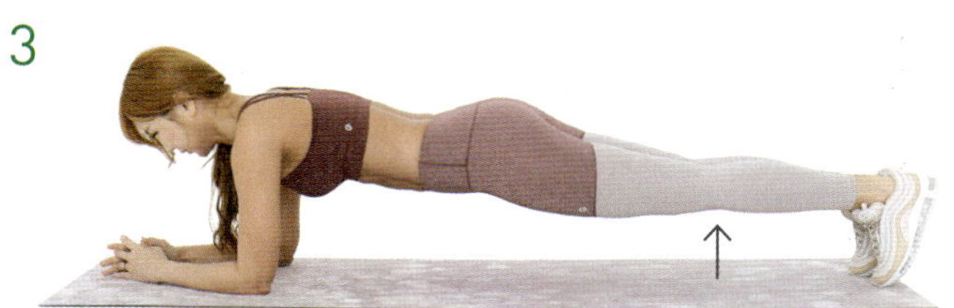

1 바닥에 엎드려 눕는다. 두 손은 깍지 껴서 가슴 앞으로 가져오고 팔꿈치를 접어 상체를 든다.
↳ 어깨 아래 팔꿈치를 놓는다.

2 허리, 엉덩이, 무릎 순으로 상체를 천천히 들어 올린다.

3 1분간 유지한 후 제자리로 돌아온다.
↳ 팔꿈치로 바닥을 누르고 날개뼈를 천장으로 밀어내듯 버틴다.
↳ 머리를 몸통과 일직선으로 둬 목을 보호한다.

Point
- 플랭크 ㅈ 세를 취하는 동안 근육이 이완과 수축을 반복하며 전신의 근력을 강화시킨다.
- 코어 힘0 약한 초급자는 무릎을 바닥에 대도 좋다.

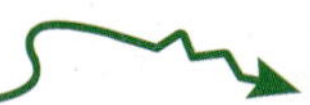

① 엘보 플랭크

② 리버스 플랭크

1

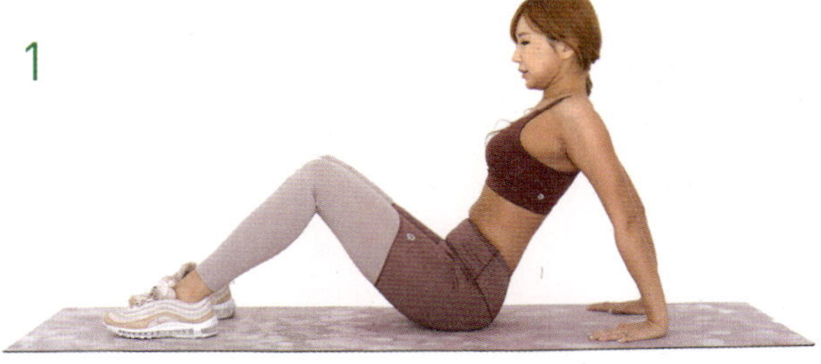

2

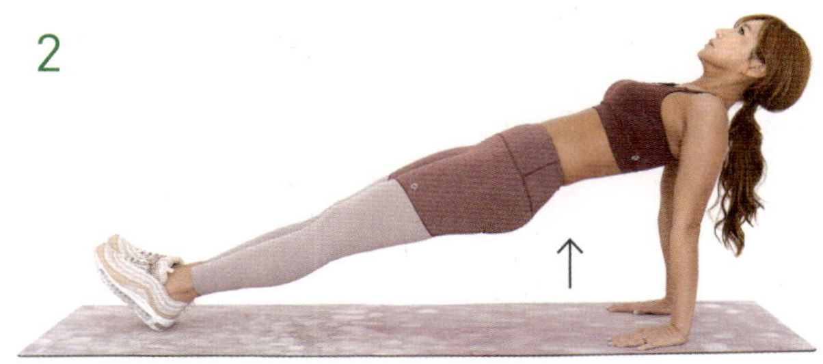

1 다리를 가져와 무릎을 세워 앉는다. 양손은 엉덩이 뒤 바닥에 두되 손끝이 엉덩이 쪽을 향하도록 한다.
    ㄴ 상체는 곧게 편다.

2 양팔로 바닥을 밀면서 골반을 들어 올린다.
    ㄴ 양팔을 곧게 펴고 어깨 아래 손이 오게 한다.
    ㄴ 어깨, 골반, 다리가 일직선에 놓이게 한다.

3 1분간 유지한 후 제자리로 돌아온다.

Point
- 허리가 꺾이지 않게 복부에 힘을 유지한다.
- 턱을 가슴 쪽으로 살짝 당겨 목을 보호한다.
- 골반 교정에 좋으며 척추를 바로 세워 예쁜 뒤태를 만드는 데 효과적이다.

3주차 프로그램
엘보 플랭크 1분 → 사이드 플랭크 각 1분

① 엘코 플랭크

② 사이드 플랭크

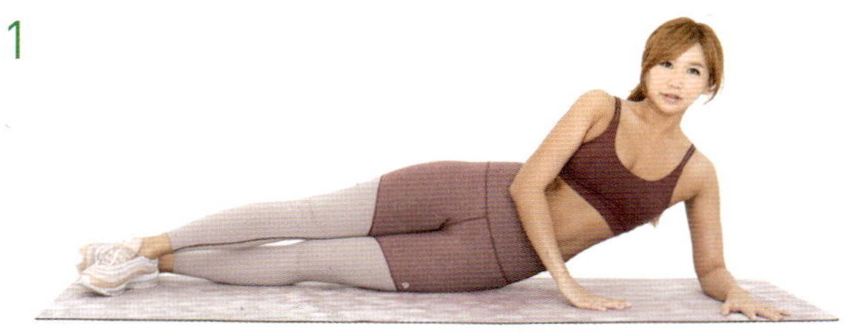

1

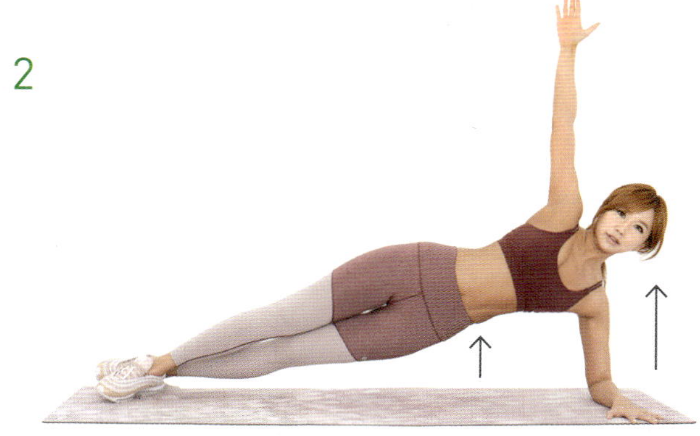

2

1 몸 왼쪽이 바닥으로 가게 옆으로 누워 양발을 포개고, 어깨 아래 왼쪽 팔꿈치를 댄다.

2 오른팔을 하늘을 향해 쭉 뻗으며 왼쪽 골반을 들어 올린다.

  ↳ 왼팔에만 체중이 실리지 않도록 왼쪽 옆구리와 복부에 힘을 준다.

3 1쿤간 유지한 후 제자리로 돌아온다.

Point
- 반대쪽도 같은 방법으로 운동한다.
- 지탱하는 쪽 어깨에 머리를 기대지 않는다.

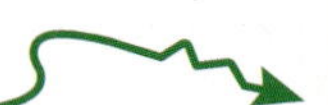

4주차 프로그램
엘보 플랭크 1분 → 원 레그 플랭크 각 1분

① 엘보 플랭크

② 원 레그 플랭크

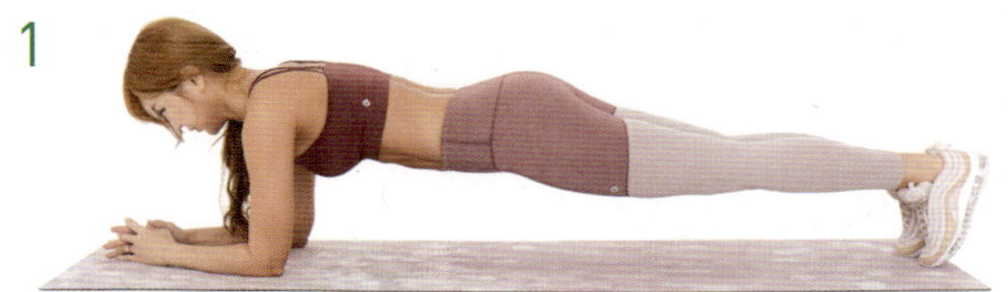

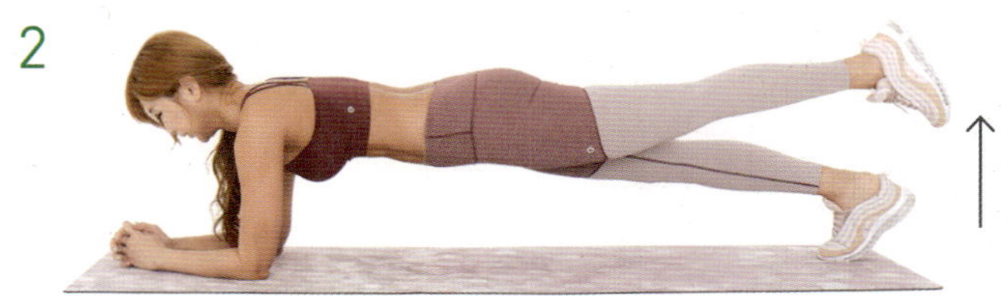

1 엘보 플랭크 자세를 취한다.

2 한쪽 다리를 엉덩이 높이까지 든다.

  ㄴ 머리부터 오른쪽 다리까지 일직선을 유지한다.

3 1분간 유지한 후 제자리로 돌아온다.

Point
- 반대쪽도 같은 방법으로 운동한다.
- 지탱하는 부분에만 힘이 쏠리지 않도록 복부와 엉덩이에 힘을 준다.

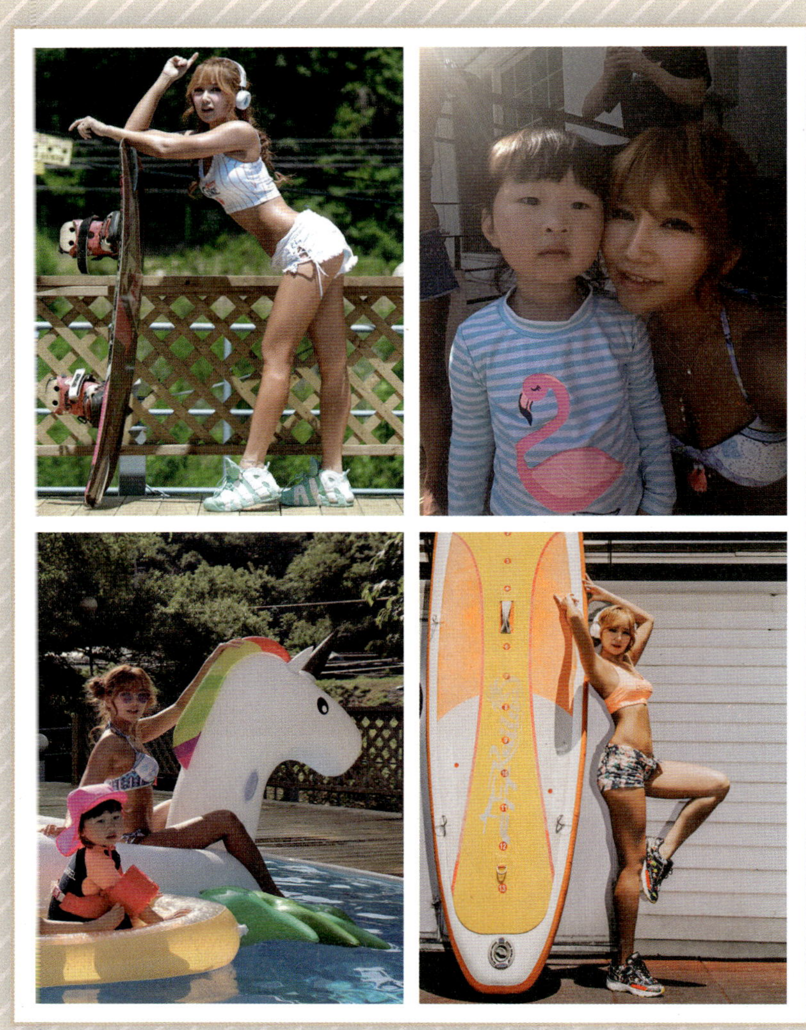

육아맘 홈트
예민한 그날의 홈트

육아맘 홈트_ 산후 다이어트

출산 후에 저와 함께 운동을 시작하고 많게는 40킬로그램 이상 감량했다는 수많은 후기들을 보면서 한 가지 염려되는 부분이 있더라고요. 출산하고 무작정 운동을 시작하는 경우가 많은데 산후 조리는 필수예요. 최소 100일 이상은 기본으로 조리하고 산후 6개월 이후부터 운동을 시작할 것을 추천 드리지만, 조바심 내는 맘들을 위해 조리하면서도 할 수 있는 저강도 고효율 스트레칭(교정) 동작을 알려드리려 해요.

산후 조리를 운동 전 기름칠이라 생각하고 충분히 해야 본격적인 다이어트를 할 때 건강하게 부상 없이 최고의 컨디션으로 최상의 운동 효과를 가져올 수 있답니다.

물론 산후 6개월 이전에 운동을 아예 할 수 없다는 건 아니에요. 단, 강도 높은 운동을 피하고 다음의 세 가지 사항만 잘 지켜도 충분히 체중 감량에 성공할 수 있어요.

1. 육아를 하다 보면 수면 패턴이 엉망이 되어 아기가 자는 얼굴만 봐도 졸리게 마련이지만 절다 먹고 소화가 다 되기 전까지는 잠들지 않는다.

2. 출산 직후~6개월 시기에 엄마 껌딱지인 아기와 필수인 유모차를 이용해 운동한다. (최대한 많이 걷는다).

3. 저열식, 저당분식으로 먹고 야식은 금지다. (육다 스트레스로 인한 보상 심리로 아기가 자는 시간에 폭식하지 않도록 조심한다).

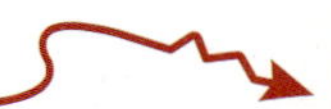

❶ 등 스트레칭

하루 종일 아이를 안았다 눕혔다 하다 보면 등과 허리가 미친 듯이 아픈 경험,
엄마라면 누구나 있죠. 육아로 지친 등을 스트레칭하는 동작을 소개해요.

••• 등 스트레칭

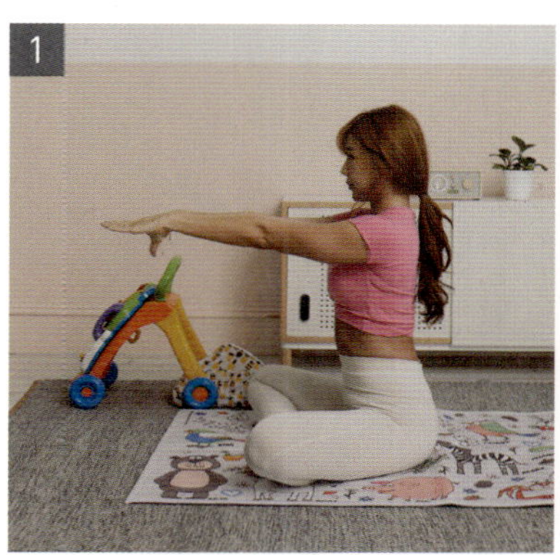

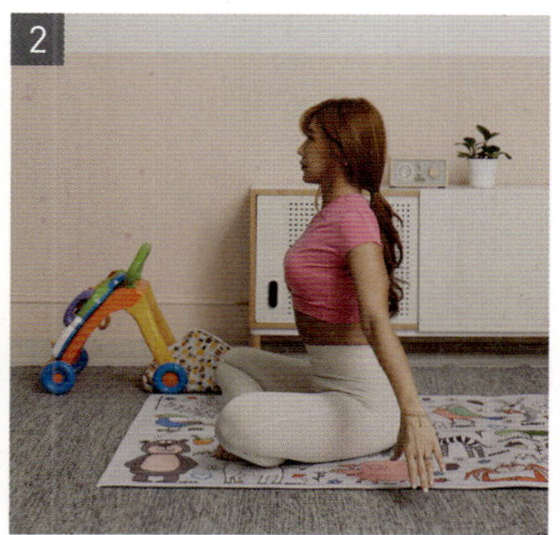

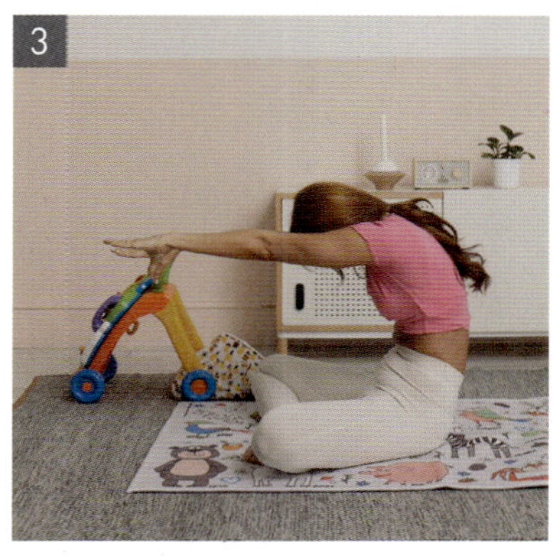

1 바르게 앉아서 양팔을 앞으로 뻗는다.

  ┗ 어깨가 올라가지 않게 한다.

2 가슴을 활짝 펴고 양팔을 등 쪽으로 가져간다.

  ┗ 어깨를 뒤로 보낸다는 느낌으로 팔을 뒤로 당긴다.

3 양팔을 제자리로 되돌리며 등을 둥글게 만다.

  ┗ 복부에 힘을 주고 척추 하나하나를 둥글게 말듯 스트레칭한다.

Dr. Taeven's Tip 라운드 숄더

라운드 숄더는 의학적 진단명은 아니며, 앞쪽으로 말린 어깨와 굽은 등, 거북목 형태를 복합적으로 가지고 있는 상태를 말한다. 좌식 생활을 오래 하며 하루 종일 허리를 굽히고 있거나, 책상에 엎드리듯이 앉아서 책을 보거나, 높은 베개를 베고 자거나, 숙인 자세로 장시간 컴퓨터나 스마트폰을 할 때 발생하기 쉽다. 이러한 자세가 지속되면 어깨와 가슴을 이어주는 근육인 소흉근이 짧아져 어깨가 앞으로 당겨지면서 어깨 모양에 변화가 생긴다. 뿐만 아니라 광배근(엉덩이뼈 부위부터 위팔뼈까지의 넓은 근육)의 단축이나 과한 발달, 승모근과 능형근(견갑골 주변 근육)의 불균형에 의해서도 발생할 수 있다. 예방을 위해 평소에 자주 자세를 바꿔주면서 스트레칭을 해주고 근육을 강화시켜주는 게 필요하다. 특히 견갑골 주변에 있는 근육을 풀어주는 동작이 효과적인데, 견갑골을 뒤쪽으로 모아주는 운동, 흉근을 강화시킬 수 있는 푸시업 등이 좋다.

② 속싸개 스트레칭

저는 홈트를 할 때 집에 있는 물건을 소도구 대신 활용하곤 했어요. 운동 기구를 굳이 돈 들여 사지 않아도 생활용품으로 충분히 홈트를 할 수 있답니다. 육아로 지친 등, 어깨, 가슴 근육을 속싸개를 이용해 부드럽게 스트레칭해주세요. 속싸개 대신 수건을 이용해도 좋아요.

아기를 옆에 두고 서서 하는 스트레칭과 아기와 함께 누워서 할 수 있는 스트레칭 등을 알려드릴게요.

●●● 속싸개 스트레칭 하나

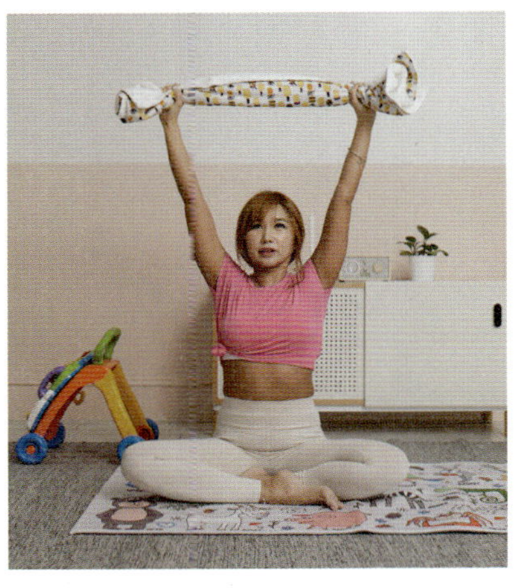

바르게 앉아서 어깨너비 두 배가 되게 속싸개 양쪽 끝을 잡아 가슴 높이에 둔다.
양팔을 곧게 펴 머리 위로 들어 올렸다 내린다.
ㄴ 어깨가 긴장되어 올라가지 않게 주의한다.

●●● 속싸개 스트레칭 둘

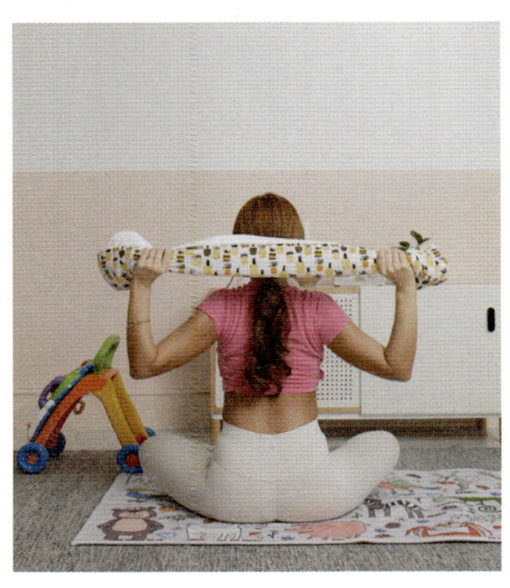

바르게 앉아서 어깨너비 두 배가 되게 속싸개 양쪽 끝을 잡아 가슴 높이에 둔다. 양팔을 곧게 펴 머리 위로 들어 올렸다가 W자가 되게 머리 뒤로 내린다.
ㄴ 팔꿈치가 어깨 높이에 올 때까지 내린다.

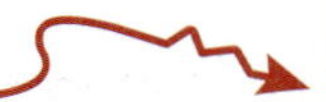

••• 속싸개 스트레칭 셋

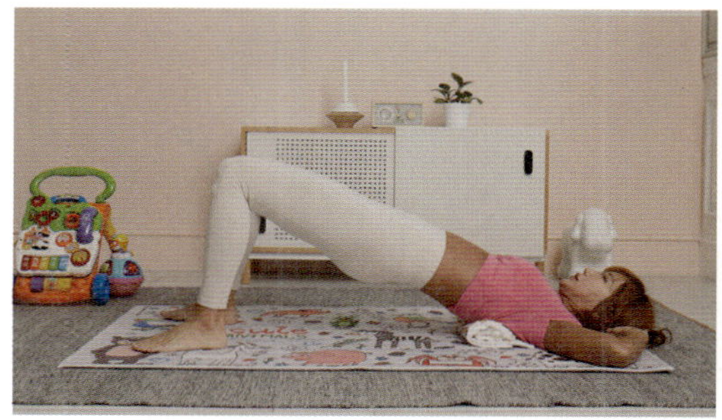

바닥에 누워 양 무릎을 세운 다음 양발을 골반 너비로 벌린다. 속싸개를 돌돌 말아서 등쪽 브래지어 라인에 넣는다. 척추를 하나하나 펴듯이 엉덩이를 들어 올렸다가 다시 척추를 하나하나 펴듯이 엉덩이를 내린다.

••• 속싸개 스트레칭 넷

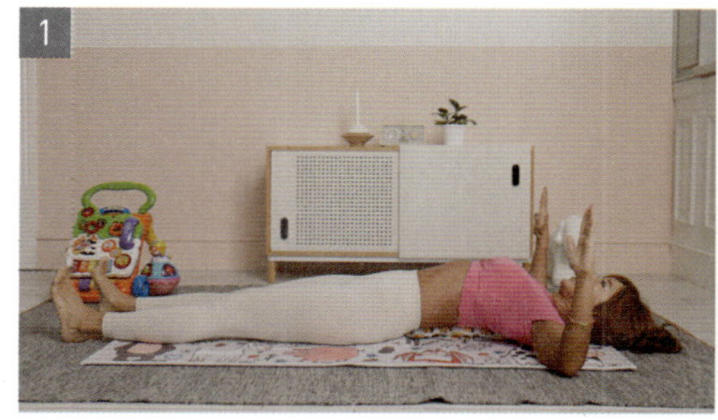

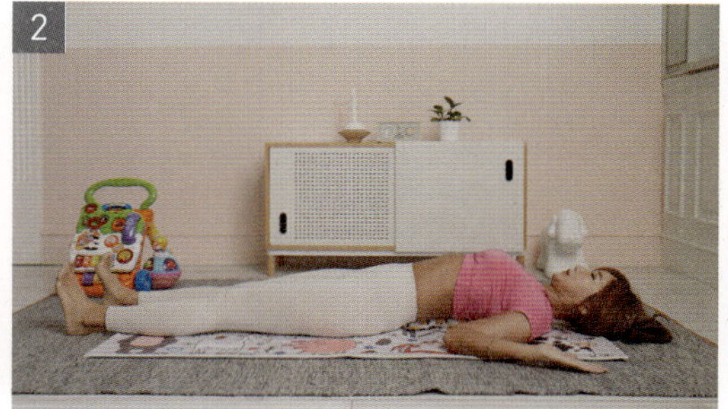

1   바닥에 누워 양발을 골반 너비로 벌리고 양팔은 앞으로 나란히 한다.
    바닥에 어깨부터 팔꿈치까지 닿도록 팔꿈치를 접어 내린다.

2   양팔 모두 바닥에 붙이며 만세한다. 양팔 모두 바닥에 붙인 채 팔꿈치를 접어 내렸다가 다시 바닥에
    붙인 채 만세한다.

➕ Dr. Taeven's Tip   **복직근이개 자가진단법**

출산 후에 배꼽 중심으로 볼록 튀어나온 뱃살이 줄어들지 않는다면, '복직근이개'인지를 진단해보자.
바닥에 무릎을 세워 누운 뒤 날개뼈까지 상체를 들어준다. 배꼽 주변을 손가락으로 수직으로 세워 눌렀을 때 세 손가락 이상 움푹 들어가면 복직근이개를 의심할 수 있다. 이 경우에는 복근 운동을 피하고 복직근이개 교정 운동을 해주면 좋다. 똑바로 누워 무릎을 세우고 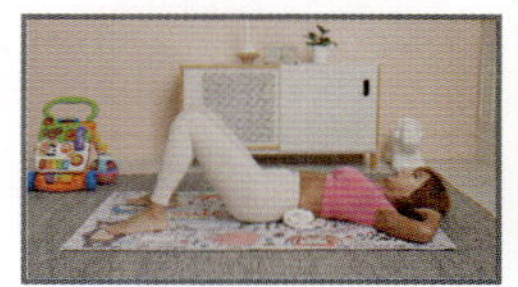
흉곽과 복부까지 코로 숨을 들이마셨다가 허리로 바닥을 지그시 누르며 호흡을 끝까지 내뱉어준다. 속싸개를 돌돌 말아서 허리에 끼고 해주면 훨씬 수월하다.

••• 속싸개 스트레칭 다섯

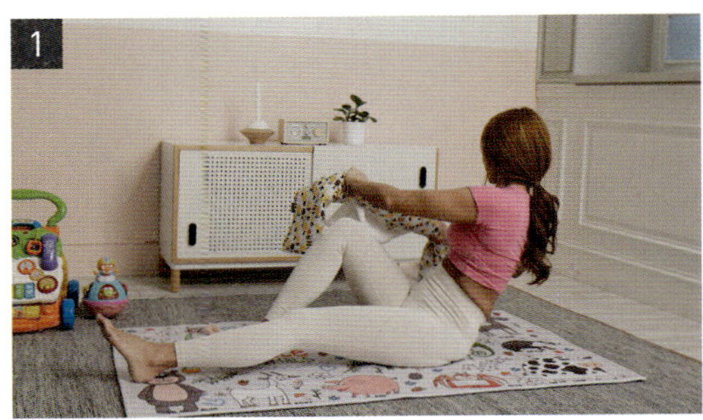

다리를 펴고 앉은 다음 무릎을 세우고 발끝을 세운다.
두 손으로 속싸개를 잡고 상체를 오른쪽으로 틀면서 왼쪽 다리를 내린다. 제자리로 돌아왔다가 상체를
　　　왼쪽으로 틀면서 오른쪽 다리를 내린다.

••• 속싸개 스트레칭 여섯

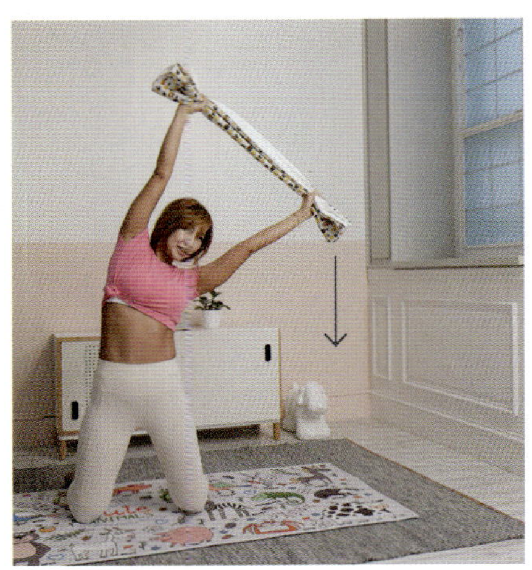

무릎으로 앉은 다음, 두 손으로 속싸개를
잡고 만세한다. 하체는 고정시킨 채 상체를
오른쪽으로 기울였다가 왼쪽으로 기울인다.
반대쪽도 동일하게 진행한다.

••• 속싸개 스트레칭 일곱

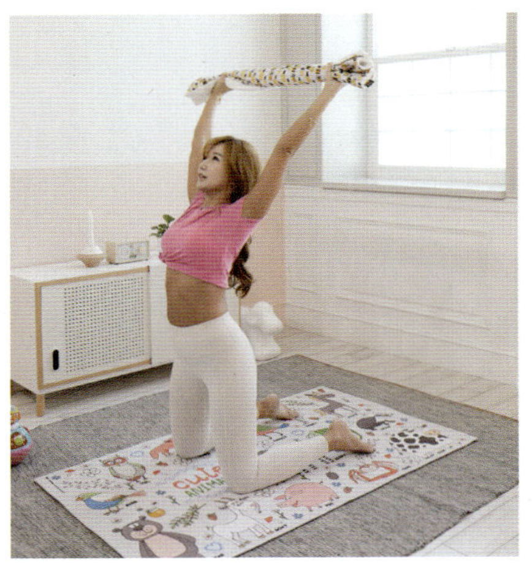

무릎으로 앉은 다음, 두 손으로 속싸개를
잡고 만세한다. 가슴을 활짝 열고 상체를
앞으로 내밀었다가 제자리로 돌아온다.

③ 골반 스트레칭

출산 후에 골반이 틀어진 분들이 많을 거예요. 저 역시도 출산 후 입던 바지가 들어가지 않을 정도로
골반이 심하게 비틀어졌었는데, 꾸준한 스트레칭과 운동으로 틀어졌던 골반을 되돌릴 수 있었어요.
골반 불균형은 허리 통증의 원인이 되기도 해요. 육아하면서 허리 아파 고생하면서 병원조차
가지 못하는 엄마들 마음을 너무나도 잘 알기에 홈트로 골반 교정하는 스트레칭을 소개해요.

•••• 틀어진 골반 교정 3단계

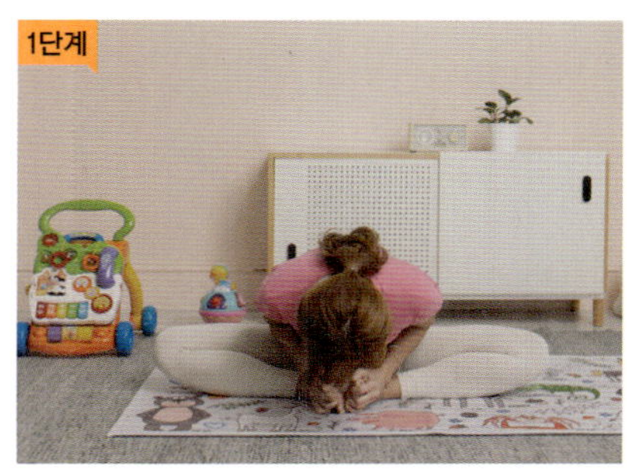

발바닥을 붙이고 앉은 다음, 이마가 바닥에 닿도록
상체를 숙인다.

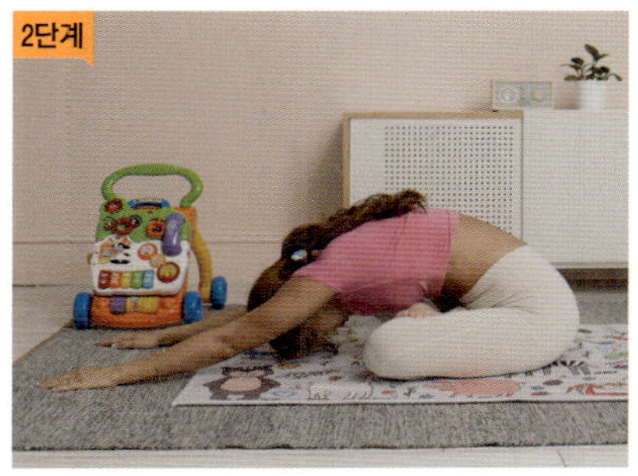

양반다리로 앉고 양팔을 하늘로 펴 올렸다가 양팔이 바닥에
수평이 될 때까지 상체를 숙인다.

ㄴ 다리를 반대로 해서 앉아 반복한다.

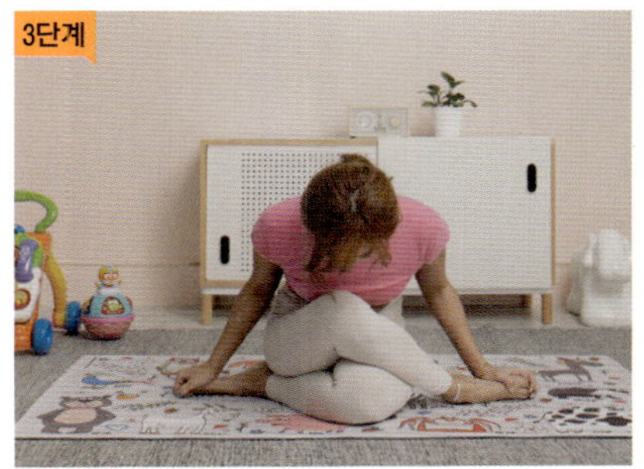

왼쪽 무릎 위에 오른쪽 무릎을 포개 안고, 손은 각 발바닥을
잡는다. 복부와 상체가 만난다는 느낌으로 최대한 상체를
숙인다.

ㄴ 엉덩이가 바닥에서 뜨지 않게 꾹 누른다.
ㄴ 다리를 반대로 해서 앉아 반복한다.

●●● 골반 스트레칭

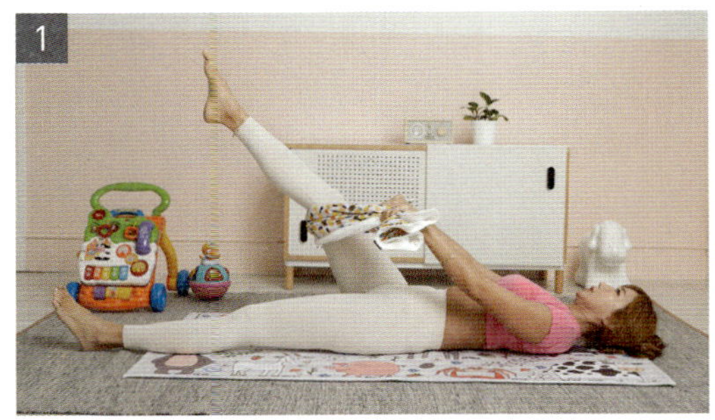

바닥에 누워 오른쪽 다리를 하늘로 펴 올리고
속싸개를 무릎 뒤에 걸쳐준다.

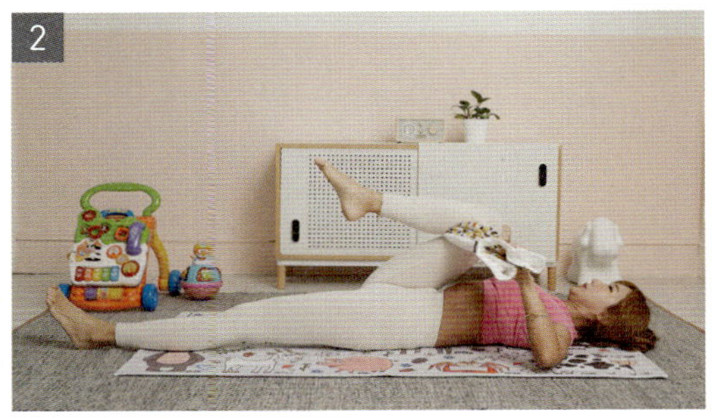

속싸개를 가슴 쪽으로 당겨서 오른쪽 다리를
최대한 접어준다.

ㄴ, 반대쪽도 같은 방법으로 스트레칭한다.

무릎에 무리가 안 가는 유산소 운동_무무안
출산 후 처진 살을 보면 자신도 모르게 초조해지곤 하죠. 그래서 하루라도 빨리 다이어트를 시작하고 싶다는 분들이 많으
신데요, 출산 후에는 몸조리를 우선으로 하고 6개월 이전에는 강도 높은 운동을 피하는 게 좋아요. 특히 유산소 운동은 움
직임이 많아서 관절에 무리를 줄 수 있는데요, 이 때문에 저는 '무무안(무릎에 무리가 안 가는 유산소 운동)'을 만들게 됐어
요. 무릎에 무리를 주지 않으면서 옆구리와 팔뚝살까지 빼주는 유산소 운동 시퀀스죠. 이 책에는 무무안 시퀀스를 따로 넣
지는 않았지만, 지 유튜브에서 가장 조회수가 높은 영상 중 하나이니, 산후 다이어트 첫 유산소 운동은 무무안으로 시작해
보세요.

④ 무릎에 무리 안 가는 허벅지 운동 무무허

무릎을 보호하려면 대퇴부 근육이 강해야 해요. 대퇴부는 무릎 위부터 골반 아래에 위치하는
부위인데요, 우리가 잘 알고 있는 허벅지는 대퇴부의 윗부분을 말해요. 이제 상관관계가 머릿속에
그려지죠? 무릎이 아픈 분들은 일단 허벅지 강화 운동부터 해주세요.

●●● 무무허 하나

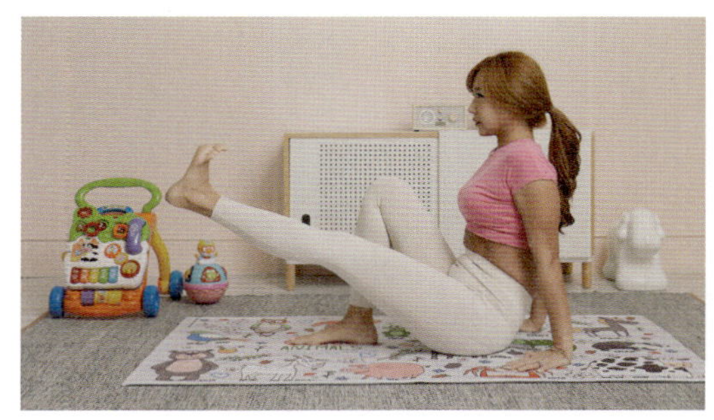

양다리를 펴고 바닥에 바르게 앉은 다음, 엉덩이 뒤에
양손을 짚고 오른쪽 다리를 90도로 접는다.
왼쪽 다리를 오른쪽 무릎 높이까지 들어 올리고 발끝
을 몸 쪽으로 당겨 종아리를 늘인다.

  ↳ 10회씩 총 3세트 반복한다.
　 반대쪽도 같은 방법으로 운동한다.

●●● 무무허 둘

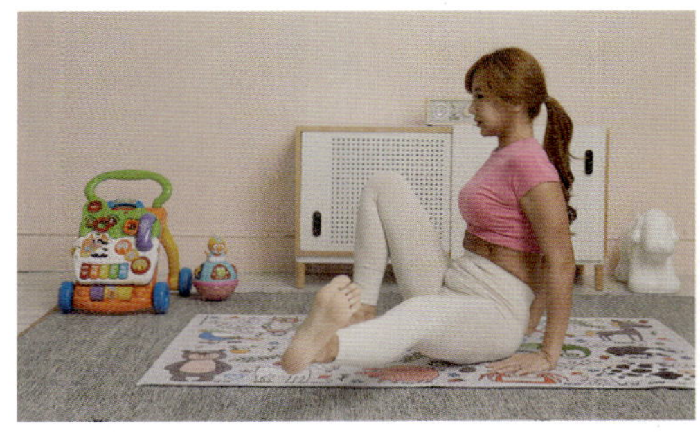

양다리를 펴고 바닥에 바르게 앉은 다음, 엉덩이
뒤에 양손을 짚는다. 오른쪽 다리를 90도로 접고
왼쪽 다리를 한 뼘 정도 들어 올린다. 왼쪽 다리를
왼쪽으로 벌리고, 발끝을 몸 쪽으로 당겨
종아리를 늘인다.

  ↳ 10회씩 총 3세트 반복한다.
　 반대쪽도 같은 방법으로 운동한다.

●●● 무무허 셋

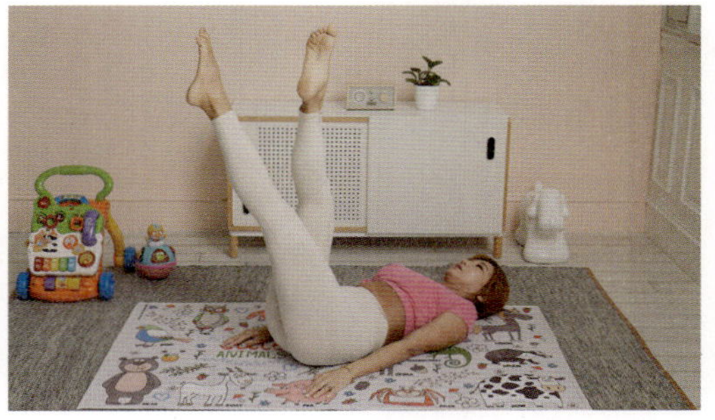

바닥에 누운 다음 양다리를 45도 정도로 들어 올리고
양 발끝은 쭉 편다. 양다리를 사이드로 펼쳤다가
X자 모양으로 교차시킨다.

  ↳ 30회씩 총 3세트 반복한다.

  ↳ 상체를 브래지어 라인까지 들어 올려 진행하면
　 복부 운동도 된다.

 ⑤ 손목에 무리 안 가는 엉덩이 운동 손무엉

출산 후 탄력이 떨어지고 자꾸 처지는 엉덩이를 보면 한숨이 절로 나오죠. 분명 젊었을 때는 다리가
그렇게 짧지 않았던 것 같은데 엉덩이가 처지면서 점점 다리가 짧아지는 것 같기도 하고요.
출산 후 또는 나이가 들면 손목이 시리거나 약해져 손을 바닥에 놓고 하는 모든 동작이 부담일 수
있어요. 그런데 힙업에 효과가 좋다는 운동들은 손목 힘을 필요로 하는 동작이 많고요. 참 답답하죠?
저도 비슷한 경험으로 고충을 겪었기에 그 마음 다 이해한답니다.
그리하여 만들어낸 것이 손목에 무리가 가지 않는 '손무엉(손목에 무리 안 가는 엉덩이 운동)'이에요.
힙업 운동이 하고 싶은데 손목이 약한 분들을 위해 손무엉을 추천해요. 꾸준히 하면 큰 효과를
볼 수 있어요.

●●● 손무엉 하나

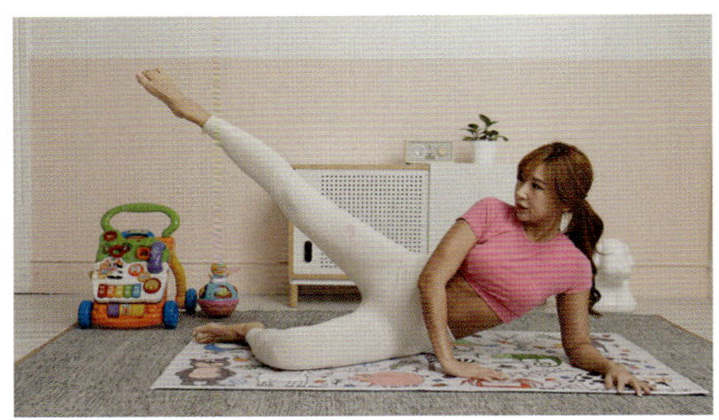

왼쪽 옆으로 눕는다. 왼쪽 다리는 무릎을 접어 바닥에 붙이고 오른쪽 다리는 곧게 편다.
왼쪽 어깨 아래에 팔꿈치를 둔다. 오른쪽 다리를 위로 들어 올렸다가 제자리로 돌아온다.

↳ 골반을 바르게 정렬한다.

↳ 15회씩 총 3세트 반복한다. 반대쪽도 같은 방법으로 운동한다.

Dr. Taeven's Tip　손목 터널 증후군

손목 터널은 손목에서 손목뼈와 굽힘근 지지띠(가로 방향의 손목 관절 인대) 사이의 작은 공간으로, 이 부위가 압박되면 여러 가지 증상이 발생한다. 보통 손목과 손바닥에서 통증과 저림, 무감각 등의 증상으로 시작된다. 이러한 증상들은 초기에 움직임이 있을 때 생기는데 특히 손목의 굽힘 동작에서 유발된다. 많이 쓰는 손에서 발생하기 쉬우며, 쥐는 동작에 문제를 일으키다 증상이 진행되면 감각을 느끼는 과정에도 문제가 생긴다. 특히 임신 중 체액 증가, 호르몬 변화로 손목 터널에 압박이 촉진될 수 있으니 가벼운 손목 스트레칭과 운동을 병행할 것을 권한다.

●●● 손무엉 둘

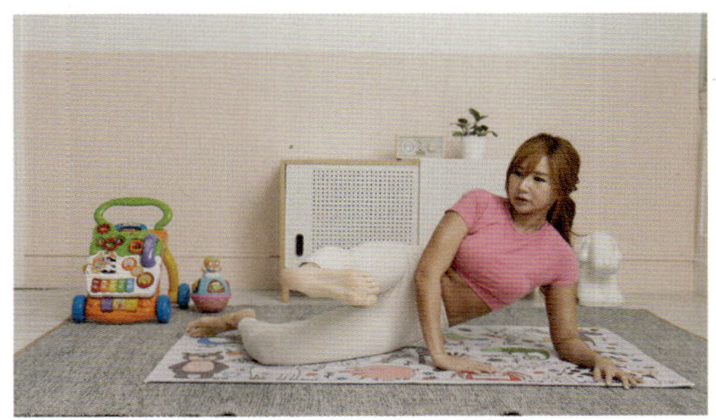

왼쪽 옆으로 눕는다. 왼쪽 다리는 무릎을 접어 바닥에 붙이고 오른쪽 다리는 곧게 편다.

왼쪽 어깨 아래에 팔꿈치를 둔다. 오른쪽 다리를 바닥과 수평이 되도록 들어 올린 후 상체 정면으로 보낸다.

다시 오른쪽 다리를 뒤로 보냈다가 상체 뒷면으로 보낸다.

ㄴ, 골반을 바르게 정렬한다.

ㄴ, 몸이 흔들리지 않게 복부에 힘을 준다.

ㄴ, 15회씩 총 3세트 반복한다. 반대쪽도 같은 방법으로 운동한다.

●●● 손무엉 셋

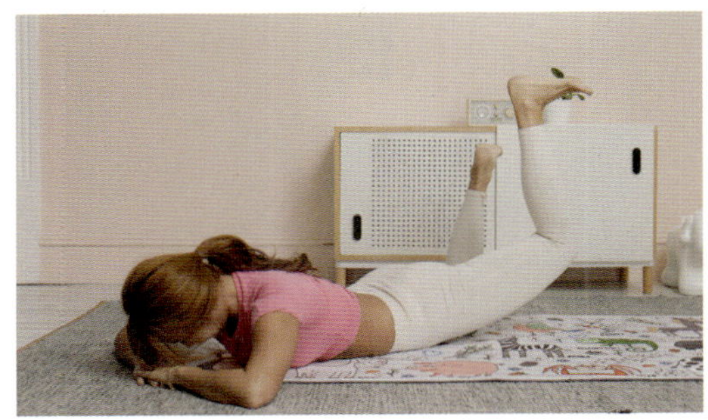

바닥에 엎드린 다음 양다리를 90도로 세우고 양손은 포개어 손등에 이마를 둔다.

오른쪽 허벅지를 들어 올렸다가 내리고 왼쪽 허벅지를 들어 올렸다가 내린다.

ㄴ, 20회씩 총 3세트 반복한다.

⑤ 아기 장난감 운동

처음 홈트를 시작할 무렵, 아기를 재우고 속싸개를 이용해서 스트레칭을 하다가 좀 더 재미있게
홈트를 할 수 있는 방법은 없을까를 고민하게 됐어요. 그러다 운동 기구 대신 아기 장난감을 이용한
운동을 시작하게 됐죠. 거실과 방 여기저기 늘어진 아기 장난감을 치우면서 몸 한 번 풀어보세요.
간단한 스트레칭만으로도 굳은 몸이 한결 편안해진답니다.

••• 아기 장난감 운동 하나

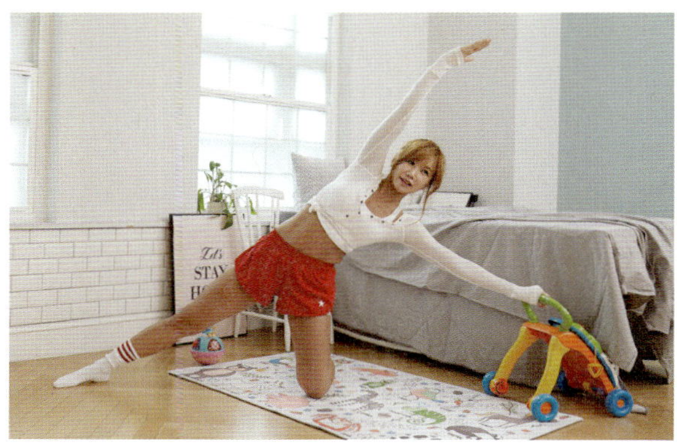

한쪽 다리는 옆으로 펴고 한쪽 다리는
무릎을 대고 앉는다. 바퀴가 있는 장난감을
이용해서 상체를 최대한 옆으로 기울였다가
제자리로 돌아온다.

••• 아기 장난감 운동 둘

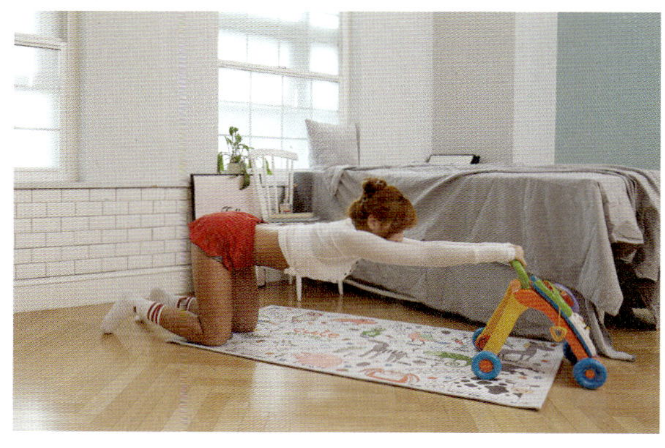

무릎으로 앉는다. 바퀴가 있는 장난감을
이용해서 상체를 최대한 앞으로 쭉 펴서
보냈다가 제자리로 돌아온다.

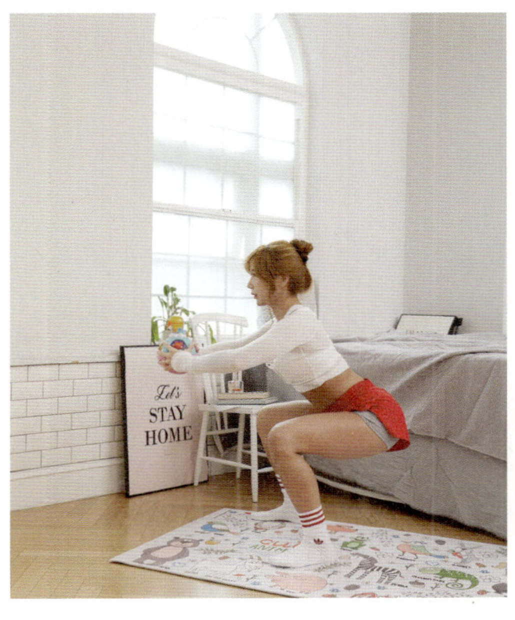

••• 아기 장난감 운동 셋

무게가 나가는 장난감을 두 손으로 잡고
스쿼트를 한다.

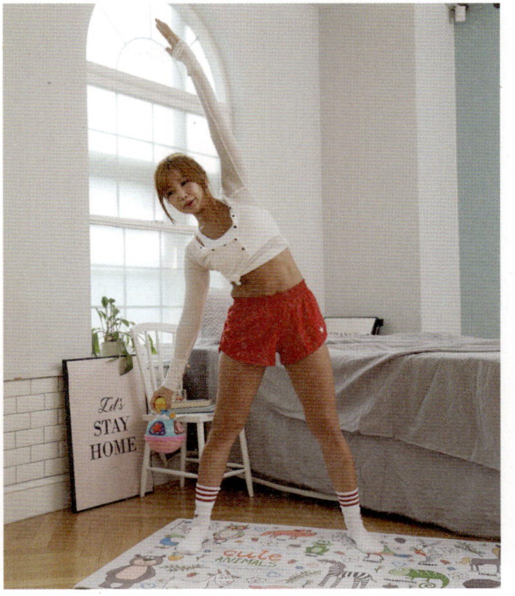

••• 아기 장난감 운동 넷

무게가 나가는 장난감을 한 손에 잡고 서서
상체를 최대한 옆으로 기울여 스트레칭한다.

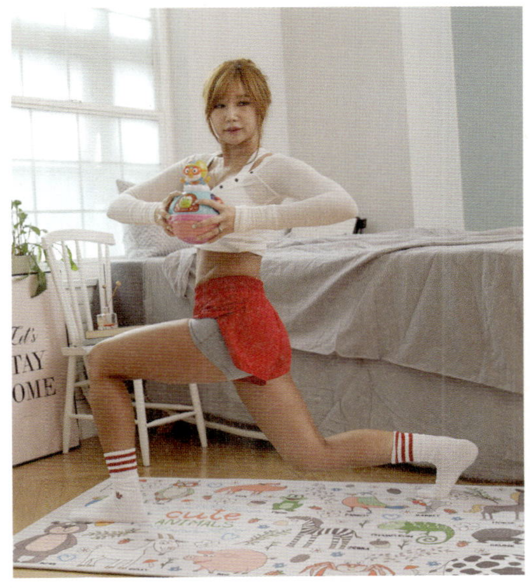

••• 아기 장난감 운동 다섯

무게가 나가는 장난감을 두 손으로 잡고 선 다음,
한쪽 다리를 어깨너비 두 배만큼 뒤로 보낸다.
양쪽 다리를 구부리면서 상체를 오른쪽으로
틀어준다. 다시 제자리로 돌아왔다가 양쪽 다리를
구부리면서 상체를 왼쪽으로 틀어준다.

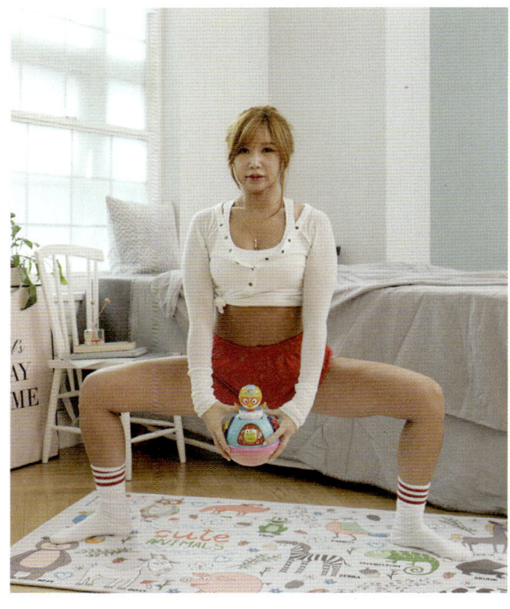

●●● 아기 장난감 운동 여섯

무게가 나가는 장난감을 두 손으로 잡고, 어깨너비
두 배만큼 벌려 선다. 무릎이 바깥쪽을 향하도록
다리를 구부리면서 장난감을 아래로 내렸다가,
다리를 피면서 장난감을 하늘 위로 올린다.

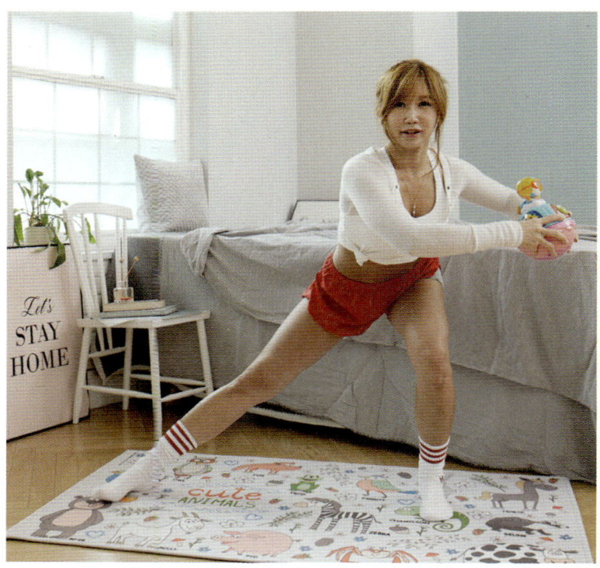

●●● 아기 장난감 운동 일곱

무게가 나가는 장난감을 두 손으로 잡고, 어깨너비 두 배만큼 벌려 선다. 왼쪽 다리에 체중을 실으며
상체를 왼쪽으로 보냈다가, 다시 오른쪽 다리에 체중을 실으며 상체를 오른쪽으로 보낸다.

예민한 그날의 홈트
_ 시크릿 10분 스트레칭

많은 분들이 저를 보고 홈트를 시작했다고 말씀해주셔서 참 기쁘지만, 한 가지 걱정되는 게 있어요. 바로 잘못된 자세로 인한 통증과 부상의 위험인데요, 홈트를 할 때는 무리하지 않고 정확한 자세로 운동하는 게 아주 중요해요. 또 본격적인 운동을 하기 전에 몸을 풀어주는 스트레칭을 반드시 해주셔야 한답니다. 혹시 스트레칭에 소홀했던 분들이라면, 언제 어디서나 따라하기 좋은 기초 스트레칭을 몸에 장착해보세요. 생리나 감기 등으로 인해 컨디션이 안 좋은 날은 굳이 무리해서 홈트를 하는 대신, 스트레칭으로 에너지를 충전시키면 좋아요.

① 앉아서 하는 스트레칭

••• 등 & 옆구리

양손을 깍지 껴서 앞으로 쭉 뻗고 등을 둥글게 말아 척추 마디마디를 스트레칭한다.
그 다음 깍지 낀 손을 옆으로 이동해 옆구리를 스트레칭한다.

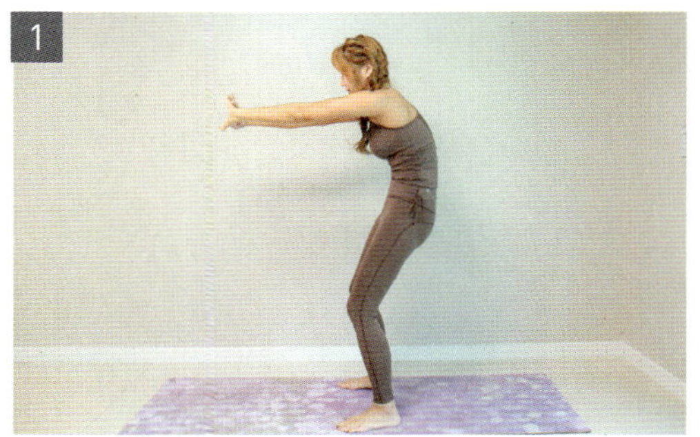

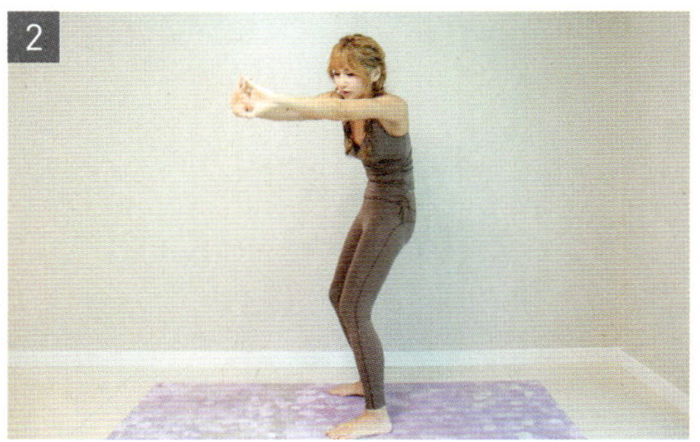

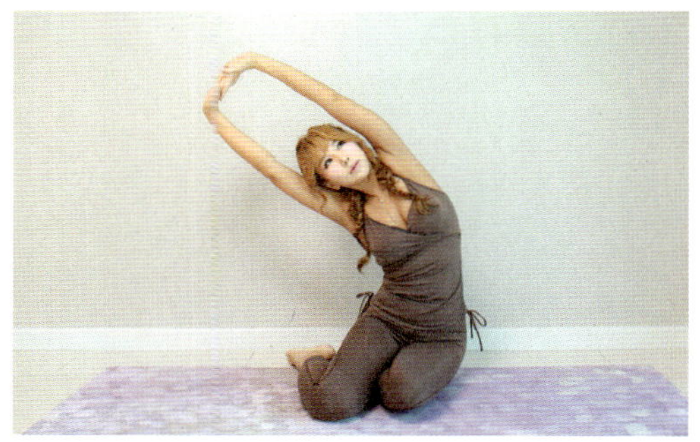

••• 옆구리 스트레칭

무릎을 꿇고 앉은 다음 양손은 깍지를 껴서
하늘 위로 쭉 뻗는다. 숨을 들이마신 후 내쉬면서
왼쪽 엉덩이를 바닥에 내려놓고, 옆구리를 최대한
밀어내 스트레칭한다.
반대쪽도 동일하게 실시한다.

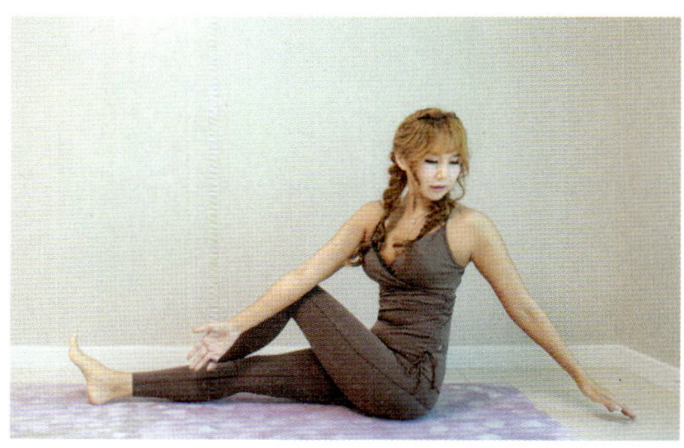

••• 몸통 스트레칭

왼쪽 다리를 오른쪽 무릎 옆으로 넘겨 산 모양을
만들고 오른팔로 왼쪽 무릎을 밀어내며 몸통을
비튼다. 왼팔은 크게 벌려 시선을 따라간다.
반대쪽도 동일하게 실시한다.

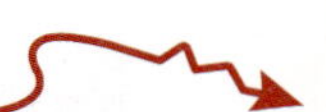

●●● 복부 스트레칭

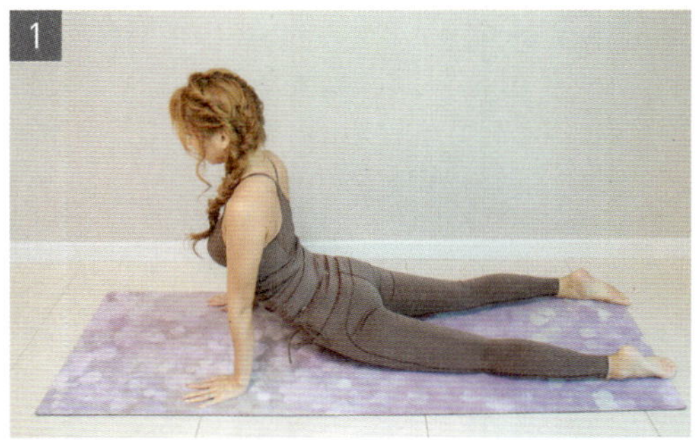

엎드려 누워 양손을 바닥에 짚고 상체만 일으켜
복부와 허리를 스트레칭한다.
이때 어깨가 올라가지 않게 주의하며 시선은
정면을 바라본다.

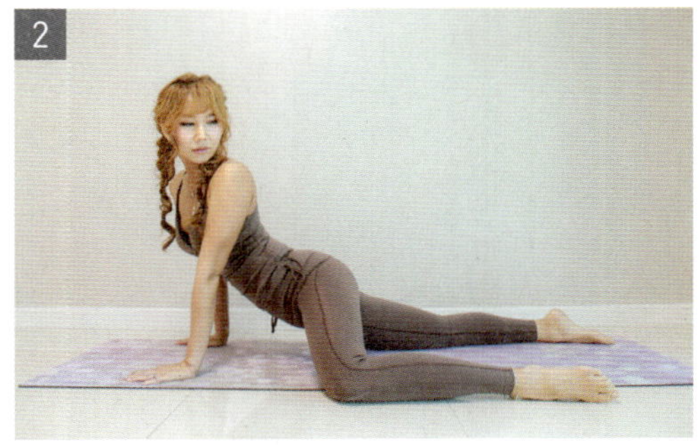

왼쪽 다리를 90도로 접어주며 시선은
왼발 끝을 향한다.

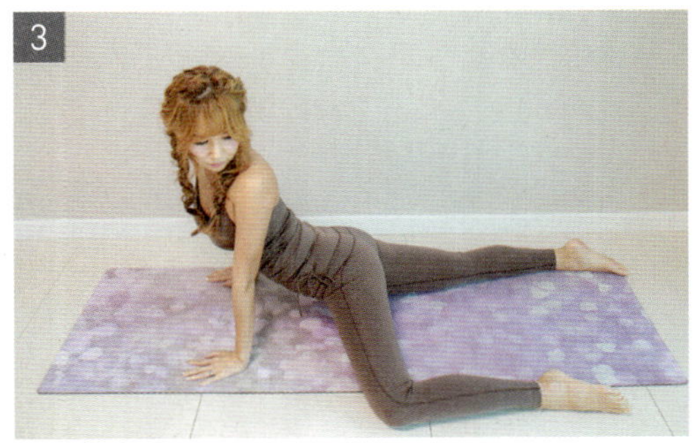

왼쪽 발끝보다 더 멀리 바라보며
옆구리까지 길게 스트레칭한다.
반대쪽도 동일하게 실시한다.

••• 허리 & 복부 스트레칭

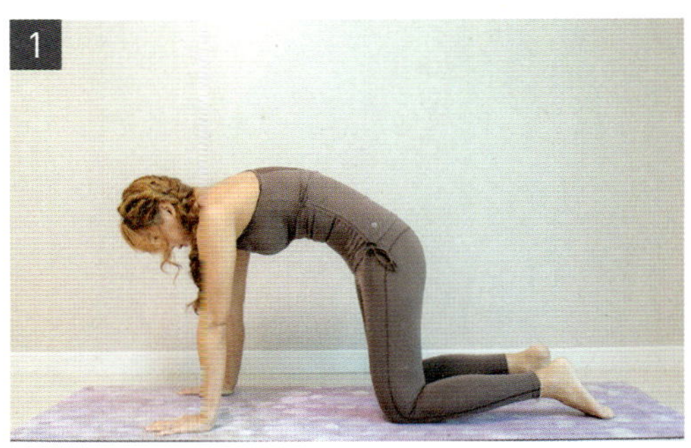

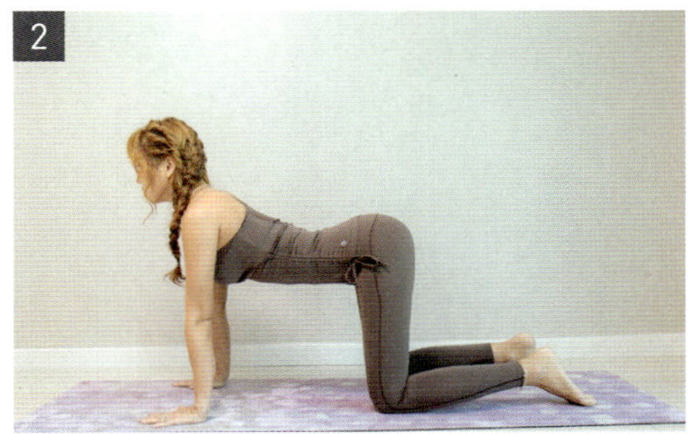

네발기기 자세를 한다. 숨을 들이마셨다가 내쉬면서 꼬리뼈부터 둥글게 말아 등을 천장으로 밀어낸다.

다시 숨을 들이마셨다가 내쉬면서 머리-어깨- 등-허리 순으로 내려 복부를 스트레칭하며 마지막으로 꼬리뼈를 올려준다.

••• 고관절 & 장요근 스트레칭

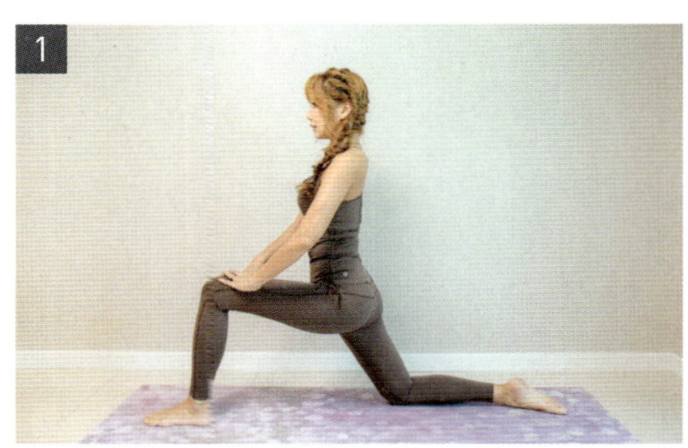

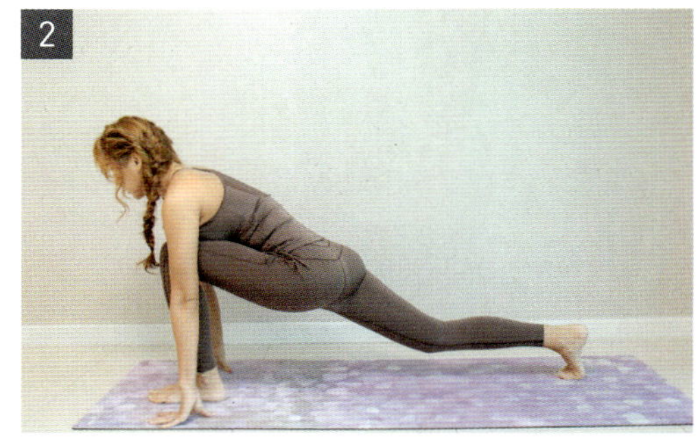

왼쪽 다리를 앞으로 오른쪽 다리는 뒤로 보내 90도로 만들고, 오른쪽 다리 발등은 바닥에 붙인다. 이때 골반이 삐뚤어지지 않게 정렬한다. 숨을 들이마셨다가 내쉬면서 골반으로 바닥을 누르듯 무릎을 지그시 눌러 스트레칭한다. 이때 무릎이 앞으로 나가지 않도록 한다.

그 다음 양손으로 바닥을 짚는다. 숨을 들이마셨다가 내쉬면서 바닥에 무릎을 살짝 내린 후 다시 올라간다. 반대쪽도 동일하게 실시한다.

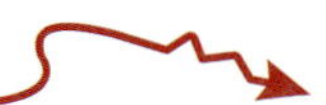

허벅지 스트레칭 1

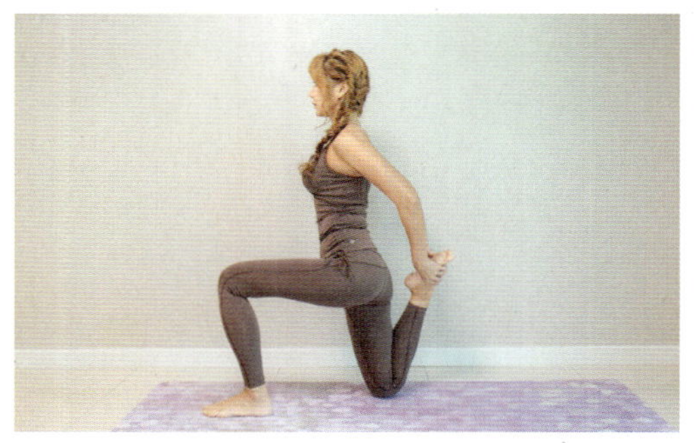

앞다리를 90도가 되게끔 두고 뒷다리를 손으로
잡아 발등을 엉덩이 쪽으로 가지고 온다.
5초간 정지한 후 제자리로 돌아가고, 양쪽 5회씩
반복한다. 대퇴사두근이 스트레칭되는 자세이다.

허벅지 스트레칭 2

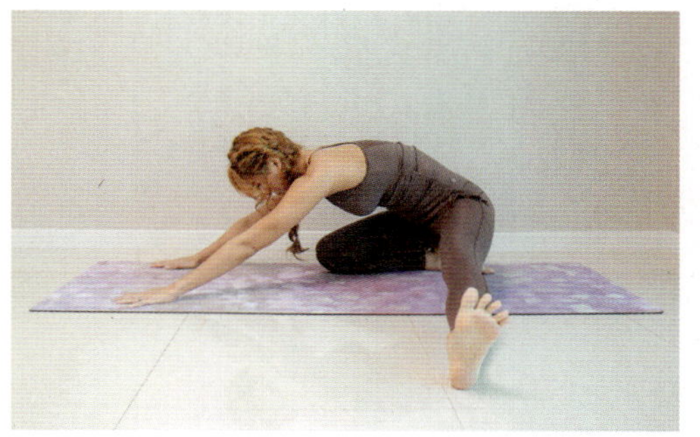

네발기기 자세에서 왼쪽 다리를 옆으로 길게
뻗는다. 숨을 들이마셨다가 내쉬면서 엉덩이를
뒤로 보내고 상체를 바닥에 붙이며 가능한
만큼만 앉아준다. 반대쪽도 동일하게 실시한다.

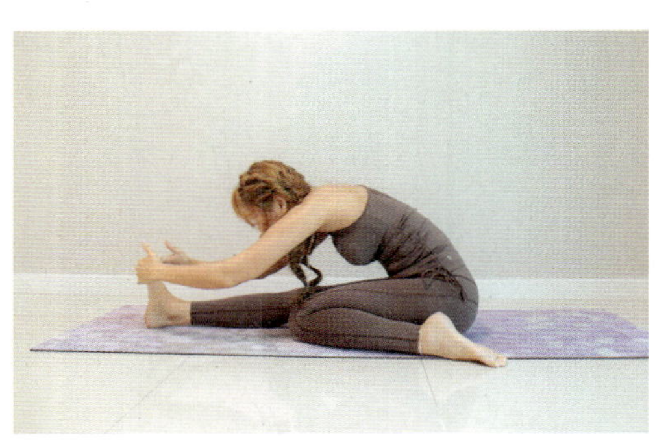

골반교정 하체 스트레칭

오른쪽 다리는 앞으로 쭉 뻗고 왼쪽 다리는 뒤로 접어
엉덩이에 발을 붙이고 앉는다. 숨을 마셨다가
내쉬면서 팔을 길게 뻗어 오른발을 잡는다.
이때 엉덩이가 뜨지 않게 뜨는 골반을 꾹 누른다.
반대쪽도 동일하게 실시한다.

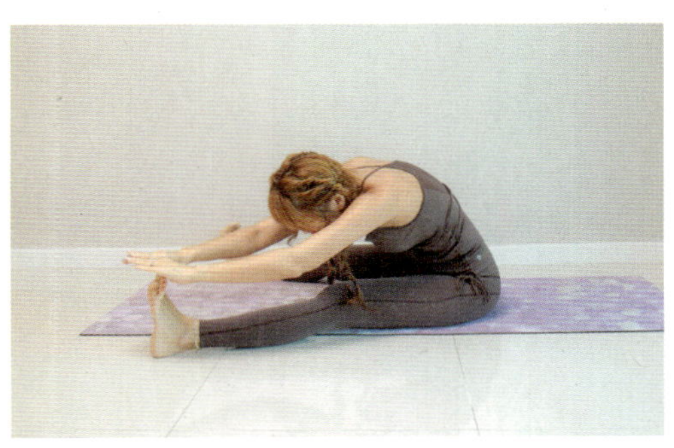

하체 스트레칭 1

양다리를 양쪽으로 벌려 앞으로 뻗고 허리를 곧게
세워서 만세한다. 숨을 들이마셨다가 내쉬며
양손을 한쪽 발을 향해 뻗어준다.
양쪽 번갈아 3회 반복한다.

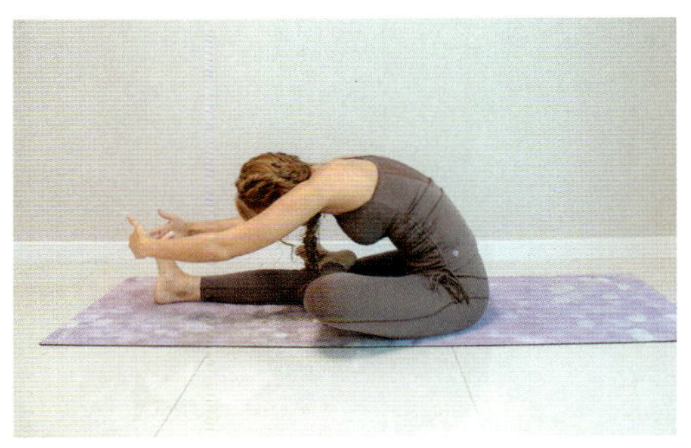

●●● 하체 스트레칭 2

양다리를 모아 허리와 다리를 곧게 펴고 준비한다.
왼쪽 다리를 오른쪽 무릎에 올려 4자를 만들고 숨을
들이마셨다가 내쉬면서 발을 향해 숙여 팔을 뻗는다.
양쪽을 번갈아 3회 반복한다.

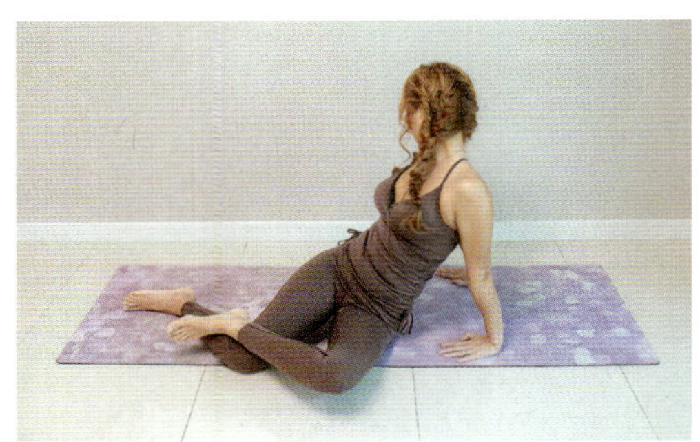

●●● 엉덩이 스트레칭 1

양손을 뒤로 보내 손끝이 몸통을 향하도록 바닥을
짚고, 왼쪽 다리를 오른쪽 무릎 위에 접어 올려 앉는다.
몸통을 왼쪽으로 비틀고 시선은 상체를 따라간다.
반대쪽도 동일하게 실시한다.

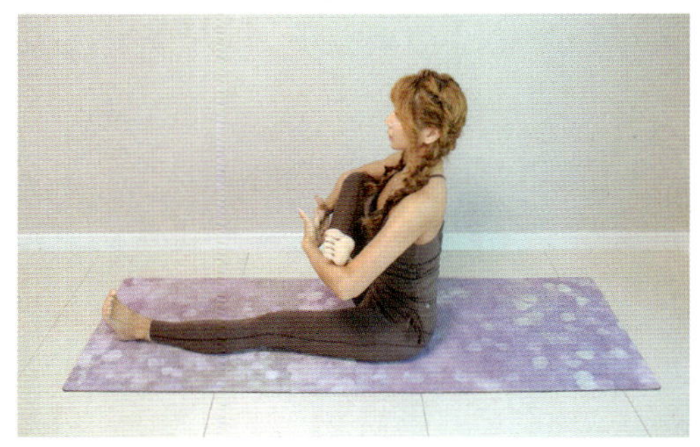

●●● 엉덩이 스트레칭 2

양다리를 쭉 뻗어 앉은 다음, 왼쪽 다리는 그대로 두고
오른쪽 다리는 접어 올린다. 양손을 깍지 껴서 무릎과
발바닥을 끼우고 허리를 최대한 펴려고 노력한다.
숨을 들이마셨다가 내쉬면서 깍지 낀 손을 살짝
당겨준다. 반대쪽도 동일하게 실시한다.

② 서서 하는 스트레칭

••• 허벅지 스트레칭

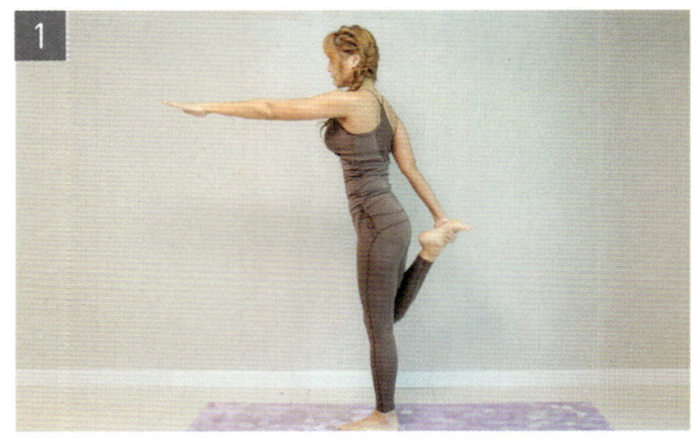

똑바로 서서 왼손을 앞으로 뻗는다. 오른쪽 다리를
접어 오른손으로 발등을 잡고 몸 쪽으로 당겨
허벅지를 스트레칭한다.

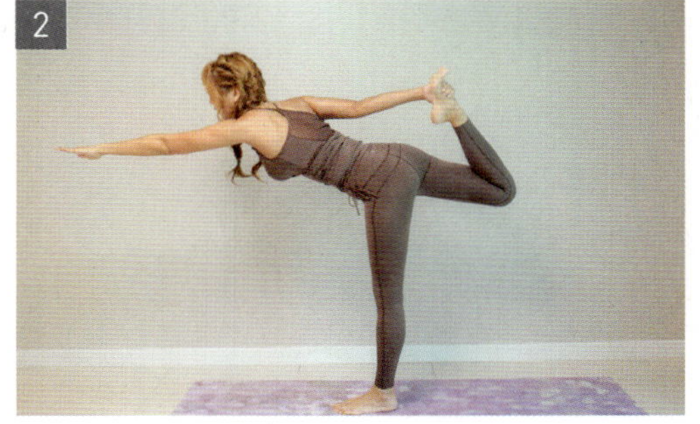

그다음 복부에 힘을 주어 중심을 잡고,
팔을 더 앞으로 밀어 상체를 숙이며 허벅지를
스트레칭한다. 반대쪽도 동일하게 실시한다.

••• 종아리 스트레칭

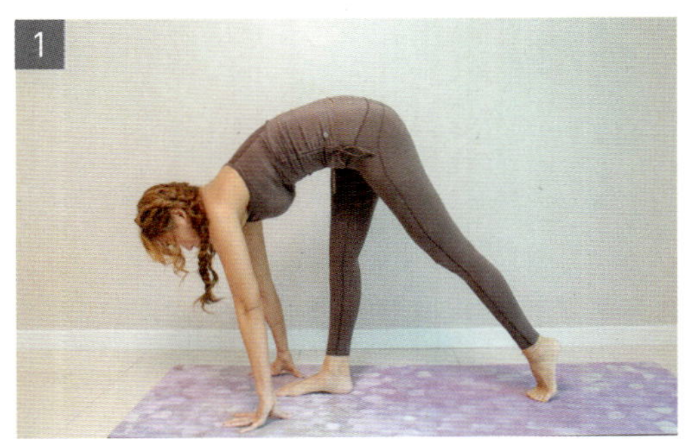

양발을 앞뒤로 벌리고 상체를 숙여 손으로 바닥을
짚는다. 뒷발의 뒤꿈치를 들어 앞발에 무게를
살짝 주고 숨을 들이마시며 준비한다.

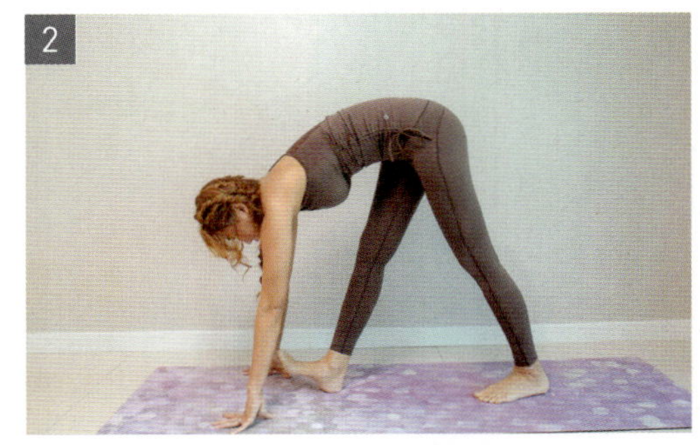

그다음 숨을 내쉬면서 무게를 뒤로 보내며 앞에
있는 다리의 발가락을 당겨 종아리를 쭉 늘려준다.
반대쪽도 동일하게 실시한다.

③ 벽에 기대어 하는 자세 교정 스트레칭

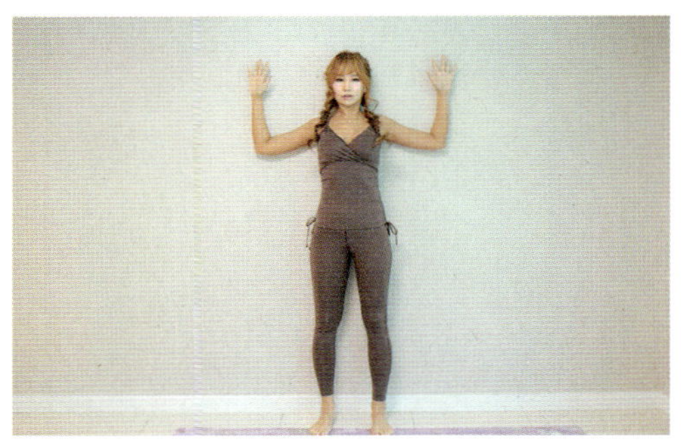

••• 라운드 숄더 교정 벽 스트레칭

벽에 등지고 서서 머리부터 발끝까지 벽에 밀착시킨
뒤 양팔을 들어 만세한다. 양팔을 90도로 접어
내렸다가 올리는 것을 반복하되, 이때 양팔은
벽에서 떨어지지 않는다.

••• 월 스쿼트

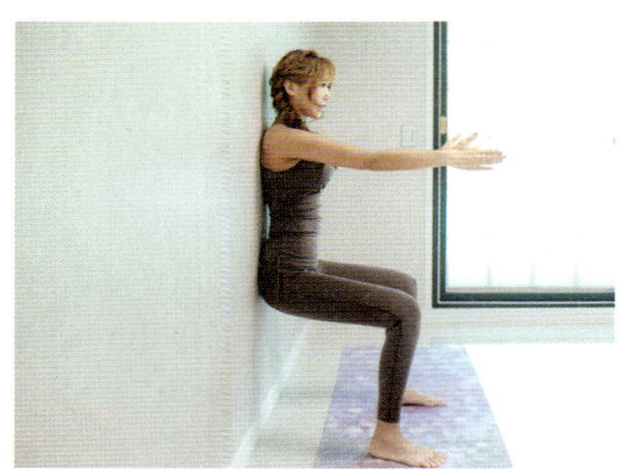

벽에 등지고 서서 팔을 앞으로 뻗는다. 등은 붙이고 양다리만 한 발짝 앞으로 보내 자세를 잡은 다음,
스쿼트를 한다. 이때 무릎이 발보다 앞으로 나가지 않는다.
양팔의 위치를 위, 아래 양옆으로 바꾸면서 10초부터 길게는 3분까지 버티는
것을 반복하면, 어느새 곧은 어깨 라인과 탄탄하고 예쁜 다리로 바뀔 것이다.

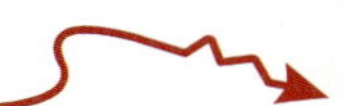

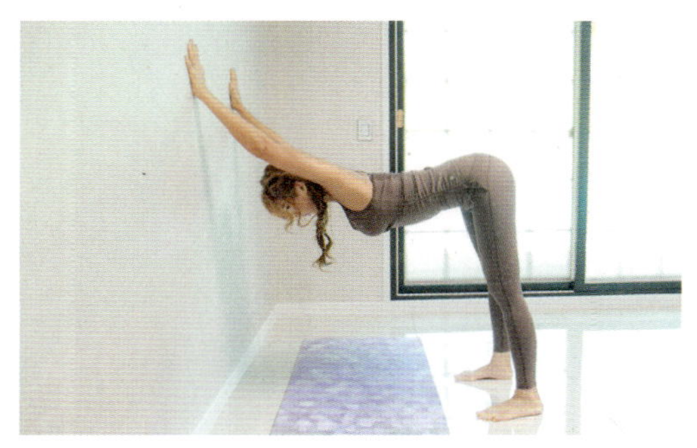

●●● 월 가슴 스트레칭

벽을 바라보고 선 다음 양손을 벽에 짚는다.
상체를 숙이면서 어깨를 눌러주는 느낌으로
스트레칭한다.

●●● 월 푸쉬업

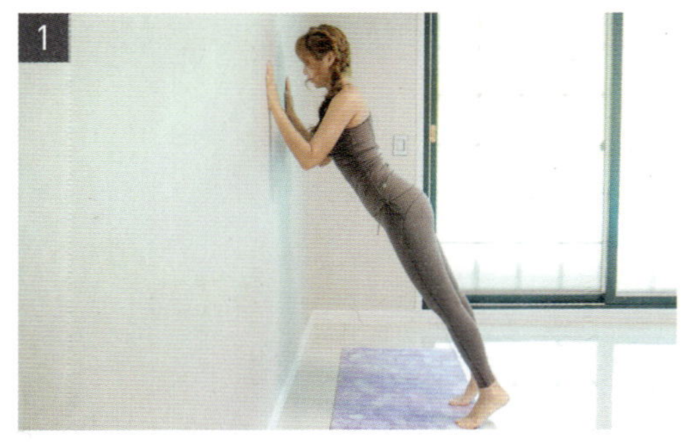

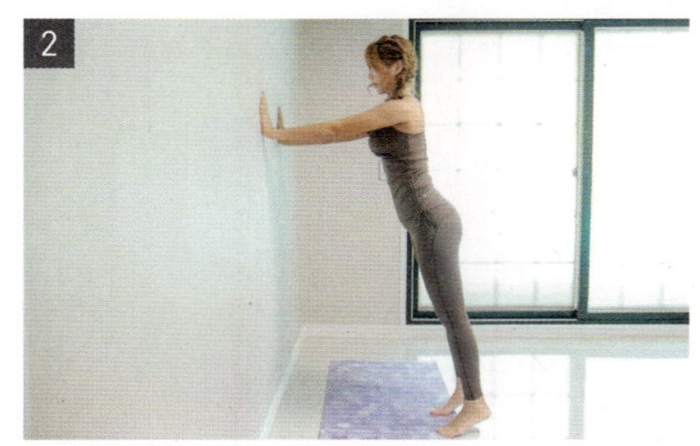

양발을 어깨너비로 벌리고 양손을 벽에 붙여 선다. 숨을 들이마시면서 팔꿈치를 몸통에 붙여
벽에 가까이 붙었다가 내쉬는 호흡에 손바닥으로 벽을 밀어내 상체를 들어 올린다. 푸쉬업이 전혀 안 되는
초보들에게 제일 좋은 스트레칭이며, 꾸준히 하다 보면 바닥 푸쉬업이 가능해질 것이다.

식단 없이 체중 감량 하는 꿀팁

제 인스타나 유튜브를 오셨던 분들이라면 이미 잘 알고 계시겠지만, 저는 식단 자체를 강조하지는 않아요. 차라리 먹고 운동을 더 하자는 쪽이죠.

물론 다이어트가 주목적이라면 어느 정도 식단 조절이 필요한 건 사실이에요. 하지만 집안일과 육아로 바쁜 엄마들이나 회사일로 야근하기 일쑤인 직장인들이 엄격한 식단을 지키기란 쉽지 않죠. 타이트한 식단을 하다가 중단해 폭식과 요요 현상으로 힘들어하는 분들이 너무 많다 보니, 현실적으로 실천 가능한 수준에서 먹는 것을 신경 쓰는 게 더 효과적이라고 생각해요.

여기에서는 그동안 제 SNS를 통해 가장 많이 들었던 질문과 이에 대한 답을 정리해봤어요. 어떻게 먹고 어떻게 운동해야 효과적인지, 저만의 꿀팁을 소개해드릴게요.

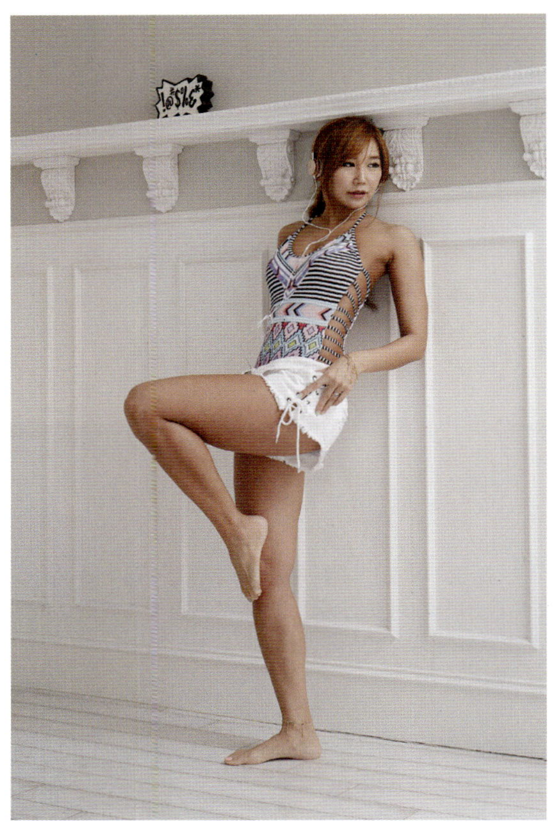
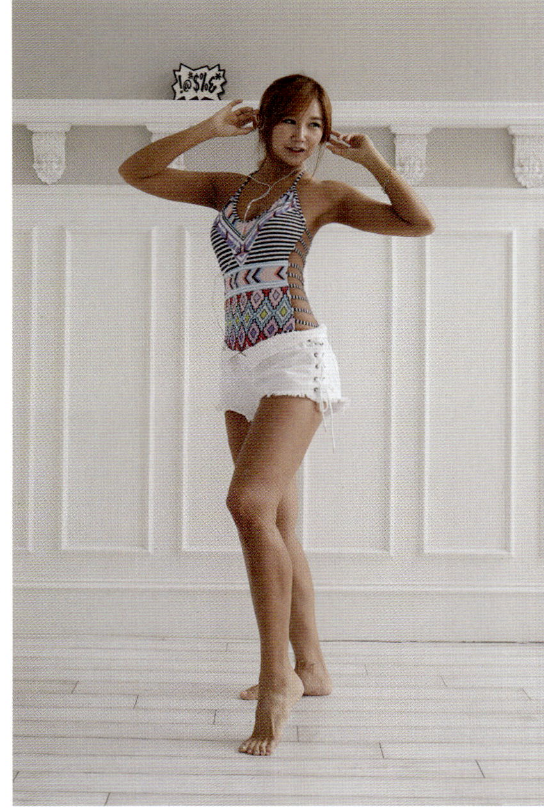

저 역시 과도하게 식단 관리를 하다가 요요를 경험했어요. 그래서 그 이후에는 먹고 싶은 건 최대한 낮에 먹되 양을 줄여서 먹고, 혹 밤에 먹었다면 충분한 운동으로 소화를 시키고 취침한다는 원칙을 세웠죠. 이 원칙은 아직까지 철저하게 지키고 있어요.

제가 평소 어떻게 먹는지를 말씀드리자면, 사실 저는 빵을 엄청 좋아하거든요. 그래서 아침에는 대개 통밀빵과 과일을 먹고, 그 외 오트밀, 귀리, 고구마 등 건강한 탄수화물을 챙겨 먹으려고 노력해요. 점심에는 일반적인 한식을 먹는데, 밥을 반 공기만 먹는다는 게 포인트랄까요? 대신 한 끼에 다섯 끼를 먹게 되는 뷔페 같은 곳은 가지 않으려고 노력해요. 아무래도 저녁에는 고단백 식재료와 채소를 먹게 되는데요, 주로 닭가슴살, 오리고기, 소고기, 달걀, 연어 등을 자주 먹어요. 이렇게 한 달만 챙겨도 분명 차이를 경험할 수 있을 거예요.

다이어트를 할 때는 유산소 운동이 반드시 포함되죠. 유산소 운동은 지방과 탄수화물을 에너지화해 소모하게 하는 전신 운동이기 때문에, 운동 전에는 바나나를 드시거나 소량의 현미밥이나 통밀빵 등을 추천해요. 단, 아침에 일어나서 하는 공복 유산소 운동일 경우에는 물이나 차, 아이스 아메리카노 이외엔 먹지 않는 게 좋고, 식사를 했을 경우에는 최소 1시간 30분~2시간 이후에 운동하는 게 좋아요.

운동을 하면 에너지를 다 끌어다 쓰기 때문에 흡수가 빨라지거든요. 그러니 운동 후에는 근육의 빠른 회복을 위해 충분한 수분 섭취와 고단백질(두부, 닭가슴살, 연어, 달걀 등)을 섭취하세요. 이때 적당한 단당류 탄수화물의 섭취도 아주 중요해요. 단당류 탄수화물은 근육 합성과 피로 회복에 도움이 되거든요. 단, 소화가 너무 빨라서 식욕을 돋우거나 지방을 끌어들이기 쉬운 백미 밀가루보다는 상대적으로 소화가 느린 고구마, 통밀, 오트밀, 호밀 등이 좋은 탄수화물이니 참고하세요.

Q. 회식이나 모임 약속이 많아서 외식을 자주 하거든요. 외식할 때 참고하면 좋을 팁 좀 알려주세요.

외식의 문제점은 바로 폭식을 유발한다는 것! 그렇다고 무작정 안 먹는 것도 하루 이틀이겠죠. 즐거운 모임에서 눈치만 보지 말고 나만의 규칙을 정해보세요. 제가 외식할 일이 있을 때 신경 쓰는 규칙 몇 가지를 말씀드릴게요.

1. **식사 전 물 2잔 마시기** : 물을 먼저 마시게 되면 공복감도 줄고 음식을 조금만 먹어도 포만감이 들어 폭식 계방에 좋아요.

2. **가능하다면 단백질 위주의 메뉴 고르기** : 어차피 식사를 할 거면 단백질 위주의 메뉴를 선택해 기초 대사량을 높이는 게 효율적!

3. **저녁데는 가급적 쌀밥을 피하기** : 탄수화물은 평상시에도 과다 섭취하는 경향이 있으니, 저녁 외식에는 탄수화물을 피하는 편이에요.

4. **앞접시와 가위는 필수** : 개인 접시를 놓고 어떤 음식이던 잘라서 여러 번에 나눠 천천히 먹어보세요. 보다 적은 양을 먹게 되고, 먹고 싶은 욕구를 무리해서 참지 않아도 되니 폭식 예방에 효과적이에요.

5. **젓가락 이용하기** : 저는 음식을 먹을 때 절대 수저를 사용하지 않아요. 젓가락으로 여러 번에 나누어 먹으면, 음식량이 자동으로 조절되어 적은 양으로도 금방 포만감이 올 수 있거든요.

6. **친절하고 부지런한 내가 될 것** : 한마디로 얘기하면 먹은 만큼 움직이란 건데요, 왔다 갔다 해야 하는 잔심브름을 내 몫으로 자청하면 조금이라도 칼로리가 자동 소비되니까요.

7. **다이어트 중에는 절대 배가 부르도록 먹지 않기** : 타고난 체질이 아닌 이상, 많이 먹으면 먹는 대로 살이 찔 수밖에 없죠. 그러니 집중해서 다이어트를 하는 중이라면, 먹고 싶은 것은 먹되 배부르기 전에 멈추는 걸 연습하세요.

8. **몸을 편안히 만들지 않기** : 몸에 음식물들이 쌓이지 않게 하세요. 식사를 하면 꼭 산책을 하던 청소를 하던 콤을 움직여서, 소화를 시키고 난 후 앉거나 눕는 습관을 들이세요.

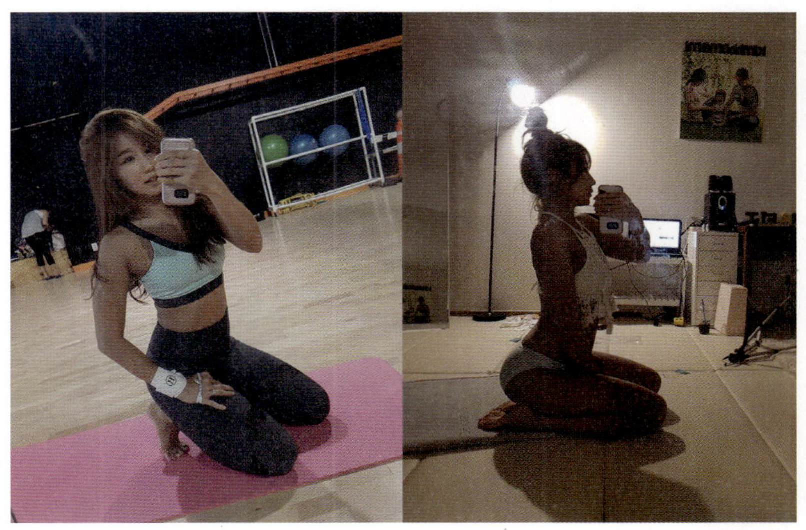

Q. 운동을 시작했는데 아무리 해도 몸무게가 변함이 없어요.

처음 운동을 시작하는 분들 즉, 몸에 근육이 거의 없었던 분들은 운동 후에 오히려 몸무게가 늘어나는 경우도 많아요. 가벼운 지방은 쉽게 빠지지만 근육이 생겨 오히려 전체적인 무게가 늘어나기 때문이죠. 저 역시 운동을 한 번도 안 하고 먹지 않고 다이어트를 했을 때보다 지금 몸무게가 7킬로그램이나 더 나가지만, 라인은 훨씬 예쁘고 탄력 있다고 자신 있게 얘기할 수 있어요.

혹은 일시적인 수분 섭취 문제나 대변 배출이 안 되어 그런 경우도 있으니, 운동을 시작하셨다면 숫자를 버리고 매일매일 본인 몸의 사진을 찍어 눈으로 변화를 확인하는 게 제일 좋아요.

Q. 일주일에 운동을 몇 번 해야 효과적인가요?

목적에 따라 사람에 따라 다르지만, 저는 주 5~6일 운동을 추천합니다. 대신 하루는 꼭 신체가 회복되는 휴식시간을 가지는데, 쉬는 날에도 너무 쉬면 그 다음날 운동하기가 싫어지기 때문에 약간의 스트레칭이나 무리 없이 몸을 풀어주는 운동 정도는 해야 한다고 생각해요.

지칠 대로 지친 신체에 계속 고강도 운동을 하면 피로가 쌓여 일상생활에 지장이 있을 수 있고 몸이 망가질 수도 있으니 적절한 휴식은 필수에요.

지방과 탄수화물을 소비하려면 유산소 운동이 필수적인데요, 유산소 운동은 꼭 기구를 통해서 하지 않아도 충분히 생활 속에서 할 수 있어요.
그중 하나가 생활 속 계단 걷기 혹은 빠르게 걷기죠. 다이어트를 시작했다면 에스컬레이터나 엘리베이터는 버리고 계단을 이용하세요. 그리고 최대한 많이 걸으면 좋죠.
나갈 상황도 안 되고 계단도 없다면, 제 유튜브에 하루에 20분만 소비하면 할 수 있는 유산소성 근력 운동이 많으니 언제든 골라서 전신 운동을 할 수 있답니다.

바로 만들 수 있다는 건 거짓말이지만, 누구보다 빠르게 만들 수는 있어요. 사실 복부는 식단도 조금 더 철저히 지켜야 하고, 유산소 운동과 타바타 복근 운동(근력 운동)을 3~5세트씩 꾸준히 해야 해요. 책에 소개한 시간 홈트 프로그램을 열심히 따라하시면 3달이면 탄탄한 배를 볼 수 있고, 6개월이면 뚜렷한 11자 복근이 보일 거예요.

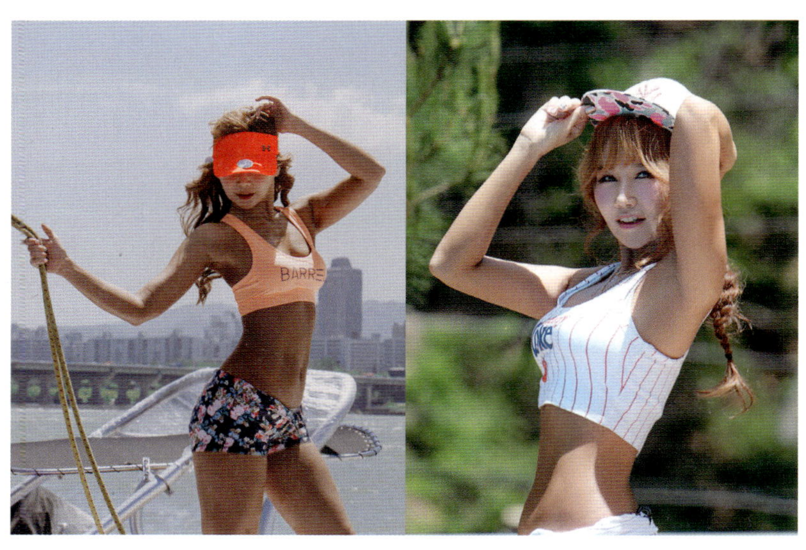

저는 유튜브에서 거의 1년 반 동안 실시간 라이브 운동을 해왔어요. 주 3회 이상을 1시간 수업처럼 라이브 운동한 걸 올렸기 때문에, 처음 하시는 분들은 뭐부터 해야 할지 헷갈릴 수 있죠.

근력이 없는 초보 홈트족, 고도 비만이거나 무릎이나 손목이 안 좋으신 분들은 '무무안(무릎에 무리 안 가는 유산소 운동)'이나 '공유이(공복 유산소 20분)' 위주로 하시다가 어느 정도 근력이 생기시면 타바타 시리즈나 전신 운동 시리즈, 김뽀마미 야간 운동 50분짜리들을 추가로 하심 좋아요.

무무안

천사의 전신 운동

악천피

고천피

악마의 전신 운동 _왕초보

악마의 전신 운동 1

악마의 전신 운동 2

악마의 전신 운동 3

Q. 열심히 운동을 계속 했는데 살 빠지는 속도가 줄어들면서 어느 순간 슬럼프가 온 것 같아요. 어떻게 극복해야 할까요?

다이어트를 위해 운동을 하다 보면, 운동 슬럼프(=운태기=운동 권태기)가 찾아오는 순간이 있어요. 그래서 저는 다이어트를 시작하는 분들에게 꼭 눈바디(=다이어트 시작 전 몸 사진)를 찍어놓으라고 말씀드려요. 다이어트에 슬럼프가 오거나 운동이 너무 하기 싫은 순간, 열심히 해도 변화가 안 보여 답답한 순간…, 이럴 때 최고 몸무게일 때의 사진을 보면 다시 한번 마음을 다잡게 되거든요.

나만의 운동 친구를 만드는 것도 좋은 방법이에요. 친한 친구 중에 운동에 관심이 있는 친구가 없다면 SNS에 운동 계정을 만들어보세요. 노출되는 게 싫으면 비공개 계정으로 나만의 운동법과 약속, 그날 먹은 것을 기록하는 걸 추천해요.

그것도 어렵다면 네이버 김뽀 홈트 카페에 가보세요. 많게는 50킬로그램을 감량한 사람들부터 같은 처지에서 지금 시작하는 분들까지, 열심히 운동하는 동기들이 많거든요. 모르는 건 알려주고 힘들 때는 서로 다독이면서 성공하신 분들이 많으니 카페 활동도 추천해요.

출산 후 운동을 하면 활력도 얻고 체중 감소에 좋아요. 육아 때문에 운동할 수가 없다고 무조건 단정 짓지 말고 아기와 교감하면서 스트레칭이나 가벼운 운동부터 시작해보세요.

개인별 체력에 따라 다르지만, 100일 전에는 가벼운 산책, 스트레칭, 케켈 운동 등을 추천하고, 100일 이후에는 빠른 걷기, 바닥에서 무리 없이 하는 운동(육아맘 홈트 참고)을 하면 좋아요. 그렇게 산후 6개월이 되었을 때 보다 강도 있는 운동(생활 홈트부터 시간 홈트까지)을 하는 걸 추천해요.

단, 절다 무리는 금물이죠. 초초하게 생각하지 말고 몸을 다시 건강하게 회복시키는 게 우선이고, 그래야 부상 없이 더욱더 효과적으로 다이어트에 성공할 수 있어요.

출산 후 늘어난 몸무게를 감량하기 위해 산후 다이어트를 하시는 분들이 많죠. 조리와 몸 상태에 따라 다르지만, 대부분 출산 후 6개월부터 운동 시작이 가능하고 아기들은 생후 6개월부터 이유식을 시작하는데, 저는 이게 아주 좋은 기회라고 생각해요.

아시다시 피 6개월 된 아기 앞에서 내 식단을 따로 챙긴다는 건 사치에 가깝죠. 모유 수유 중인 분들은 모유량이 줄까 양을 줄이는 것도 부담스럽고요. 그래서 저는 아침과 점심은 일반식을 먹고 저녁에는 이유식을 먹었어요.

특별히 다로 챙긴 건 모유 수유를 위해 물을 2리터씩 먹고 저염으로 미역국을 끓여 자주 먹은 정도에요. 그렇게 이유식 식단으로 1년 완모도 하고 다이어트도 해 총 20킬로그램을 감량할 수 있었는데요, 아기 이유식을 어떻게 같이 먹었는지를 말씀드릴게요.

초기 이유식 때는 아무래도 미음이다 보니, 식재료를 찜통에 같이 쪄서 아기에게는 갈아주고, 저는 쪄서 먹었어요. 중기 이유식은 건더기가 조금 있는 죽의 형태고 후기 이유식은 건더기가 많이 있는 무른 밥 형태잖아요. 이때부터는 아기가 먹는 이유식을 같이 먹었는데 모든 영양소가 골고루 들어가서 건강에도 좋고, 무염이라 최고의 다이어트 식단이 되었죠.

 남편이 술을 좋아하다 보니 밤에 간단히 한잔 하는 걸 포기할 수가 없어요. 어떻게 하면 좋을까요?

다이어트의 최대 적으로 잘 알려진 술! 많은 엄마들이 이런 시간을 통해 육아 스트레스도 풀고 남편과 편안히 대화하는 시간을 즐기곤 하죠. 안주를 아예 먹지 말라고 하면 신랑의 안주를 나도 모르게 먹어버리니, 하나를 원하면 하나는 포기하세요.

안주 자체를 건강하게 바꾸는 거죠. 예를 들어 오징어 대신 고단백 북어채로, 치킨 대신 닭가슴살 샐러드로, 두부김치를 만들면 두부만 먹는 거죠. 채소를 안주 삼아 먹는 것도 의외로 괜찮답니다.

Q. 근육통이 심한데 어떻게 해야 할까요?

근육통은 몸속 근섬유가 손상됐다는 뜻이에요. 아프면 휴식을 잘해줘야 회복이 되지만, 운동 후에 생기는 근육통은 움직임이 없으면 오히려 회복이 더디죠. 낮은 강도로 간단한 운동을 하거나 스트레칭을 해주는 게 에너지 대사를 촉진시켜 빠른 회복에 도움이 돼요. 근육통 해소에 도움이 되는 단백질류, 견과류, 과일과 채소류를 함께 섭취해주세요.

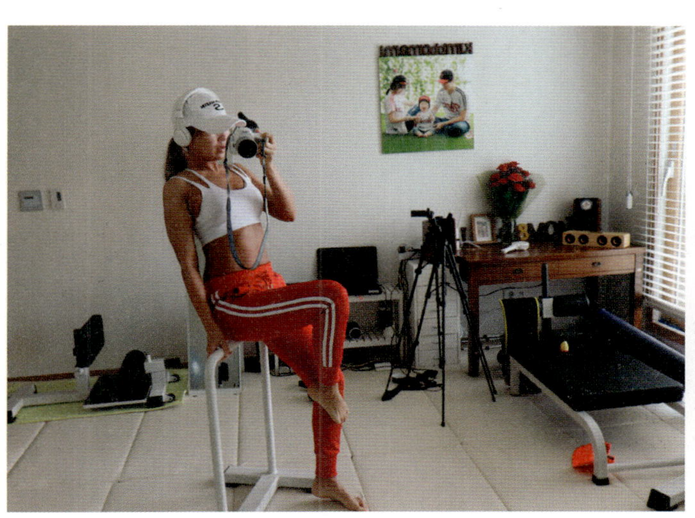

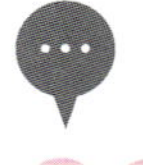

01

37살 아들 쌍둥이를 키우는 맘입니다. 그동안 굳은 다짐을 하며 다이어트 계획을 세웠지만, 작심삼일은커녕 하루도 안 돼서 실패하곤 했어요. 그러다 김뽀마미 님 방송이랑 인스타를 보면서 급 자극도 오고 다들 저렇게 하는데 나도 해봐야겠단 생각에 도전을 시작했습니다

첫날 라이브 방송을 보는데, 반 이상을 눈팅만 했던 것 같아요. 용어도 낯설고 호흡도 어렵고… 너무 힘들어서 또 금세 하지 말까 이러다가 아니 다섯 개만 해보자 하면서 늘려갔죠. 그러면서 한 달이 지났어요. 몸무게도 조금씩 빠지고 배도 들어가기 시작하고 눈에 달라지는 모습이 조금씩 보이기 시작하더라고요.

이렇게 벌써 넉 달째가 되가네요. 지금은 원래 체중에서 10킬로그램 정도가 빠지고 59~60을 왔다 갔다 해요. 자세도 좋아지고 몸도 유연해지면서 개운해졌어요. 무엇보다 자신감이 급상승했죠. 옷도 사고 싶고 여름이 기다려져요. _ 성동환

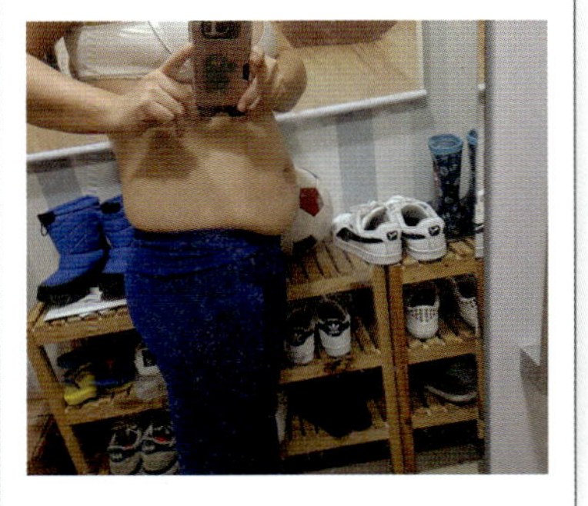

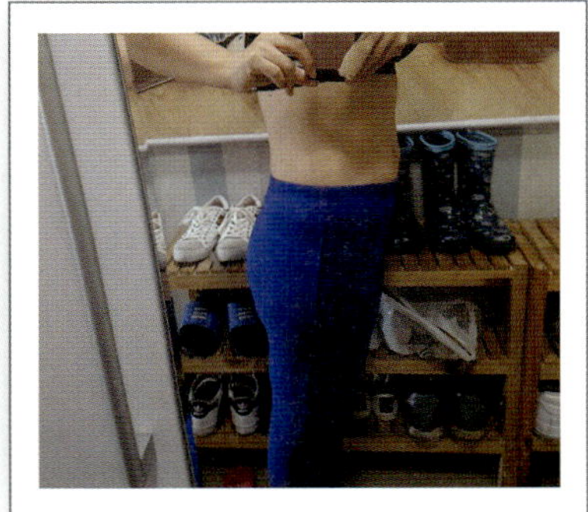

02

오늘로써 김뽀 홈트 시작한 지 225일째. 자꾸 쉽게 지치고 피곤해지는 체력을 느끼며 '내 나이 40이 되기 전에 탄탄한 몸을 가지자'라는 목표를 가지고 운동을 시작했습니다.

처음에는 헬스 등록도 해봤지만 자꾸 핑계를 대며 안 가게 되더라고요. 가는 날보다 빠지는 날이 더 많으니 집순이인 저에게 제격이다 싶어 시작한 홈트. 그때쯤 인스타를 시작하면서 김뽀 홈트 이경 언니를 알게 되었고, 유튜브와 라방으로 악마 전신 운동을 시작했어요.

영상만 봤을 때는 '에이, 이게 뭐 운동이 되겠어.'라고 만만하게 봤는데 막상 시작하니 다섯 개 하기가 벅차더라고요. 처음엔 3일하고 2~3일을 근육통에 시달리면서 앓아누웠습니다. 그렇게 운동하고 앓아눕기를 몇 차례 반복하면서 어느덧 몸은 점점 탄탄해지고 체력이 붙더군요. 김뽀 홈트 시작 후 3개월쯤 지나자 복근이 조금씩 얼굴을 내밀기 시작했습니다. 65킬로그램에서 시작한 몸무게는 현재 50~51을 오가게 됐고, 무엇보다 바지 사이즈가 32인치에서 25~26인치로 줄었어요. 작은 옷들이 맞으니 정말 행복하기까지 하네요. ^^

김뽀 홈트 때문에 한 가정의 아내, 한 아이의 엄마가 아닌 온전한 한 여자로서의 제2의 제 목표가 열리는 것 같습니다. _ 이주은

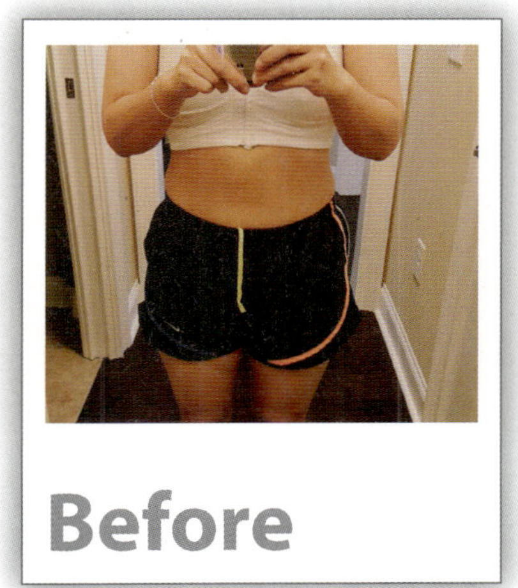

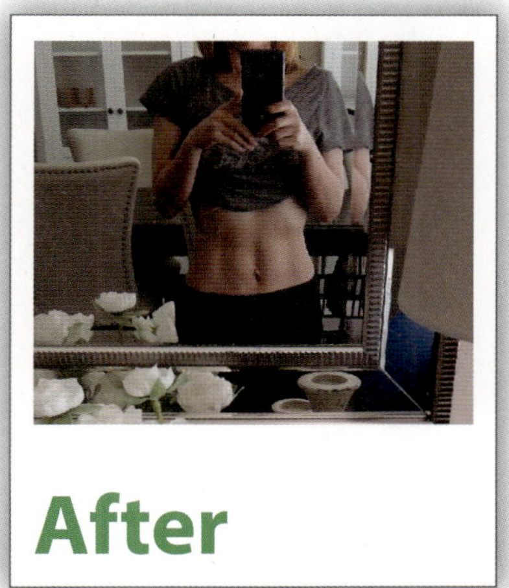

03

우연히 김뽀쌤 알게 되어서 오늘로 김뽀 홈트 시작한 지 딱 91일째 된 김민경이라고 합니다. 저는 현재 호주에서 생활 중인데 여기 와서 짜고 기름진 식생활로 살이 찌기 시작했어요. 한국 가기 전에 다시 살을 빼고 싶어서 시작한 홈트. 이전에도 다이어트는 해본 적이 있지만 꾸준히 매일 운동하는 걸 습관으로 만들고 싶어서 더 열심히 했던 것 같아요.

처음 악마의 전신 운동 하는 날은 열 개 하기도 너무 버거웠는데 조금씩 개수를 늘리고, 시간 될 때마다 라이브를 따라하거나 혼자 재방 보며 했거든요. 이렇게 세 달 동안 거의 매일 운동할 수 있을 거라고 솔직히 생각지도 못했는데, 앞에서 이끌어 주셔서 더 열심히 할 수 있었던 것 같아요. 특히나 김뽀쌤 말씀대로 먹고 싶은 걸 먹으면서 '운동 하면 되지'라고 생각하니까 스트레스를 덜 받으며 할 수 있었고요.

김뽀쌤 덕분에 날씬해지고 건강해지고 행복해지는 건 김뽀쌤의 언니들, 엄마들뿐 아니라 저처럼 동생들도 있다는 걸 꼭 말씀드리고 싶어요! _ 김민경

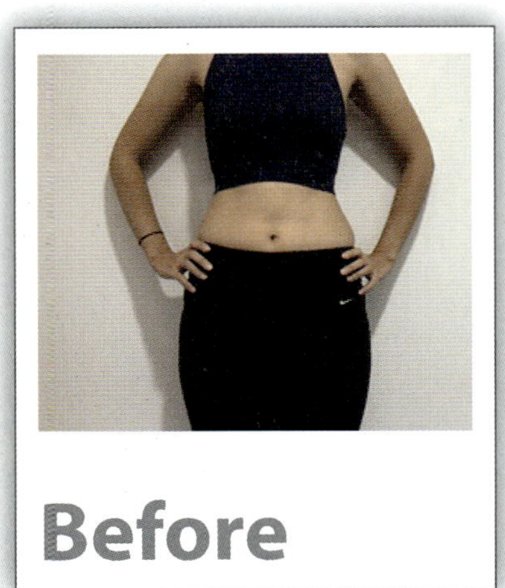

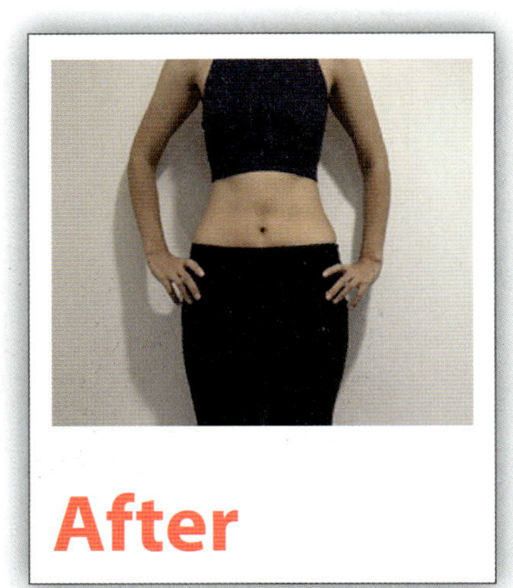

04

키 160에 74킬로그램. 이경 언니 악마의 전신 운동이랑 천사의 전신 운동으로 50킬로그램
까지 감량하고 새 삶을 살고 있어요. 저는 이경 언니의 '야간 운동 성애자'라고 할 수 있죠.
벌써 언니랑 운동한 지도 일 년째인데 그 덕에 요즘은 복근도 보이기 시작했어요.
김뽀랑 신랑님 챙기기도 바쁘실 텐데 눈치 보면서도 라이브 방송으로 수업해주시는 것도
늘 감동 그 자체입니다.　＿장은영

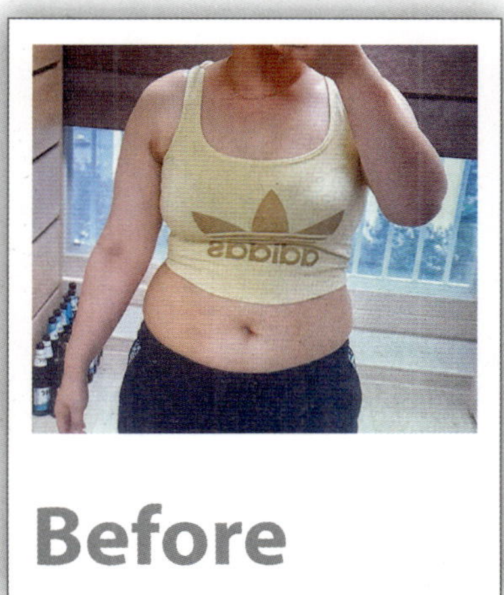

Before

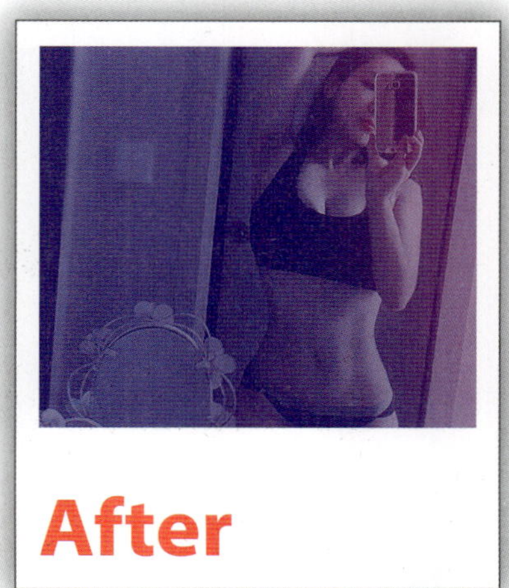

After

05

마흔 네 살. 제 몸 상태는 정말 심각했었어요. 허리에 근력이 전혀 없어서 엎드려 머리도 못 감을 정도였고, 바닥에서 일어날 때는 무릎을 잡고 두 번에 걸쳐 일어났죠. 오른쪽 어깨는 물병도 못 들만큼 안 좋아서 진통주사로 버티는 정말 심각한 상태였어요.

그 무렵 30사이즈 청바지가 안 맞아서 한 치수 큰 걸 찾으니 없다고 했던 매장 직원의 말도 커다란 계기가 되었죠. 그날의 비참함을 잊을 수가 없었어요. 남편 반바지에 남편 티셔츠를 입고 있는 저를 보니 안 되겠더군요. '운동을 하자, 운동밖에 길이 없다'라고 생각이 들 대 김뽀마미 인스타그램을 만났습니다.

처음엔 근력이 너무 없고 몸이 너무 무거워서 제가 할 수 있는 운동이 많지 않았어요. 무무안 타바타를 제대로 따라할 수도 없었지만 명칭부터 하나하나 익혀가며 조금씩 천천히 하나~씩 따라했어요. 그렇게 운동한 끝에 총 13킬로그램을 감량했고, 무엇보다 체력이 좋아지면서 누가 봐도 딱 잡힌 자세와 라인이 나오는 거예요. 온전히 김뽀 홈트만으로 이룬 기적 같은 변화였어요. 무엇보다 김뽀 홈트를 하면서 정신적으로 많이 건강해진 저를 느껴요. 언제나 으샤으샤 하며 동기부여를 해준 김뽀쌤 정말 너무너무 감사드립니다.

_ 강소춘

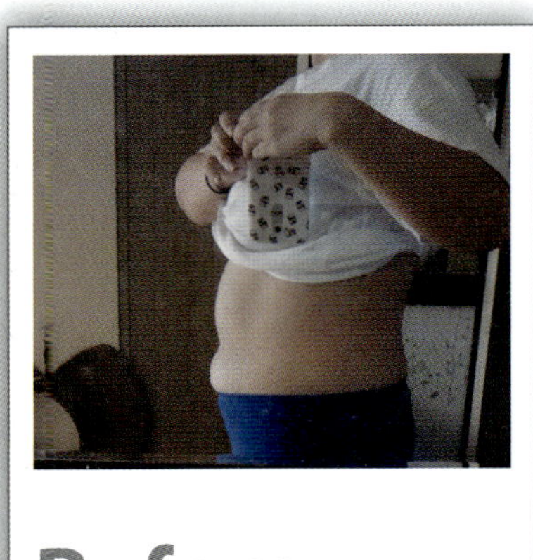

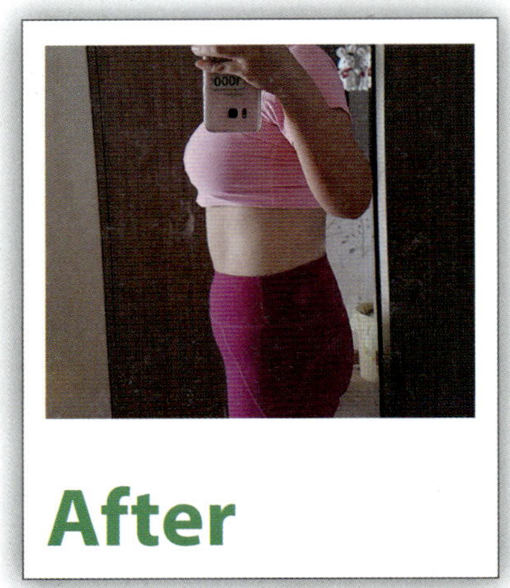

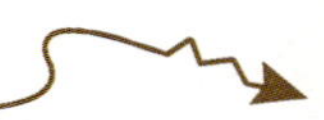

06

작년 9월, 김뽀쌤을 알게 되었습니다. 결혼 전에는 헬스장도 다녔지만 꾸준하게 다니지 못했었죠. 마지막 다이어트라고 생각하고 김뽀쌤과 집에서 운동을 시작했는데, 저도 제가 이렇게 열정적으로 운동하고 식단을 지키는 모습이 놀라울 정도였어요.

처음에 아무것도 모르고 그냥 따라했는데 벌써 140일이나 되었네요. 집에 운동복이 없어서 레쉬가드를 입고 시작했는데 울룩불룩 나오던 살들이 없어졌어요. 언제나 응원하는 쌤 덕분에 여기까지 온듯합니다.

누구의 강요가 아니라 순수하게 내가 원해서 운동을 하니깐 모습이 점점 달라지고 있더라고요. 그냥 두 아이의 엄마로 살다가 요새는 여자로 사는 느낌입니다! 자신감도 생기고 생활에 에너지가 충전되면서 항상 얼굴에 생기가 돌아요. 운동은 즐겁게 오래오래 하는 게 가장 중요한데, 그런 의미에서 김뽀쌤을 알게 되어 너무 행복합니다.   _ 김현희

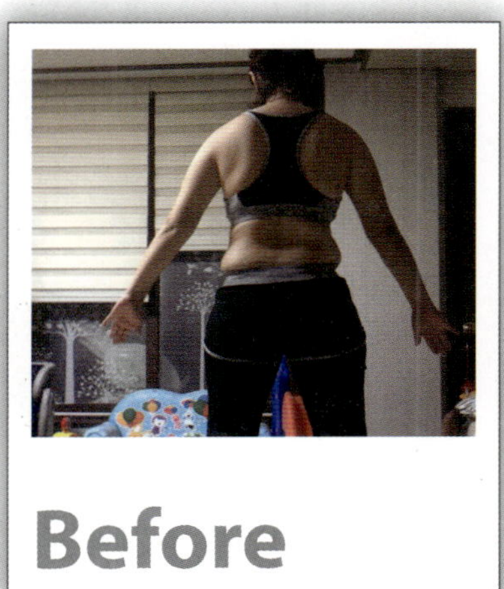

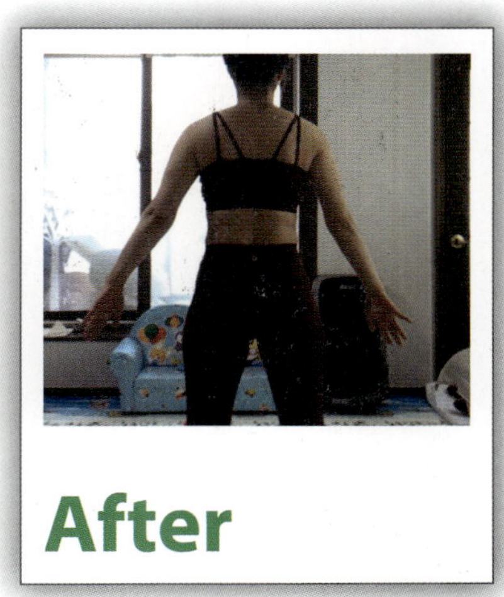

07

대구에 사는 다둥맘입니다. 임신과 출산을 반복하면서 20킬로그램 이상 살이 쪘죠. 우울증도 오고 자신감은 바닥을 치고 거울을 볼 때마다 한숨만 나왔어요.

큰아이가 7살인데, 아이가 학교에 들어가기 전까지 뭔가 변하고 싶더라고요. 그게 제일 큰 계기였던 것 같아요. 조금 더 예쁜 엄마이고 싶고 당당한 엄마이고 싶어서요.

그렇게 김뽀맘 님만 믿고 꾸준히 운동하려 노력해왔더니 83킬로그램으로 시작해서 지금은 12킬로그램 정도 빠진 것 같아요. 사실 꾸준히 한다고 하지만 너무 피곤할 때는 쉬어갈 때도 많았거든요. 김뽀맘 님 말씀대로 눈바디를 믿고 '1년 운동하기'에 여전히 도전 중입니다.

아직 멀었지만 다시 자신감 가지고 즐겁게 살게 도와주신 김뽀맘 님 너무너무 감사드려요.
_ 김선민

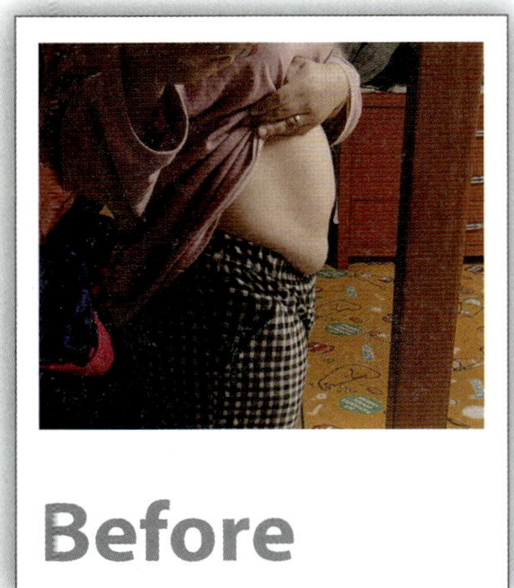

Before

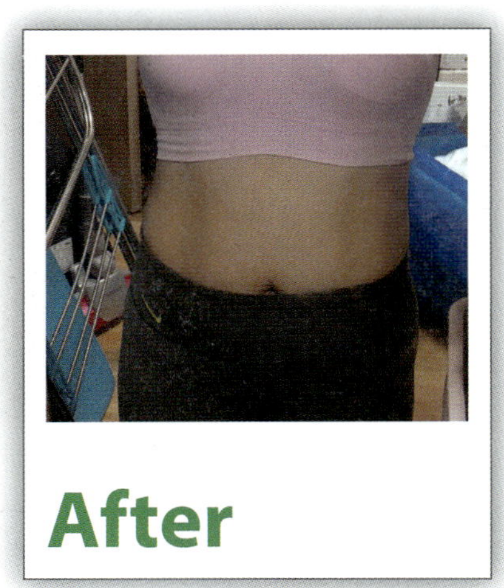

After

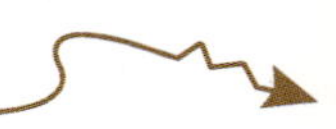

08

아들 셋을 키운다는 핑계로 자기 관리는 저 먼 안드로메다별 이야기. 친한 이웃 언니가 다이어트 한다기에 저녁에 셋째 아들 재울 겸 시작한 걷기 운동이 제 다이어트의 시작이었어요.

그렇게 걷다가 임신 전 줌바댄스를 가르쳐주시던 쌤이 근처에서 다시 수업하신다는 이야기를 듣고 유모차를 끌고 왕복하게 됐죠. 수업 땐 아기띠를 매고 운동하곤 했어요.

그런데 살은 빠지는데 문제는… 살이 빠지면서 처지기 시작하니까 예뻐진 게 아니라 나이들어 보이는 거예요!! 무엇이 문제일까 짚어보니 몸무게 줄이기에만 너무 급급해서 근력 운동을 하지 않고 무리하게 식단만 조절한 탓이더라고요.

도대체 어떤 운동을 해야 할까 고민이 많았죠. 그러다 우연히 인스타에서 김뽀마미 언니의 운동을 접하게 됐어요. 이런 운동을 해본 적이 없던 저는 처음에 정말 눈물이 날 정도로 힘들었어요. 하지만 금세 악마의 전신 운동이랑 천사의 전신 운동의 매력에 빠져버렸죠. 함께 호흡하며 울고 웃어주는 김뽀마미 언니 덕에 라이브 방송은 언제 하나 기다리게 되고 몸무게 앞자리는 점차 줄어들었답니다.

이제는 저와 같이 다이어트를 하는 분들을 위해 김뽀마미 언니처럼 함께 울고 웃어주는 좋은 쌤이 되자고 늘 다짐한답니다. 제가 늘 주변 엄마들에게 하는 말이 있답니다. 저도 해냈으니 모두 해낼 수 있어요! 김뽀 홈트와 함께라면요!! ^^   _ 이현아

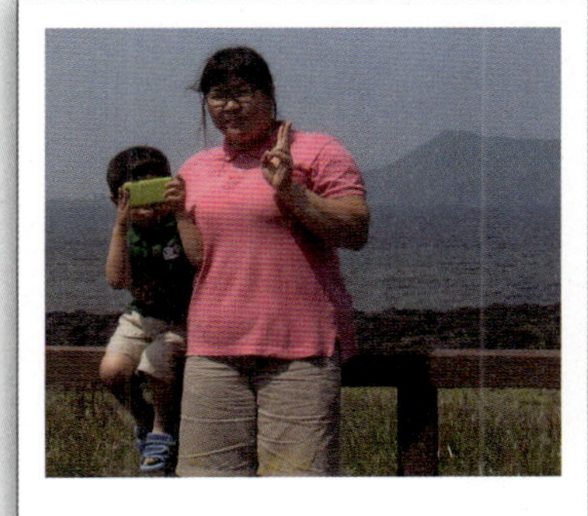

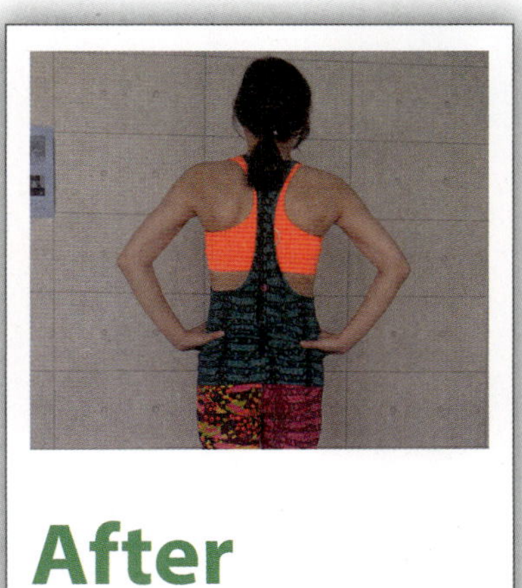

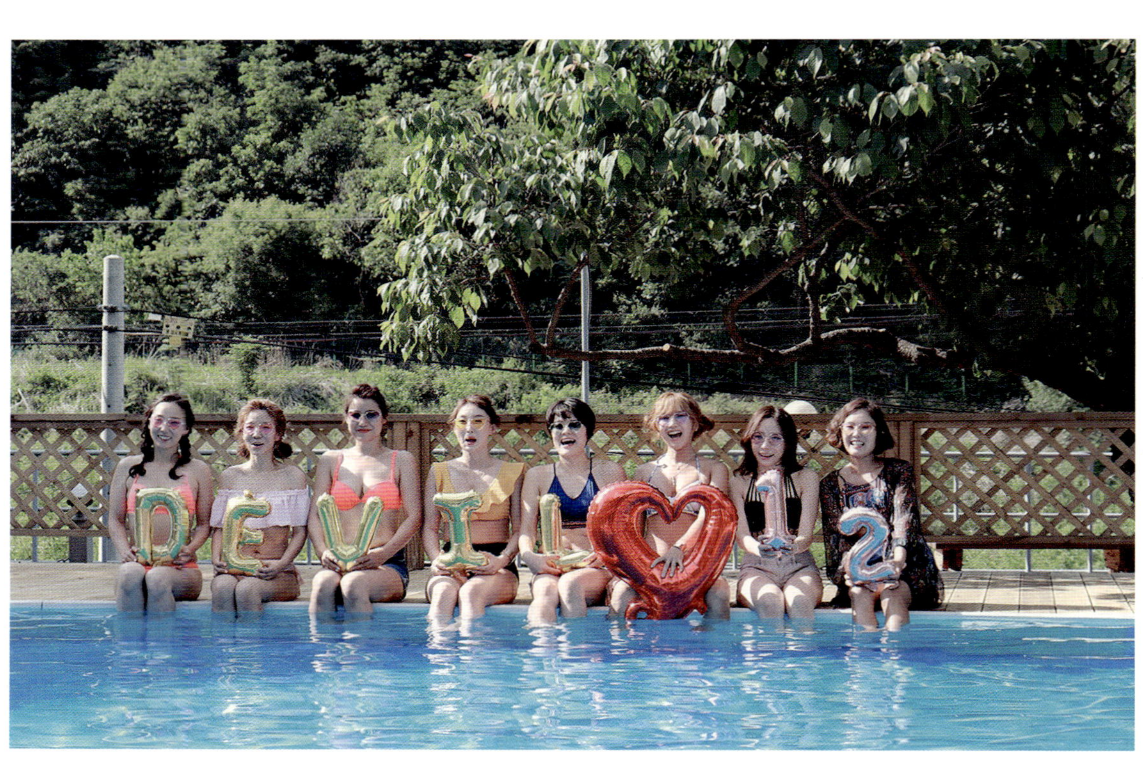

Thanks to

요가복_아몬드온 대표님 & 만송이 대표님

운동기구_건강한 형제들 대표님

아기매트_엘림코리아 대표님

촬영_그린핀 스튜디오 한정선 실장님 & 유라인스튜디오 고유라 대표님

레고스냅_이희주 대표님

사랑하는 악마팀 1기수부터 26기수

대전악마팀, 광주악마팀

온라인으로 만나지만 정이 많이 들어버린 야간반

김뽀마미 팬카페 회원님들

어릴 적부터 사고로 인해 거동이 불편할 때 내 수족이 되어 주었던 석은이, 지영이, 소영이

항상 급할 때 도와주는 뒷동친구 형민 씨, 그리고 한지언 님, 이의수 님

혼자 두 남매를 키워주신 아빠

하나뿐인 든든하고 멋진 의사선생님 내 동생 김태욱

부족한 며느리 사랑으로 감싸주시는 시부모님

내가 하는 모든 일을 믿고 도와주는 남편 김경석 그리고 우리 딸 김보겸

마지막으로

너무 죄송하고 그리운 하늘에 계신 우리 할머니 (故)고길선

보고 싶은 할아버지 김경호

이 모든 분들에게 진심으로 감사드립니다.

김뽀마미 악마의 전신 운동

초판 1쇄 인쇄 2018년 6월 25일
초판 1쇄 발행 2018년 6월 29일

지은이 김이경
감수 김태욱
펴낸이 신경렬

편집장 송상미
책임편집 김순란
경영기획 김정숙·김태희
마케팅 장현기·정우연·정혜민
디자인 박현정
제작 유수경

펴낸곳 (주)더난콘텐츠그룹
출판등록 2011년 6월 2일 제2011-000158호
주소 04043 서울특별시 마포구 양화로 12길 16, 더난빌딩 7층 (서교동, 더난빌딩)
전화 (02)325-2525 | **팩스** (02)325-9007
이메일 book@thenanbiz.com | **홈페이지** http://www.thenanbiz.com

ⓒ 김이경, 2018
ISBN 978-89-8405-937-5 13510